100歳超えをめざす!
筋力トレーニング&ストレッチ

久野 信彦

成美堂出版

はじめに

１９９２年のお正月に配信されたテレビＣＭへの出演を機に、国民的アイドルとなった１００歳のご長寿双子姉妹・きんさん、ぎんさん。その姉である成田きんさんは、私が営む久野接骨院の近所にお住まいで、当院に長らく通院されていた患者さんのひとりでした。

ある日、きんさんはご家族に抱えられて来院されました。足の筋力が衰えてしまい、自力で立つことも歩くこともできなくなっていました。早速、診察してみると**きんさんの足は、筋肉が減少し、ふくらはぎは、まるで物干し竿のように細くなっていました。**しかし、きんさんは言いました。

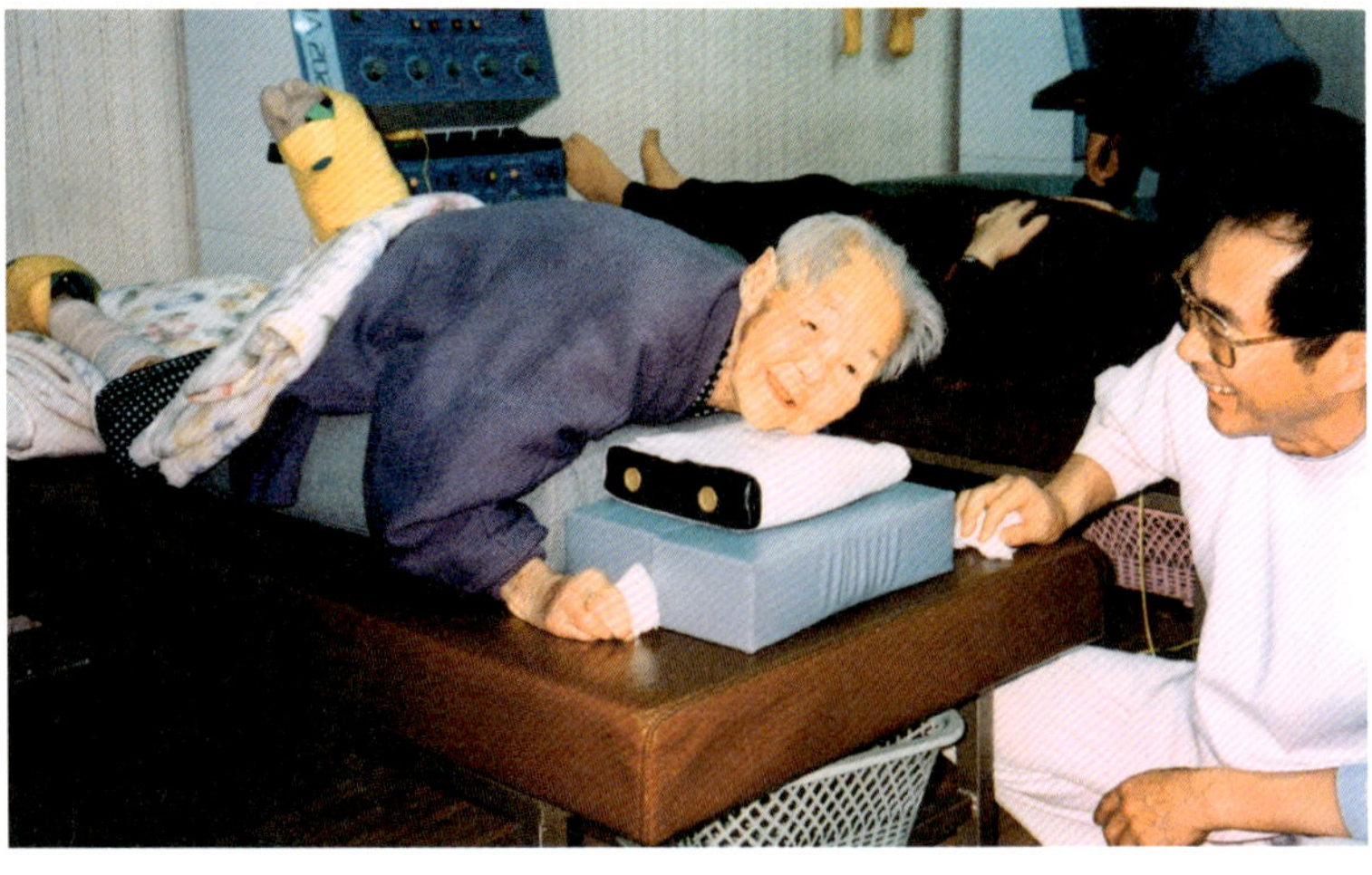

久野接骨院で「ゆっくりバタ足」運動に励むきんさん。この運動の効果によって脳内の血流が良化したことで、軽度の認知症も改善された

「妹（蟹江ぎんさん）が自力で歩くので、私も自力で歩きたい」

この日から、きんさんと私の筋力トレーニングの日々が始まったのです。

はじめは、私がサポート役となって「補助つきバタ足」運動（108～109ページ参照）と、1kgの軽いオモリを使った「足上げ」運動（46～47ページ参照）からスタートしました。

3カ月ほど続けた頃には、**きんさんのふくらはぎはしっかり筋肉がつき、ふっくらとした張りも見て取れました。**そこでトレーニングメニューを、800gのオモリを使った「ゆっくりバタ足」運動（44～45ページ参照）に切り替えることにしました。きんさんは、サポートなしで毎日筋力トレーニングに励み、はじめは800gのオモリで1日30回だったメニューは、いつしか1・5kgのオモリで1日600回までできるようになったのです。

初めて来院されたときには、ご家族に抱えられていたきんさんでしたが、約6カ月で、**杖なしでスタスタと院内を歩くまで回復された**のです。それからお亡くなりになるまで、**きんさんは一度も寝たきりにならず、生涯自分の力で歩くことができました。**

本書を参考に、無理のない筋トレでみなさんも健康寿命をグーンと延ばしてください。

久野接骨院・院長　**久野信彦**

目次

第3章

肩まわりの筋肉を鍛える筋トレ&ストレッチ

最終章

生活シーンに組み込む筋トレ＆ストレッチ

本書では、筋肉をつける「筋力トレーニング」と筋肉の柔軟性を高める「ストレッチ」の両方を「トレーニング」と表記しています。どちらも身体機能の向上につながる大事な運動です。難しく考えずに、無理なくできるものから取り組んでいきましょう。

まずは
筋肉を知ろう！

成人の筋肉の数は、およそ640個。
その筋肉が206個の骨と結びつき、連動することで、
私たちの体はさまざまな動きをすることができます。
ここでは、あまたある筋肉の中から、
足、腰、肩のパーツに焦点を当ててくわしく解説します。

筋トレは何歳から始めても遅過ぎることはありませんが、
早いうちに始めたほうがいいことも事実です。
できれば、中高年のうちから意識的に取り組みましょう。

**すぐにトレーニングしたい人は、
以下のページからご覧ください。**

足の筋肉を鍛える運動……39ページへ
腰まわりの筋肉を鍛える運動……51ページへ
肩まわりの筋肉を鍛える運動……65ページへ
血行を促進する運動……87ページへ
寝たままできる運動……97ページへ
生活シーンに組み込む運動……111ページへ

どの筋肉を鍛えてる？

トレーニング前に知っておきたい 足の筋肉の構造と働き

足には大きな筋肉が集中する

下半身には、全身の筋肉の60％以上が集まっています。特に足には大きな筋肉が集中しているため、足の筋肉を鍛えることは、**基礎代謝**（生命活動で消費するエネルギー量）の向上や全身への**血液循環**の促進、また**ロコモティブシンドローム**（運動機能の低下により寝たきりや要介護になるリスクが高い状態）の予防などの観点上とても重要です。

高齢者が健康寿命を延ばすためには、**大腿四頭筋《だいたいしとうきん》、内転筋《ないてんきん》、ハムストリングス、下腿三頭筋《かたいさんとうきん》をしっかり鍛える**必要があります。

大腿四頭筋は、全身で最も大きな筋肉で大腿直筋《だいたいちょっきん》、内側広筋《ないそくこうきん》、中間広筋《ちゅうかんこうきん》、外側広筋《がいそくこうきん》の4つの筋肉によって構成されます。股関節やひざ関節に影響を与え、さまざまな足の大きな動きを司る筋肉です。内転筋は、恥《ち》骨筋《こつきん》、短内転筋《たんないてんきん》、長内転筋《ちょうないてんきん》、大内転筋《だいないてんきん》からなり、足を閉じる、骨盤を安定させるなどの働きをします。

ハムストリングスは、尻からひざまで脚の裏側にある大きな筋肉で、大腿二頭筋《だいたいにとうきん》、半腱様筋《はんけんようきん》、半膜様筋《はんまくようきん》の3つの筋肉により構成されます。大腿四頭筋と同じように股関節やひざ関節に影響し、足を大きく動かす重要な働きをします。下腿三頭筋は、内外2つの腓腹《ひふく》筋《きん》、ヒラメ筋からなり、足先を下に向けるなど多くの動きに関与します。

足の筋肉(前側)

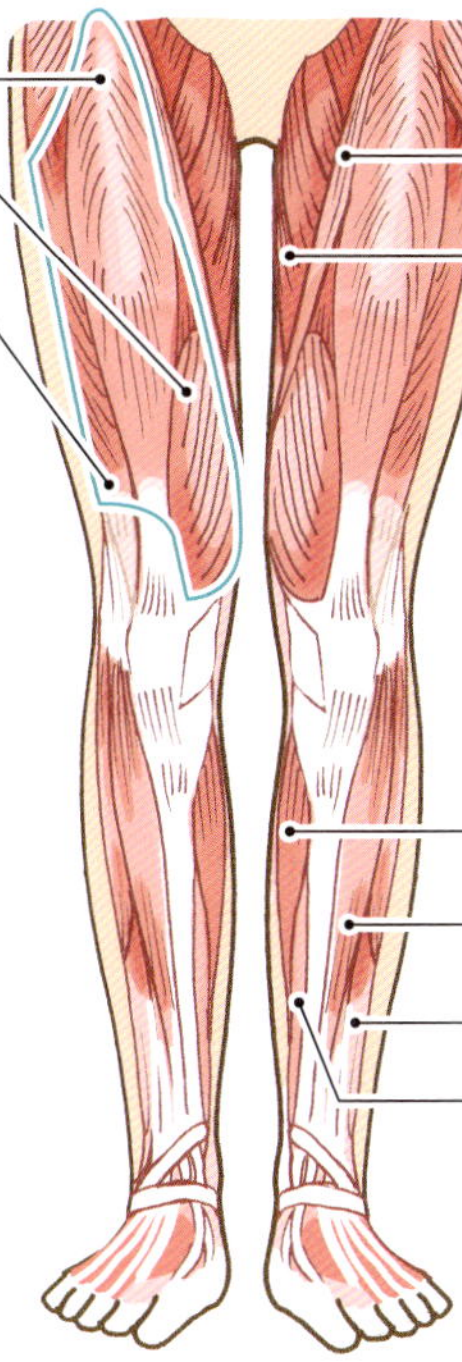

足の筋肉(後ろ側)

大腿四頭筋、内転筋、ハムストリングス、下腿三頭筋をしっかり鍛えることで基礎代謝や血液循環がアップ! ロコモティブシンドロームを予防して、健康寿命を延ばしましょう!

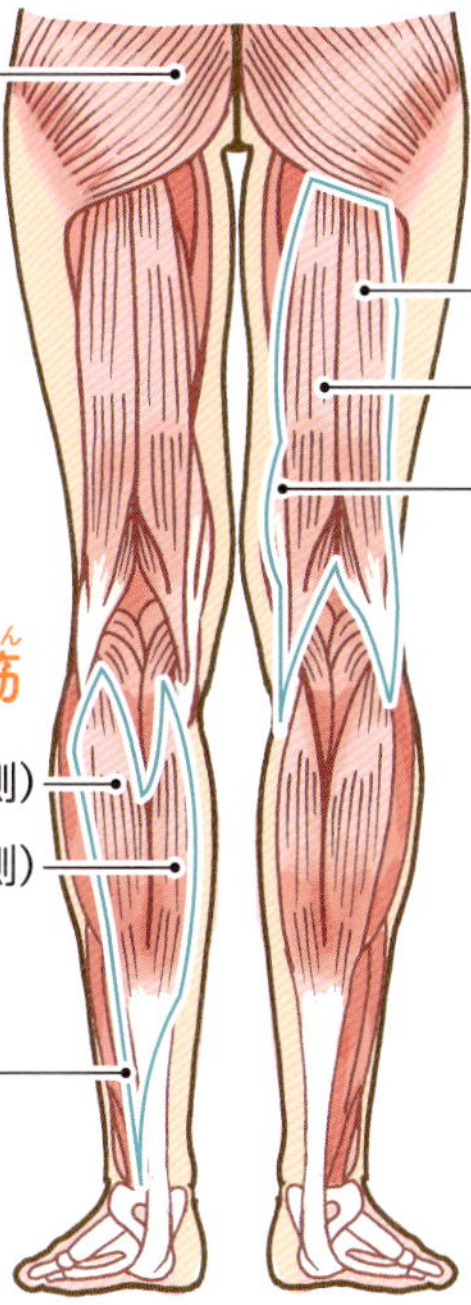

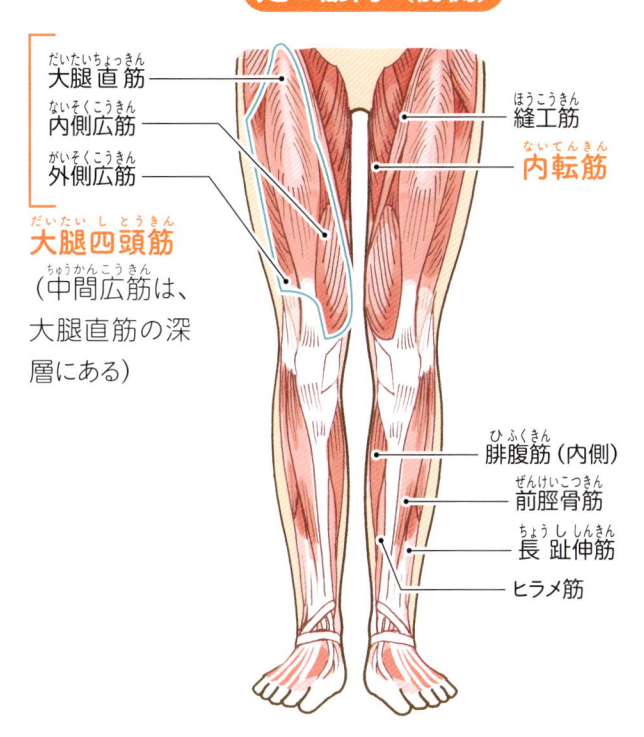

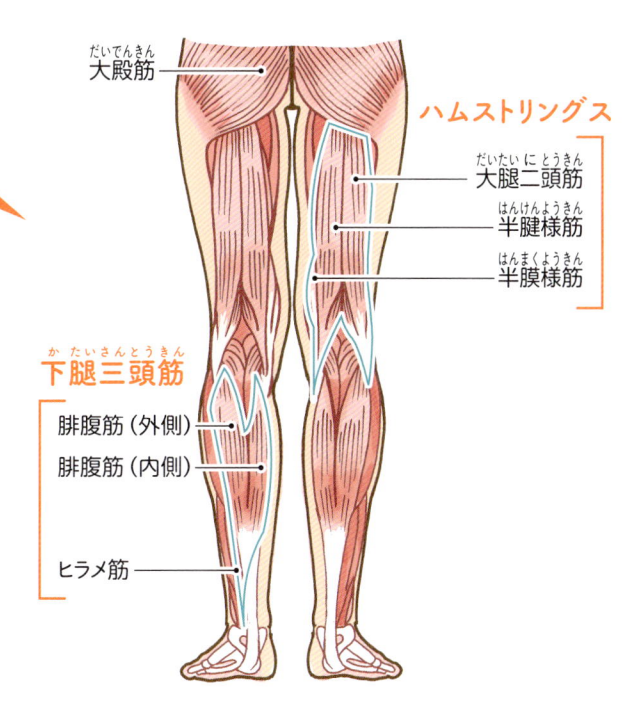

足の筋肉が血液循環を促進する！

足の筋肉が「第2の心臓」と呼ばれる理由

足の筋肉が血液を下から上へ押し上げる

血液の最も重要な役割は、全身の細胞に酸素と栄養を届け、二酸化炭素と老廃物を回収することにあります。酸素と栄養に満ちた血液は、心臓のポンプ機能によって勢いよく拍出《はくしゅつ》されて、動脈を通って全身の隅々まで運ばれ、毛細血管へと入ります。毛細血管からにじみ出た血液は各細胞に酸素と栄養を届けて、代わりに二酸化炭素と老廃物を回収して毛細血管へと戻ります。

その後、血液は静脈を通って肺へと導かれ、二酸化炭素と酸素をガス交換して、心臓に戻ります。静脈を通り、心肺へと戻るときに心臓より下の部分では、血液は重力に逆らって下から上へと流れる必要があります。このとき**血液を下から上へと押し上げる動力は、足の筋肉によるポンプ機能による**ものです。

歩行などの運動をおこない、足の筋肉が収縮すると静脈を圧迫して、血液を上へ上へと押し上げます。静脈の中には逆流弁がついており、押し上げた血液を下に戻すことはありません。

足の筋肉が収縮と弛緩をくり返すことで、静脈を牛の乳しぼりのように刺激することから、**ミルキング・アクション**とも呼ばれます。

このように**足の筋肉が全身の血液循環を促進する役割を果たすことから、足は「第2の心臓」であるといわれるようになった**のです。

血液循環を促進する足の筋肉の働き

足の筋肉によるポンプ機能が血液を押し上げる

血液は、心臓から動脈を通って全身へと運ばれます。その後、毛細血管を経由して、血液は静脈に入ります。静脈の血液は、肺を通って心臓へと帰ります。このとき、心臓よりも低い部分では、血液は重力に逆らわなければなりませんが、その動力となるのが足の筋肉によるポンプ機能なのです。

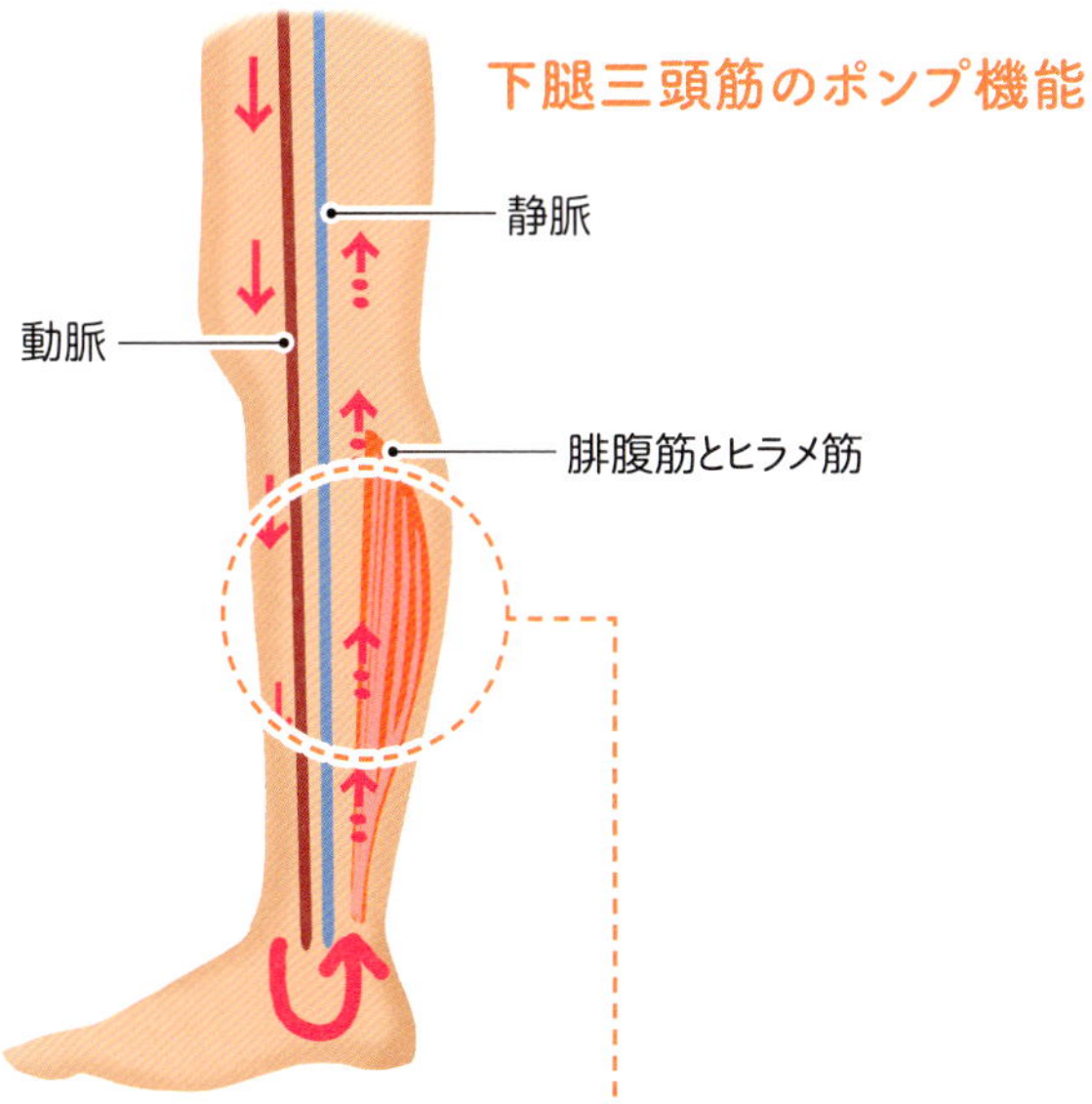

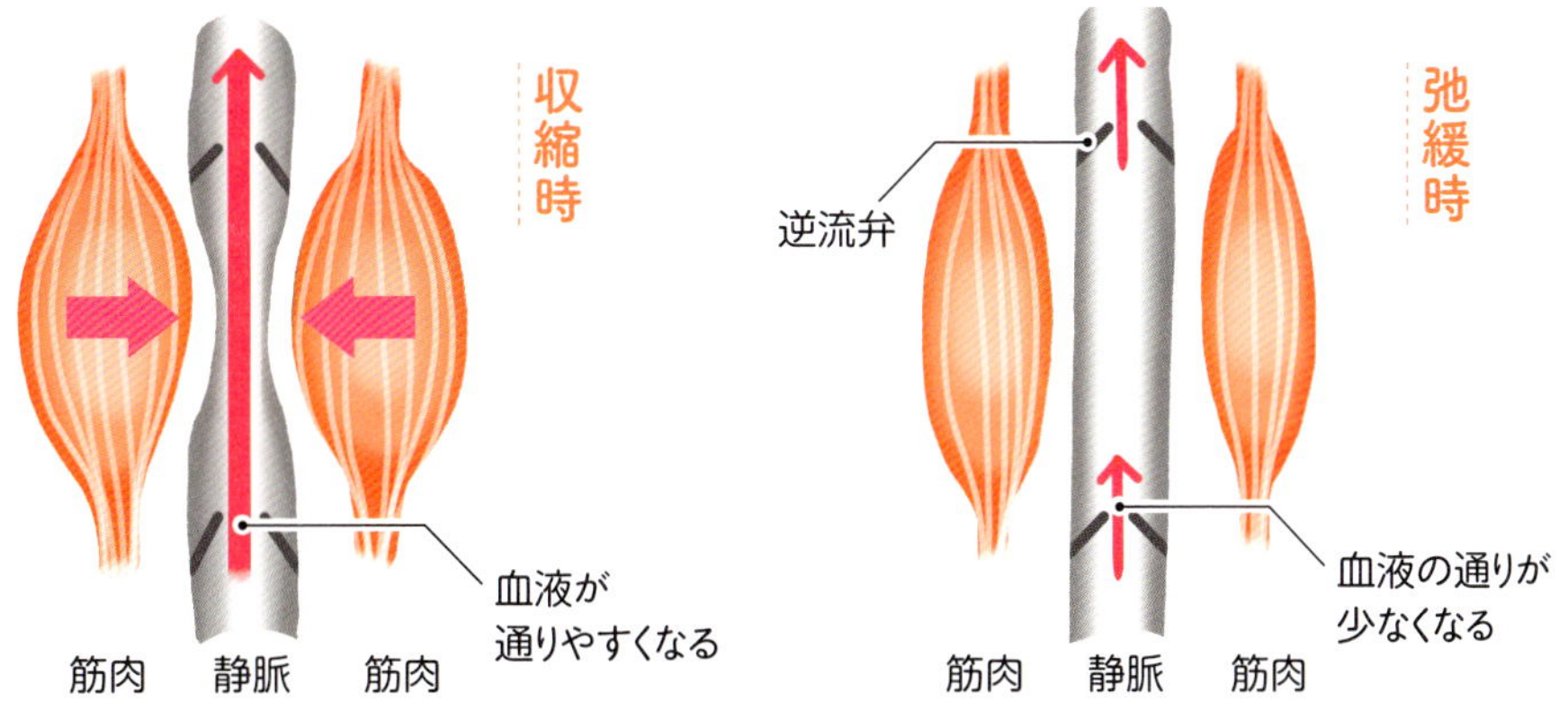

血液の流れを一方通行にするために、静脈の中には逆流弁がついています。歩行などの運動により、足の筋肉が収縮すると静脈は圧迫され、逆流弁が大きく開き、血液を押し上げます。足の筋肉が収縮と弛緩をくり返すことで、血液を心臓へと押し上げ続けます。これが足の筋肉によるポンプ機能です。特に、ふくらはぎの下腿三頭筋やハムストリングス（11ページ参照）のポンプ機能は、全身の血液循環に大きな役割を果たしています。

生活習慣病・循環器病・認知症・がん……

足の筋肉の衰えは万病のもと

血液の循環機能の低下が大病をまねく

運動不足や加齢などによって、足の筋肉が衰えるとさまざまな不調や病気のリスクが高まる可能性があります。

まず、足の筋肉が衰えることは、10ページで紹介したロコモティブシンドロームや**サルコペニア**と呼ばれる症状や病気の原因となります。どちらも筋肉量の減少により、筋力や運動機能が低下するもので、寝たきりや要介護状態に陥る危険性があります。また、**運動不足による肥満やメタボリックシンドロームをまねく**ことにも注意が必要です。足の筋力低下によりひざへの負担が増加すると、ひざ関節がダメージを受けて変《へん》形性膝関節症《けいせいひざかんせつしょう》になるリスクも高まります。

足の筋肉が衰えて、血液の循環機能が低下することもさまざまな不調や病気をまねきます。

血液の循環機能が低下すると、血管が硬くもろくなる動脈硬化《どうみゃくこうか》を促進します。動脈硬化は、**高血圧や脂質異常症、糖尿病などの生活習慣病を促進し、脳卒中《のうそっちゅう》や心筋梗塞《しんきんこうそく》の発症リスクも高めます**。全身の血液循環が悪くなって、脳内の血流量が少なくなると**アルツハイマー型認知症**、微細な脳梗塞が起こると**脳血管性認知症**のリスクが高くなります。血行が悪くなることで、白血球に含まれる免疫細胞が全身に行き届きにくくなるため、**感染症**や**がん**にも罹患しやすくなります。

足の筋力低下がまねく主な病気

足の病気

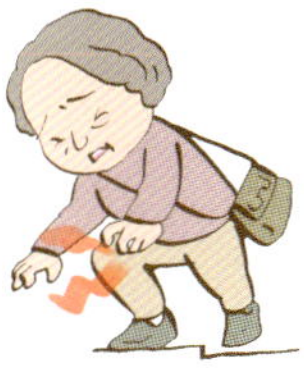

足の筋力が低下することで、体を支えるひざへの負担が大きくなります。すると関節の軟骨などがすり減って変形し、変形性膝関節症（18〜19ページ参照）を発症します。痛みが強く、歩行が困難になることもあります。

サルコペニア

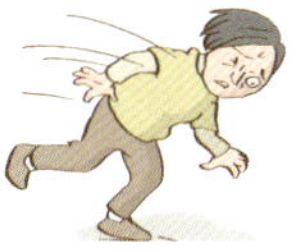

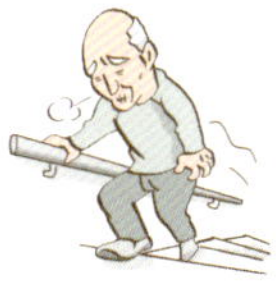

加齢によって筋肉量が減少し、筋力が低下する病気です。立ち上がる、歩くなどの日常動作に影響して、転倒しやすくなります。さまざまな病気を重症化させる原因にもなり、介護が必要となるきっかけにもなります。

循環器病

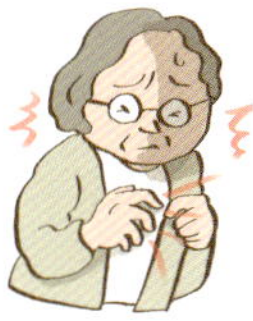

足のポンプ機能が衰え、血液循環が悪くなることで、動脈が硬くもろくなる動脈硬化になりやすくなります。また、血中に漂う血栓も生じやすくなり、脳卒中や心筋梗塞を発症するリスクが高くなります。

生活習慣病

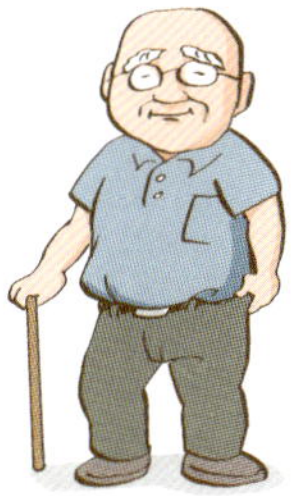

歩くことがつらくなって身体活動量が減少することで、肥満やメタボリックシンドローム、糖尿病などのリスクが高くなります。また、足のポンプ機能が弱くなって血液循環が悪くなり、高血圧や脂質異常症にもなりやすくなります。

感染症やがん

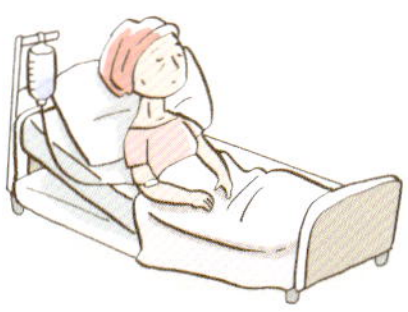

血液の循環が悪くなることで、白血球に含まれる免疫細胞（マクロファージや好中球《こうちゅうきゅう》、NK細胞、T細胞、B細胞など）が全身の各細胞に届きにくくなり、さまざまな感染症やがんなどに罹患するリスクが高くなります。

認知症

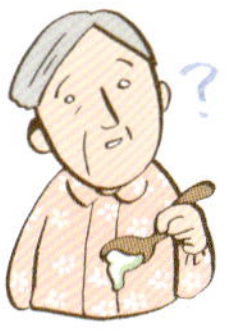

全身への血液循環が悪化して、脳の血流量が減少すると、アミロイドβと呼ばれる脳の老廃物が蓄積しやすくなり、アルツハイマー型認知症のリスクが高くなります。また、脳梗塞による脳血管性認知症のリスクも高まります。

有酸素運動だけでは筋肉量は減少する！

ウォーキングだけでは足の筋肉は衰える

歩くだけでは人間はどんどん衰える

日常生活においての運動習慣の有無を問われたとき、「毎日、ウォーキングをしています」と答える方が多いと思います。ウォーキングは、特別な道具も不要で手軽におこなえ、散歩として趣味のように楽しみながら続けることができます。

歩くことはとてもいい運動なのですが、実は**歩くだけでは人間はどんどん衰えてしまい、やがて歩けなくなってしまう**んです。このことを知らない人は残念ながらとても多いです。

ウォーキングやジョギング、サイクリング、水泳など、ある程度長い時間続けられる運動のことを**有酸素運動**といいます。有酸素運動は、体内の糖や脂肪を酸素とともに燃やし、ATP《エーティピー》（アデノシン三リン酸）と呼ばれる生命活動に必要なエネルギーとなる物質を生み出します。ただし、一般的なウォーキングだけでは、有酸素運動による健康効果は得られても、足の筋肉にかかる負荷が小さ過ぎて筋力アップにはなりません。

左のグラフのとおり、日本人の筋肉量は30〜40代でピークを迎えて、その後は徐々に減少していきます。

つまり、**日々の運動がウォーキングだけでは現存する筋肉量を維持することはできない**のです。

加齢による**筋肉量の減少を食い止めるために、筋力トレーニングは必要不可欠**なのです。

筋肉量の低下を防ぐためには 筋トレが必要

中高年以上の人の筋肉量は加齢によって減少する

筋肉量は、30～40代をピークにその後は加齢によって徐々に減少していきます。高齢者の中には、日々の運動習慣としてウォーキングをする人が多いと思いますが、ウォーキングは有酸素運動としては有効であるものの、筋肉量の減少を抑える効果は期待できません。加齢による筋肉量の減少を食い止めるためには、足の筋肉に大きな負荷をかける筋力トレーニングが必要不可欠なのです。

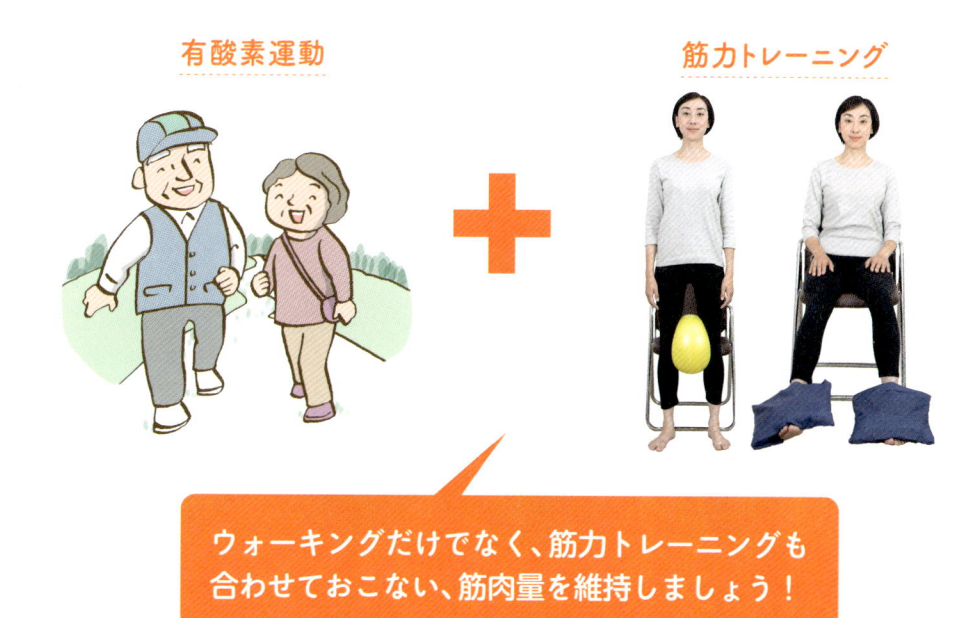

有酸素運動

＋

筋力トレーニング

ウォーキングだけでなく、筋力トレーニングも合わせておこない、筋肉量を維持しましょう！

日本人の筋肉量の推移

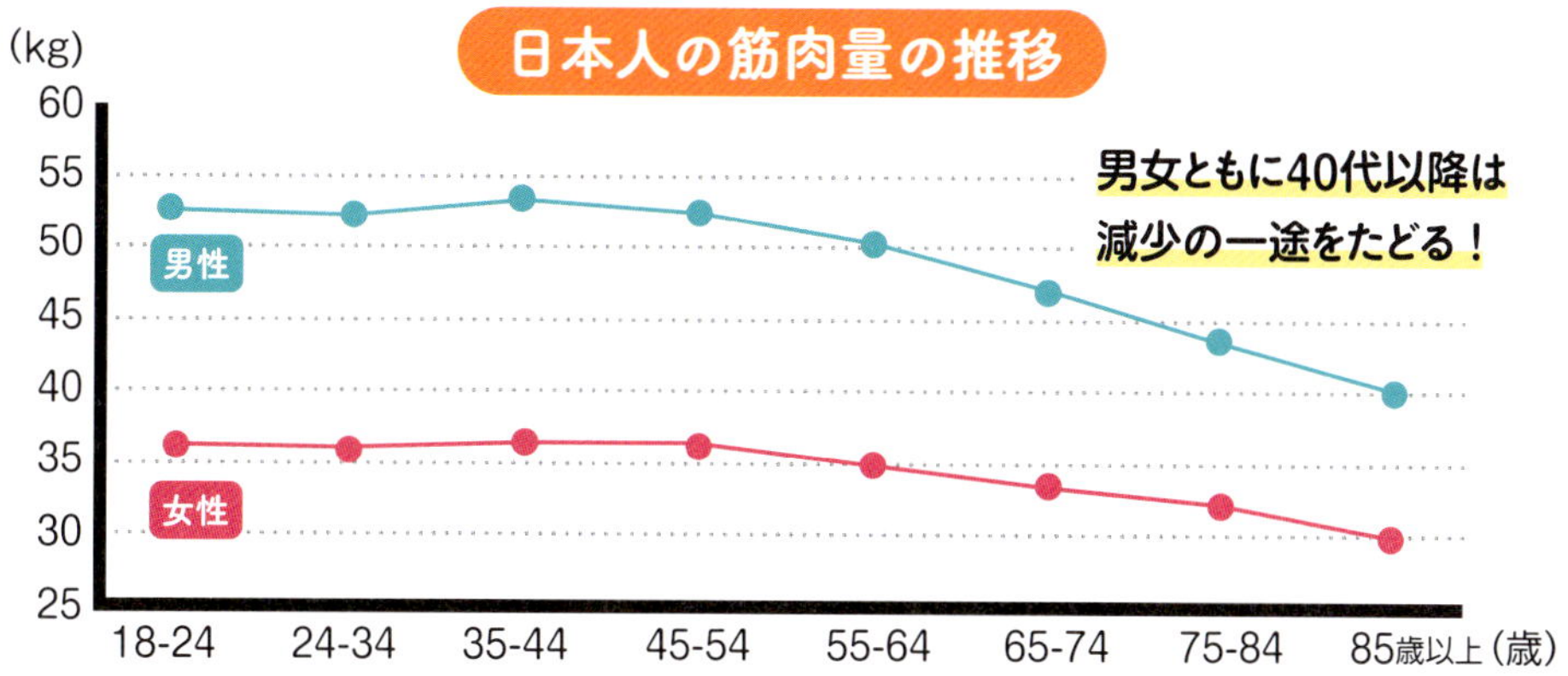

出典:老年医学会『日本人筋肉量の加齢による特徴』(2010)を参考に作成

悪化すると歩行が困難に！

中高年女性にひざ痛が多い理由

原因は体重の増加と足の筋力の衰え

ひざの痛みの原因はさまざまですが、特に**高齢者に多いのは変形性膝関節症《へんけいせいひざかんせつしょう》**です。

40歳以上の中高年になると、体重が増加しやすいだけでなく、筋力も徐々に衰えていきます。変形性膝関節症は、体重の増加や加齢による衰弱、外傷などによって、体を支えるひざ関節の軟骨、滑液包《かつえきほう》、滑膜《かつまく》などがすり減ることで発症します。

むき出しになった骨や神経がぶつかったり、軟骨のかけらが滑膜を刺激して炎症を起こすことにより、ひざに強い痛みが出ます。

さらには、滑膜が炎症を起こすことによって、潤滑油の役割を果たす組織液（滑液）が過剰に分泌され、ひざ関節に水が溜まることでも痛みが生じます。病状が進行すると歩行が困難になるケースも多く、人工関節に置換する手術などが必要になる場合もあります。

また、一般的に男性と比較すると、**女性はもともと脚の筋力が弱い**上に、**加齢による体重の増加と足の筋力の衰弱を併発する**人が少なくなく、**変形性膝関節症を発症しやすい傾向**があります。

変形性膝関節症を予防・改善するためには、**肥満を解消してひざへの負担を軽減する**だけでなく、同時に**ひざを支える周辺の筋力をトレーニングで鍛えて増強することも重要**です。

ひざ痛は女性がなりやすい

加齢によってひざへの負担が増大

年齢とともに代謝が低下するため、太りやすくなり、ひざへの負担が大きくなります。男性に比べて脚の筋力が弱い女性は、その影響を受けやすく、変形性膝関節症などによるひざ痛を発症しやすいのです。

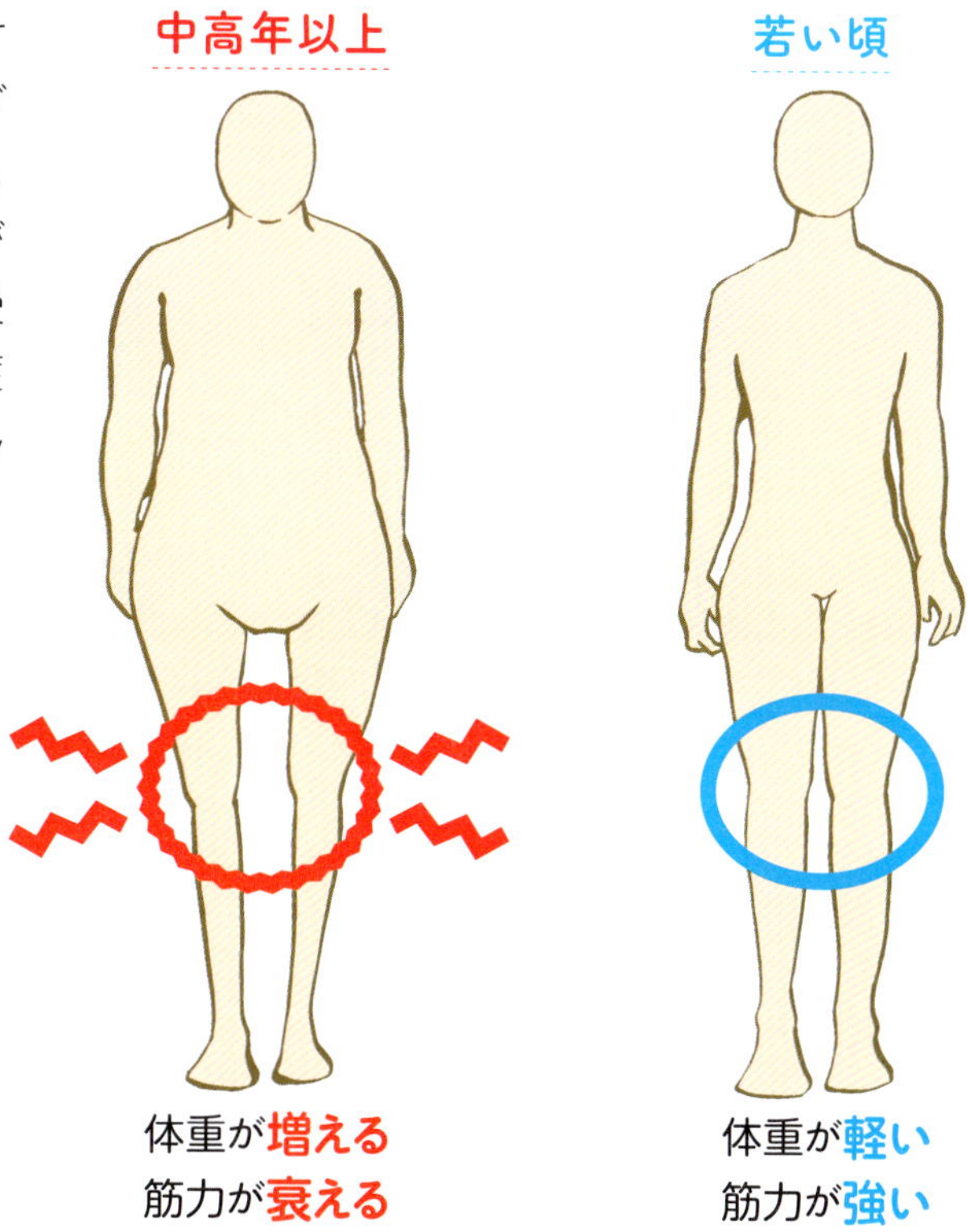

変形性膝関節症

体重の増加や加齢による衰弱、外傷などにより、ひざ関節の軟骨、滑液包、滑膜などがすり減り、骨や神経同士がぶつかったり、軟骨のかけらが滑膜を刺激して炎症を起こすことで、ひざが痛みます。

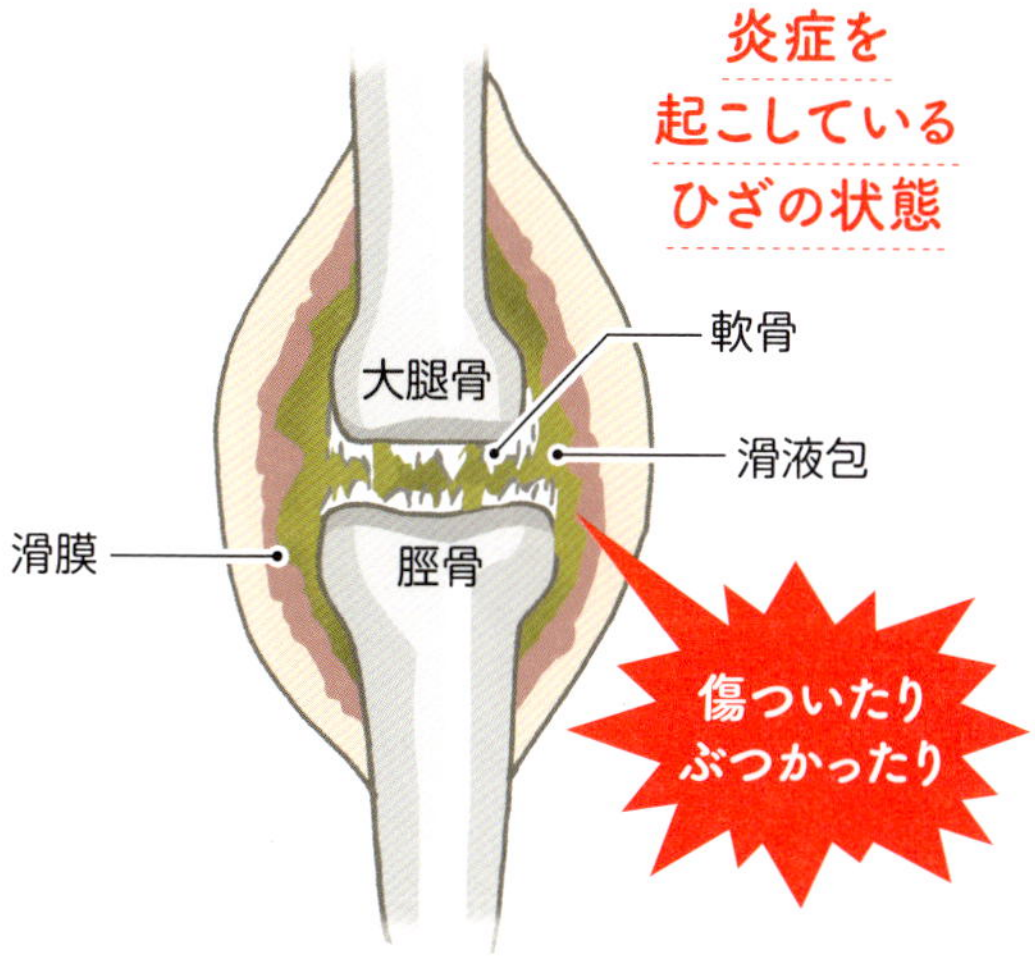

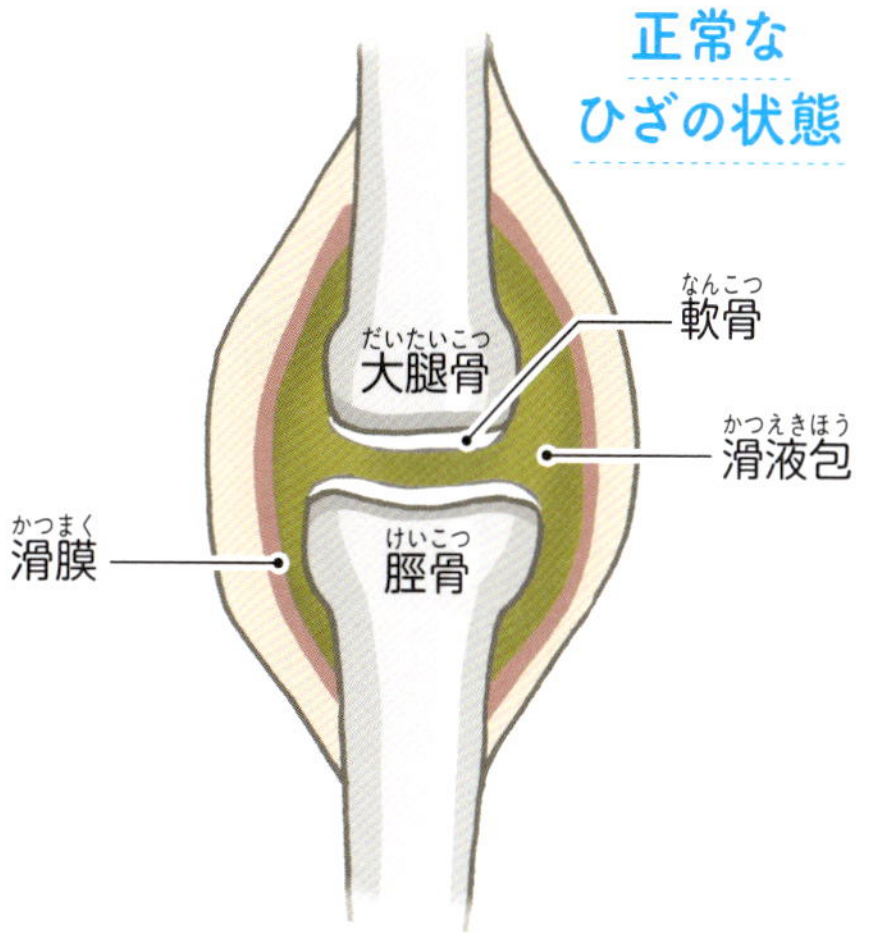

おすすめのトレーニング　40〜41ページ、46〜47ページ

高齢女性の約40％が経験する！

尿漏れは筋トレで予防・改善できる

尿漏れの原因は骨盤底筋のゆるみ

ひざ痛と同様に、尿漏れも中高年以上の女性に多い不調のひとつで、高齢女性の約40％が経験しているといわれています。尿漏れは、**出産や肥満、加齢などにより、骨盤底筋《こつばんていきん》という筋肉がゆるんでしまうことが原因**です。

骨盤底筋とは、深会陰横筋《しんえいんおうきん》、尿道括約筋《にょうどうかつやくきん》、肛門挙《こうもんきょ》筋《きん》、尾骨筋《びこつきん》の4つの筋肉の総称で、その名のとおり骨盤の底辺に存在するインナーマッスルです。体内の中心部にあるため、見ることも触ることもできません。

前述の4つの筋肉が合わさってハンモックのように膀胱《ぼうこう》や直腸、子宮などを支えています。また、尿道や肛門などを開閉する役割も担っています。この骨盤底筋がゆるんでしまうことで、内臓が入っている**腹膜《ふくまく》をふくらませる腹圧に耐えることができなくなり、尿道から尿が漏れてしまう症状が尿漏れ**です。

骨盤底筋の働きを助けているのは、内ももにある内転筋です。10ページでも解説しましたが、内転筋は足を閉じたり、骨盤底筋とともに骨盤を安定させる働きがあります。

尿漏れを予防・改善するためには、腹圧に負けずに尿道が自然にキュッと締まるよう、ゆるんだ**骨盤底筋とそれを助ける内転筋を引き締める筋力トレーニングが効果的**です。

尿漏れのしくみと筋肉の関係

なぜ尿漏れは起こる？

ゆるんだ骨盤底筋
（尿道・膣・肛門を引き締められない）

正常な骨盤底筋
（尿道・膣・肛門を引き締める）

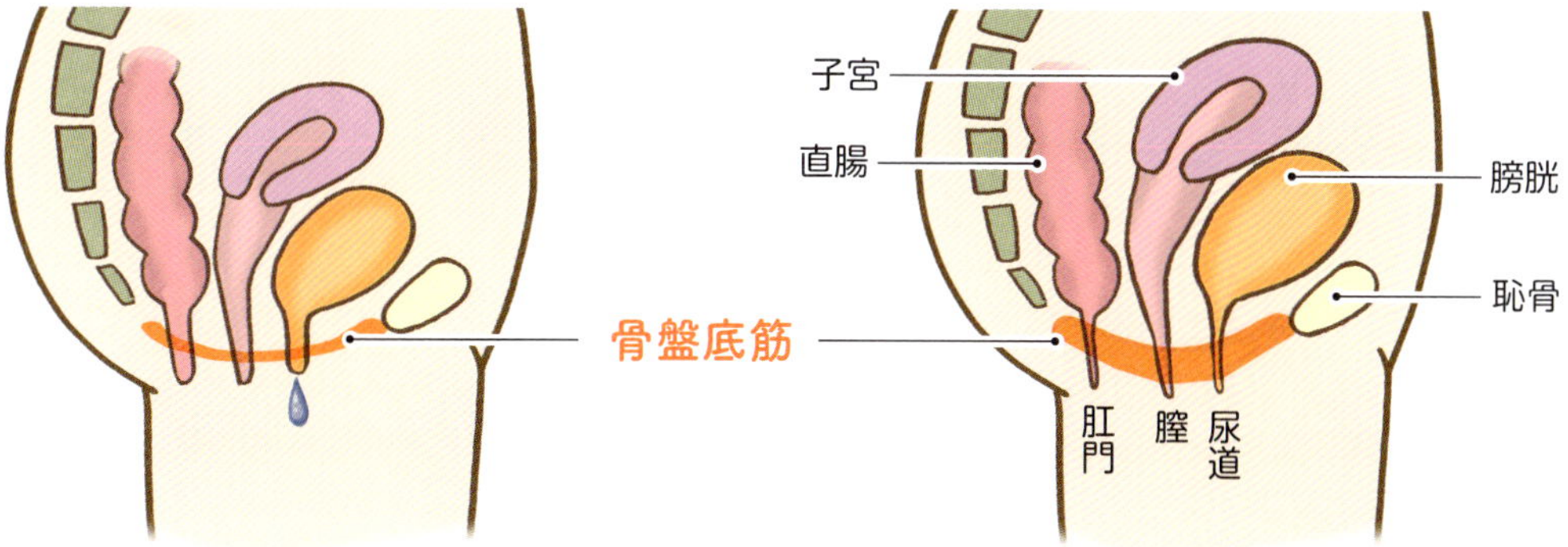

尿漏れは、女性に多い症状です。その原因は、出産や肥満、加齢などによって、骨盤底筋がゆるんでしまうことにあります。骨盤底筋は尿道を締める働きをする筋肉なので、ゆるんでしまうと腹圧（内臓が入っている腹膜の袋をふくらませる圧力）に負けてしまい、尿道から尿が漏れてしまうのです。

骨盤底筋と内転筋を鍛える

尿漏れを予防・改善するためには、尿道を締める骨盤底筋とその働きを助ける内転筋の2つの筋肉を鍛える筋力トレーニングをおこなうことが重要です。

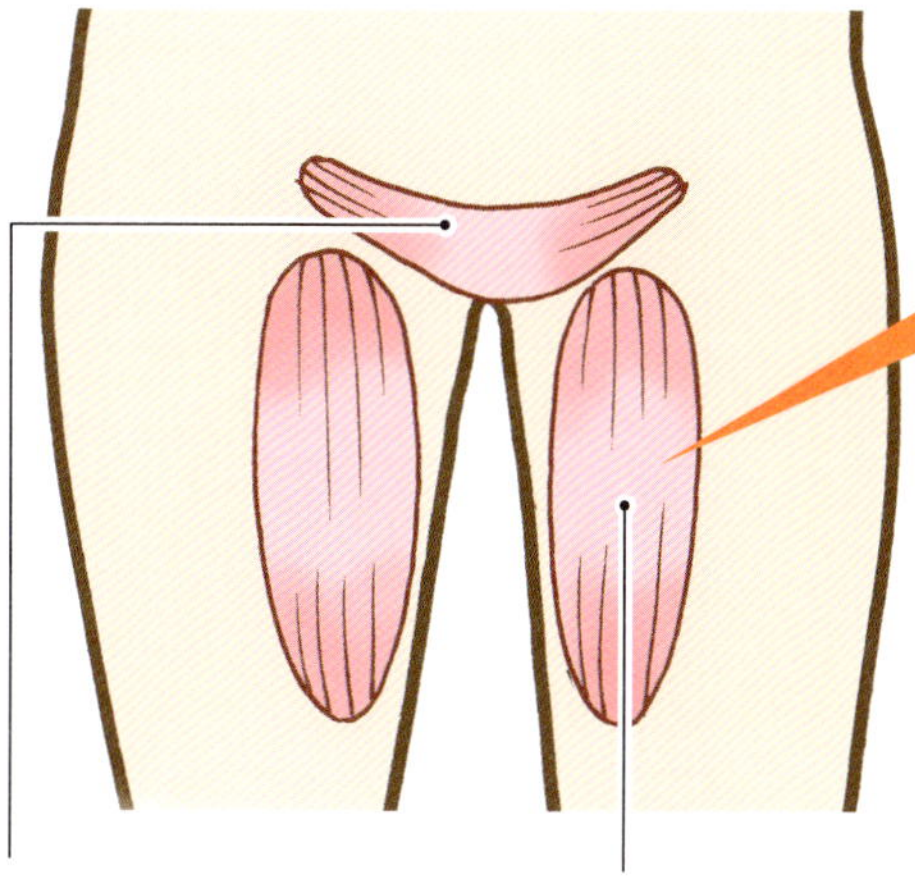

内転筋は脚を内側にひねる動作のほか、骨盤を支え、立つ姿勢を維持する働きもする重要な筋肉です。

骨盤底筋
尿道、膣、肛門を締める働きをする筋肉

内転筋
内ももにある筋肉で、骨盤底筋につながっている。尿道を締める働きを助ける

どの筋肉を鍛えてる？

トレーニング前に知っておきたい

腰の筋肉と腹筋の構造と働き

脊柱起立筋《せきちゅうきりつきん》は腰痛と関係が深い

腰部（後ろ側）の表層には、広背筋《こうはいきん》と腹筋の一部である外腹斜筋《がいふくしゃきん》があります。広背筋は、背中を逆三角形に覆う大きな筋肉で、脇や胸の筋肉と連動して、肩関節に作用し、腕や上半身を動かします。

深層には、脊柱起立筋があります。**脊柱起立筋は、棘筋《きょくきん》、最長筋《さいちょうきん》、腸肋筋《ちょうろくきん》の3つの筋肉**からなり、頭部から骨盤まで長く伸びています。左右両側がともに働くと腰を反る動きをし、片側が働くと体を左右に傾ける動きをします。**腰痛との関係が深い筋肉**とされています。

体の前側には、腹筋があります。一般的に腹筋というと、左の図にある腹直筋《ふくちょっきん》をイメージする人が多いと思いますが、本来**腹筋とは、腹直筋、外腹斜筋《がいふくしゃきん》、内腹《ないふく》斜筋《しゃきん》、腹横筋《ふくおうきん》という4つの筋肉**の総称をいいます。

腹直筋は、腹筋の中で最も表層にあるため、目で見たり触ったりすることができます。鍛え上げられた腹筋を「シックスパック」と呼ぶことがあるように、腹直筋は線維により通常6つに割れて見えます。屈曲して体を丸めたり、姿勢を維持するために働く筋肉です。

外腹斜筋と内腹斜筋は、ともに体をひねる動きや腹直筋とともに姿勢を維持する役割を担っています。腹横筋は最も深層にあるインナーマッスルで、おなかを凹ませたり、腹式呼吸をしたり、腹圧によって排便を促す働きをします。

腰の筋肉（後ろ側）

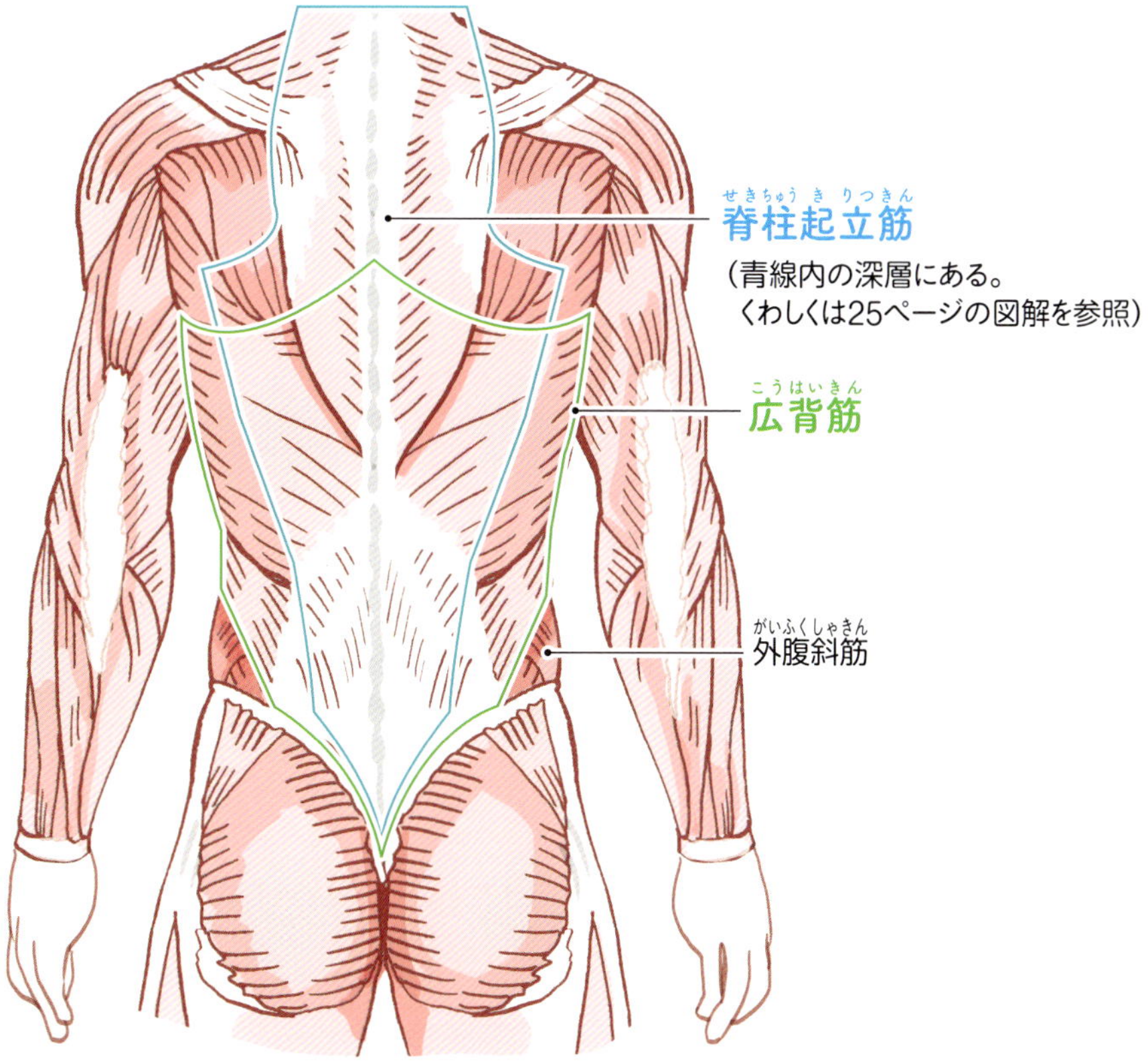

腹筋（前側）

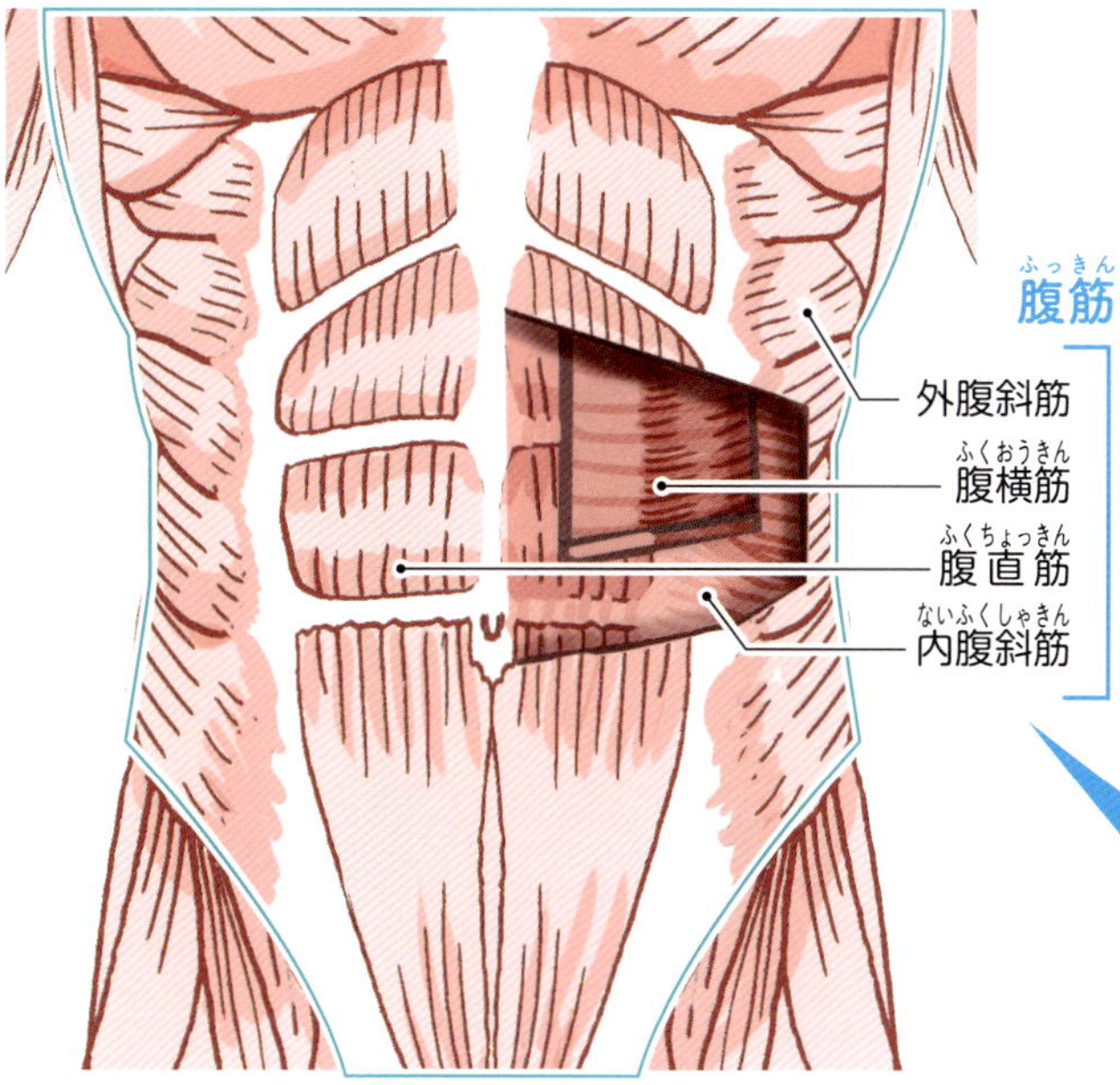

腹筋とは、本来はこれら４つの筋肉の総称をいいますが、一般的には腹直筋のみをさす場合が多いようです。

筋肉の緊張と疲労の蓄積に要注意！

脊柱起立筋をゆるめることが重要

脊柱起立筋は座るときに緊張する

脊柱起立筋は、腰痛と関係が深い筋肉です。

腰痛には、いくつか種類がありますが、最も一般的なものに**筋《きん》・筋膜性腰痛《きんまくせいようつう》**があります。筋・筋膜性腰痛は、脊柱起立筋の緊張状態が続き、疲労が蓄積してしまい、筋肉を形成する筋線維《きんせんい》が少しずつ切れることで起こります。

痛みの程度は、筋線維が切れる規模により異なります。患部が小さければ自覚のないことも多く、知らず知らずのうちに悪化して患部が広がり、筋肉が裂けると腰に鈍痛が生じます。また、突然大きく筋肉が裂けると激痛が走り、**ぎっくり腰**と呼ばれる症状が出ます。

脊柱起立筋の緊張状態が続き、疲労が蓄積しやすくなる原因のひとつは、**立っているときよりも座っているときにダメージを受けやすい**というこの筋肉の特徴にあります。

たとえば、体重70kgの人の場合、脊柱起立筋が受ける負荷は、立っているときは約１００kgですが、座っているときには約１４０kgと大きくなります。最悪なのは中腰で、なんと約３５０kgもの負荷がかかります。普通の感覚では、座っているときには体を休めている印象があると思いますが、脊柱起立筋の場合は逆なわけです。**長時間座り続けた後には、脊柱起立筋の緊張をゆるめるケアをおこなうことが重要**なのです。

脊柱起立筋で起こる筋・筋膜性腰痛

筋・筋膜性腰痛とは？

筋・筋膜性腰痛とは、脊柱起立筋の緊張状態が続くことで疲労が蓄積し、筋線維が切れることが原因で発症します。自覚がないことも多いですが、悪化して筋肉が裂けると腰に鈍痛を覚えます。急激に筋線維が大きく切れると激痛が走り、いわゆる「ぎっくり腰」と呼ばれる症状が出ます。

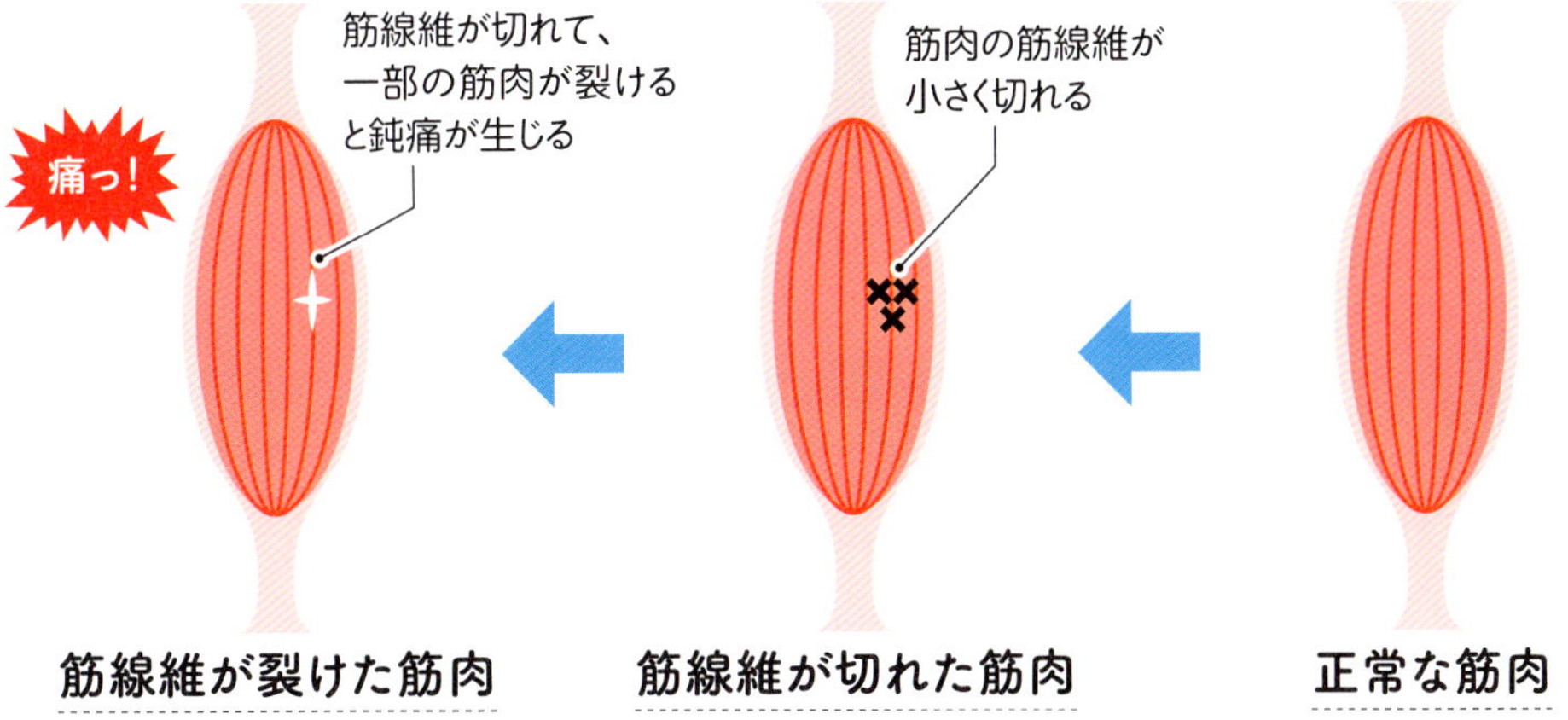

脊柱起立筋への負担が大きい姿勢とは？

棘筋、最長筋、腸肋筋の3つの筋肉からなる脊柱起立筋は、姿勢によってかかる負荷が大きく変わります。立っているときよりも座っているときのほうがダメージが大きいのです。特に中腰姿勢は、負担が大きく要注意といえます。

〔70kgの人の場合〕

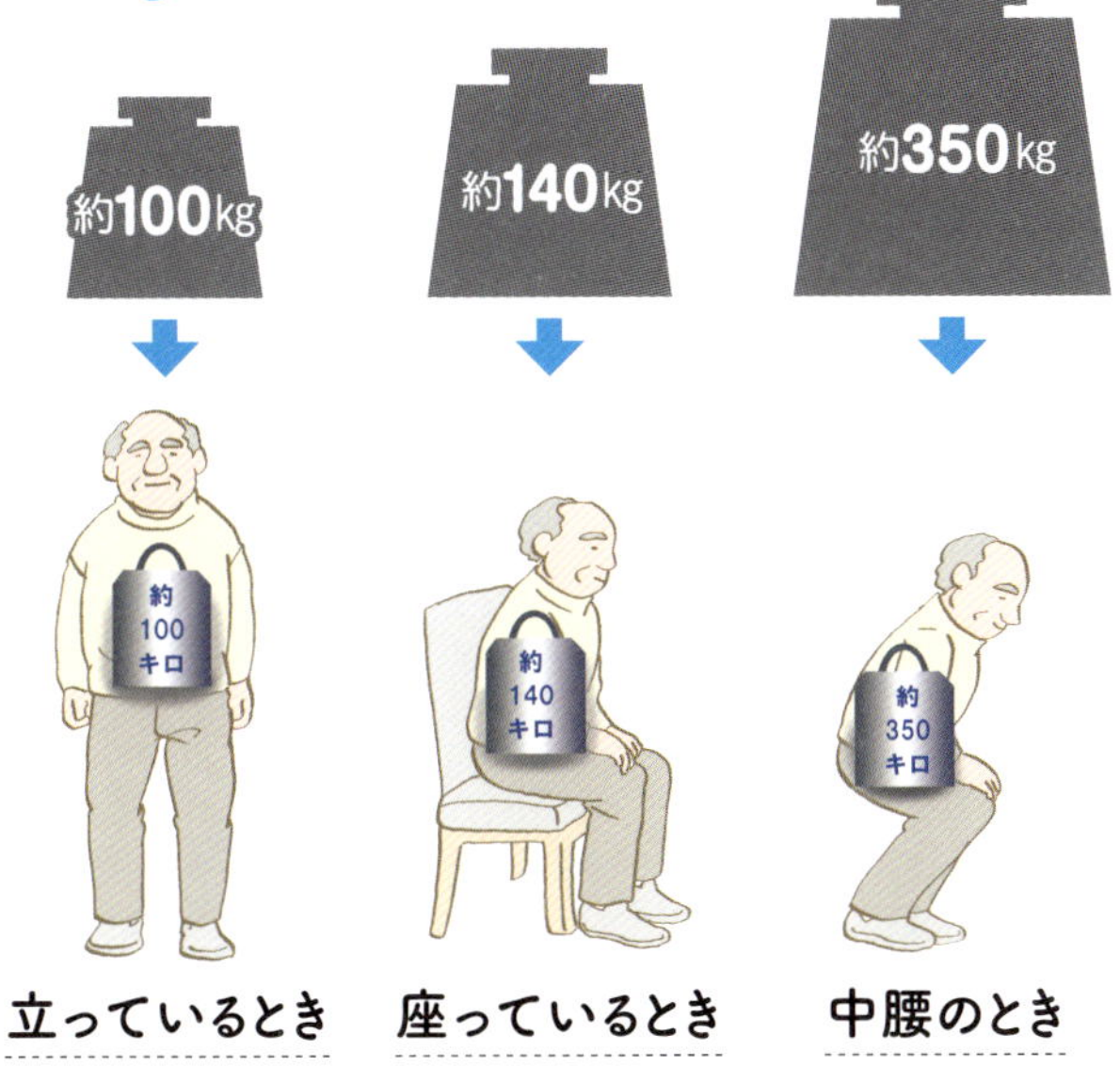

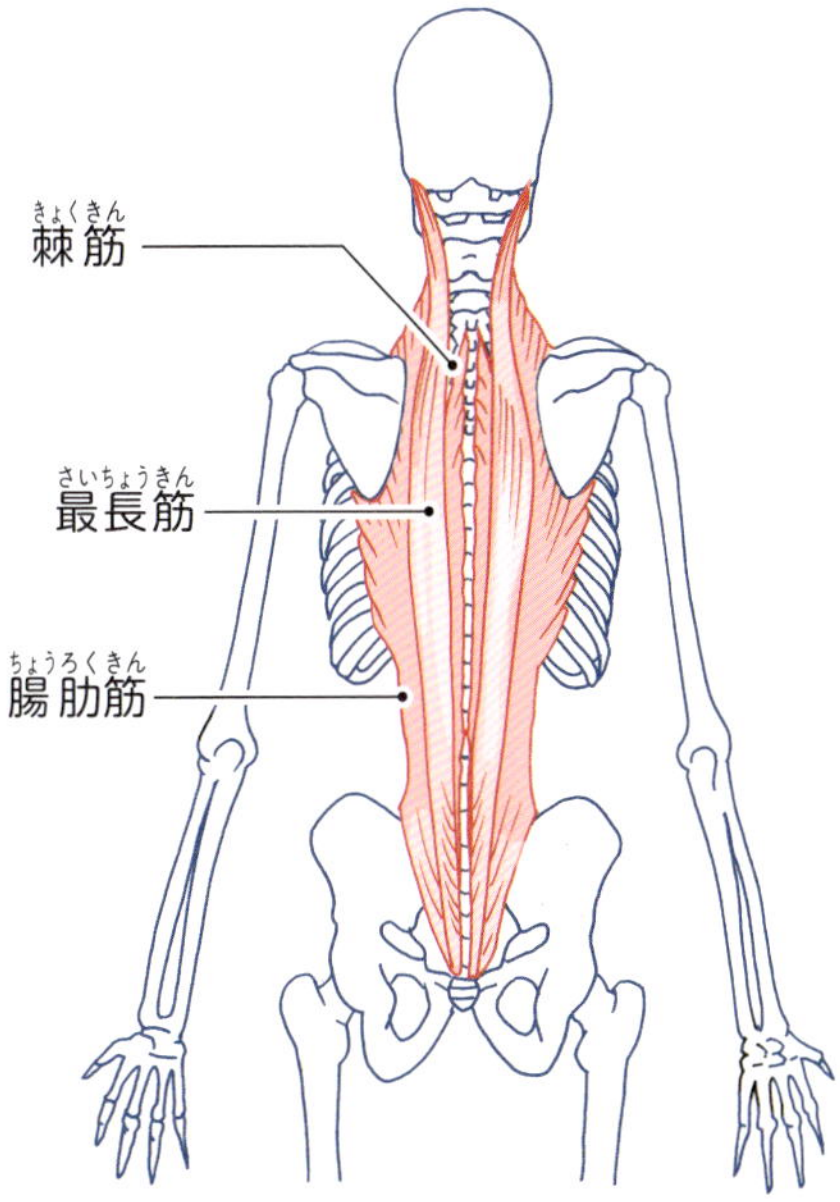

脊柱起立筋をゆるめるために……

腹筋を鍛えて腰痛を予防・改善する

腹筋を鍛えれば脊柱起立筋はゆるむ

筋・筋膜性腰痛を予防・改善するためには、脊柱起立筋の緊張をゆるめるケアをおこなうことが重要です。では、脊柱起立筋の緊張をゆるめるためには、どうしたらよいのでしょうか？

その答えは、**「腹筋を鍛える」**ということになります。腹筋を鍛えることで、なぜ脊柱起立筋をゆるめられるのかといえば、人間の体は、筋肉が表裏で逆の働きをすることで動くからです。

たとえば、腕（ひじ）を曲げるという動作は、表の上腕《じょうわん》二《に》頭筋《とうきん》は縮み、裏の上腕三頭筋《じょうわんさんとうきん》が伸びることでおこなわれます。つまり、上腕二頭筋は緊張し、上腕三頭筋がゆるんでいるわけです。このように**人間の体は、表裏の筋肉が同時に収縮・弛緩することで動く**のです。

同じ法則でいえば、筋・筋膜性腰痛の原因となる**脊柱起立筋の緊張状態をゆるめるケアは、腹筋を収縮する動作**ということになります。

24～25ページで解説したとおり、脊柱起立筋は、立っているときよりも座っているときや中腰の姿勢のときのほうが負荷が大きく、ダメージを受けやすいという特徴があります。デスクワークや車の運転などで長時間座る状態が続いたとき、また中腰の姿勢をとった後は、ぜひ腹筋を収縮させる運動をおこない、脊柱起立筋をリラックスさせてあげてください。

筋肉は表裏で逆の働きをする

表の筋肉が縮めば裏の筋肉はゆるむ

実は、筋肉は縮めることしかできません。縮めること以外は、脱力してゆるむだけです。人間は、筋肉を縮める「収縮」とゆるめる「弛緩」をくり返すことで、体を動かしています。また、構造上は表側の筋肉が縮めば、裏側の筋肉は必ずゆるみます。

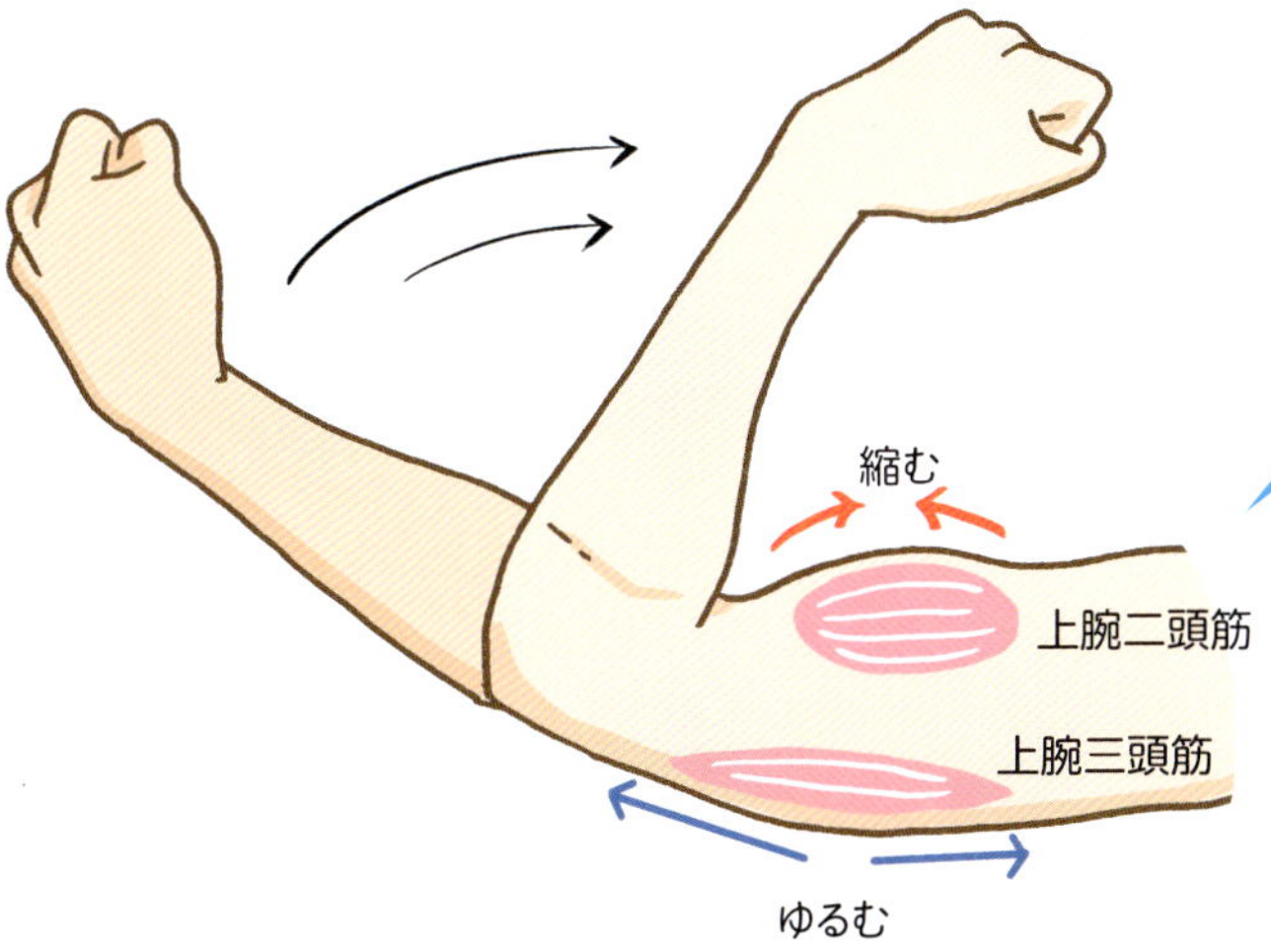

腕を曲げるためには上腕二頭筋が縮みますが、同時に上腕三頭筋は自然にゆるむのです。

腹筋を鍛えれば脊柱起立筋の緊張はゆるむ

腰痛を予防・改善するためには、脊柱起立筋の緊張をほぐしてゆるませる必要があります。表の腹筋を縮める筋力トレーニングをおこなうことで、裏にある脊柱起立筋を自然にゆるませることができるということになります。

表の筋肉を縮めれば、裏側の筋肉をゆるめることができる……ぜひこの法則を覚えておいてください！

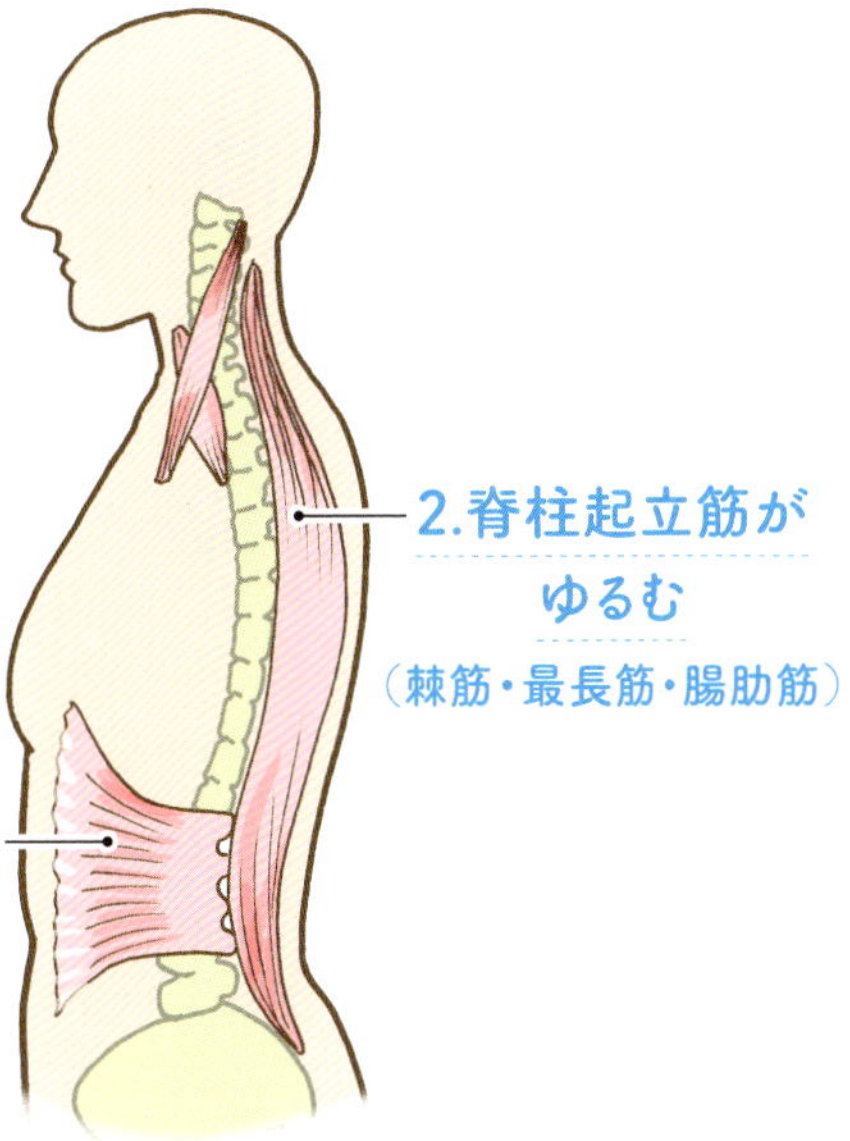

おすすめのトレーニング　52〜57ページ

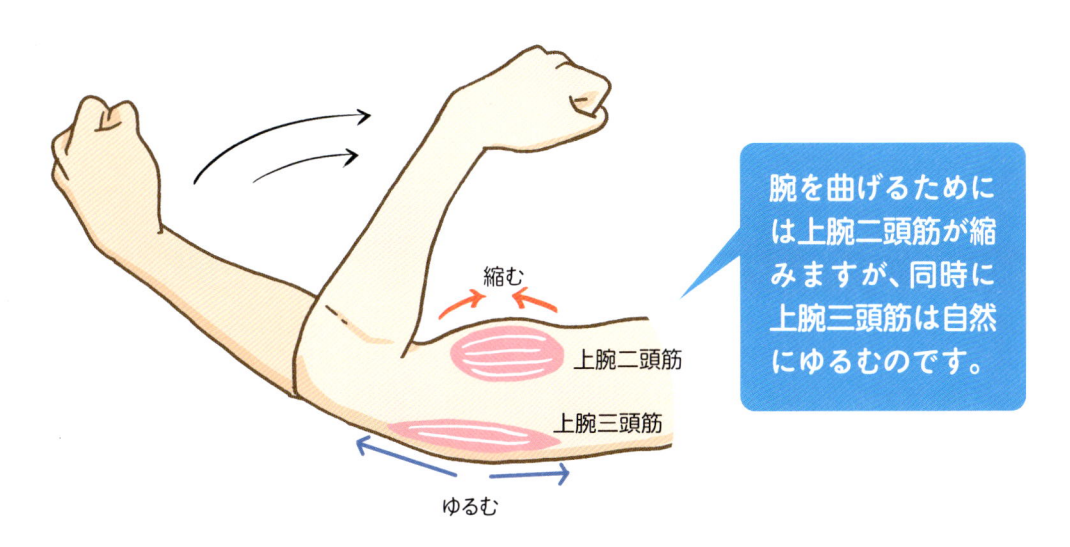

どの筋肉を鍛えてる？

トレーニング前に知っておきたい

肩の筋肉の構造と働き

さまざまな筋肉が入り組む複雑な構造

肩の筋肉の表層は、僧帽筋《そうぼうきん》と三角筋《さんかくきん》という2つの大きな筋肉に覆われています。

僧帽筋は、カトリック教会の一派の僧衣に似ていることから名づけられた名前で、首の後ろから四角形を斜めにしたように広がる大きな筋肉です。首や腕、肩の動きに幅広く関与しています。三角筋は、肩全体を覆っているとても大きな筋肉です。棘上筋《きょくじょうきん》と連動して、腕をあらゆる方向に自由に動かす働きをします。

深層には、肩甲骨《けんこうこつ》を中心にさまざまな筋肉が入り組んでおり、複雑な構造となっています。肩甲挙筋《けんこうきょきん》は、肩甲骨と頸椎《けいつい》をつなぐ筋肉で、その名のとおり肩甲骨を上方へと引き上げる動きをします。前鋸筋《ぜんきょきん》は、肩甲骨と肋骨をつなぐ板状の薄い筋肉で、肩甲骨を前外方に引く動きをします。菱形筋《りょうけいきん》は、肩甲骨と脊椎をつなぐ筋肉で、上部を小菱形筋《しょうりょうけいきん》、下部を大菱形筋《だいりょうけいきん》といいます。肩甲骨を後ろ側に引っ張る動きをします。

首の後ろには、ともにV字型をしている2つの板状《ばんじょう》筋《きん》、頭板状筋《とうばんじょうきん》、頸板状筋《けいばんじょうきん》があります。首と背中をつなぐ筋肉で、左右片側が動くと首が横に回旋し、両側が動くと首が上を向きます。

肩の前側には、耳の下から胸骨《きょうこつ》と鎖骨《さこつ》につながる胸《きょう》鎖乳突筋《さにゅうとつきん》、深部には斜角筋《しゃかくきん》があり、板状筋とともに首を動かす役割を担っています。

肩の筋肉（後ろ側）

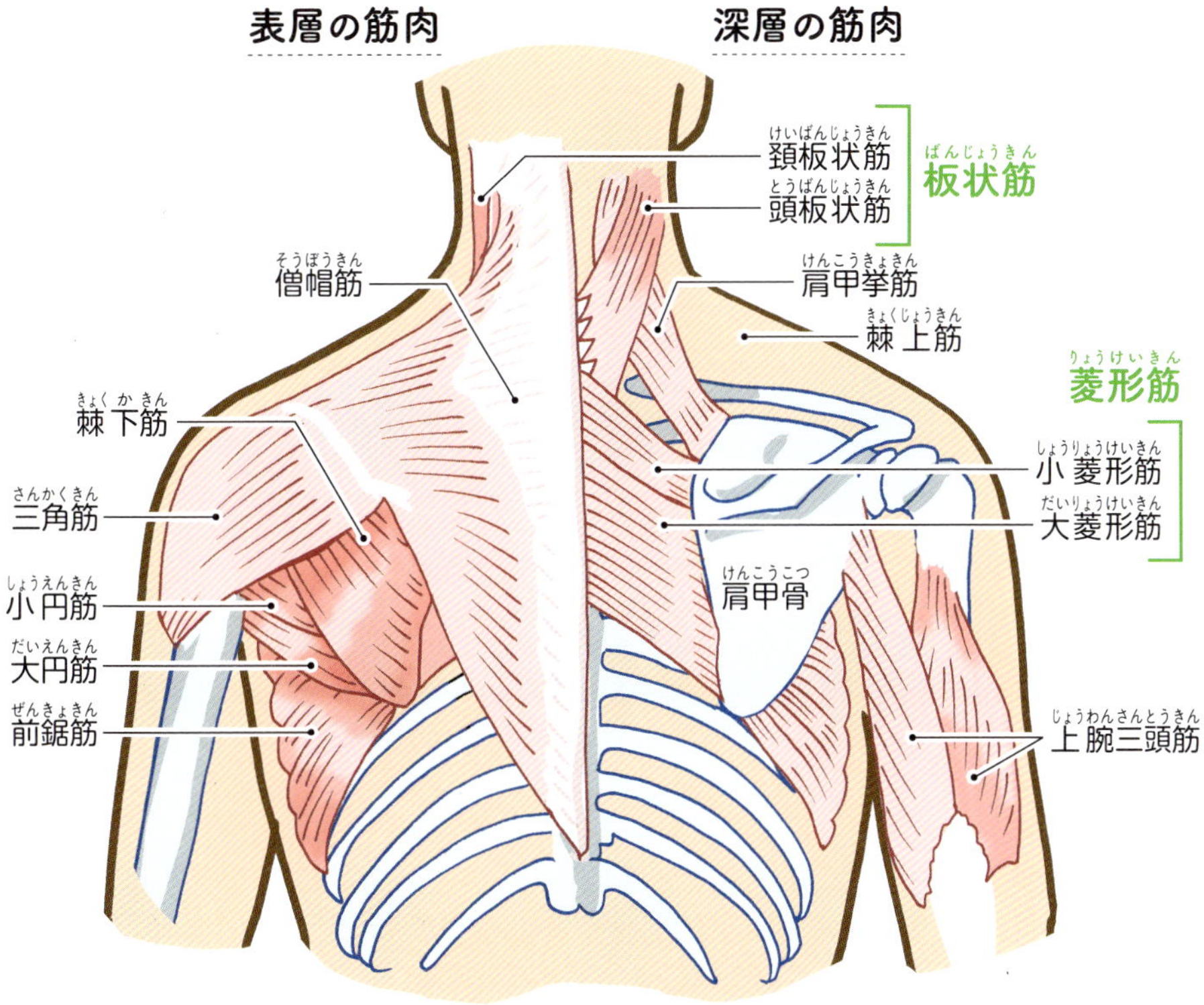
表層の筋肉
深層の筋肉
頸板状筋《けいばんじょうきん》
頭板状筋《とうばんじょうきん》
板状筋《ばんじょうきん》
僧帽筋《そうぼうきん》
肩甲挙筋《けんこうきょきん》
棘《きょく》上筋《じょうきん》
菱形筋《りょうけいきん》
棘《きょく》下《か》筋《きん》
三角筋《さんかくきん》
小《しょう》菱形筋《りょうけいきん》
大菱形筋《だいりょうけいきん》
肩甲骨《けんこうこつ》
小円筋《しょうえんきん》
大円筋《だいえんきん》
前鋸筋《ぜんきょきん》
上腕三頭筋《じょうわんさんとうきん》

肩の筋肉（横側）

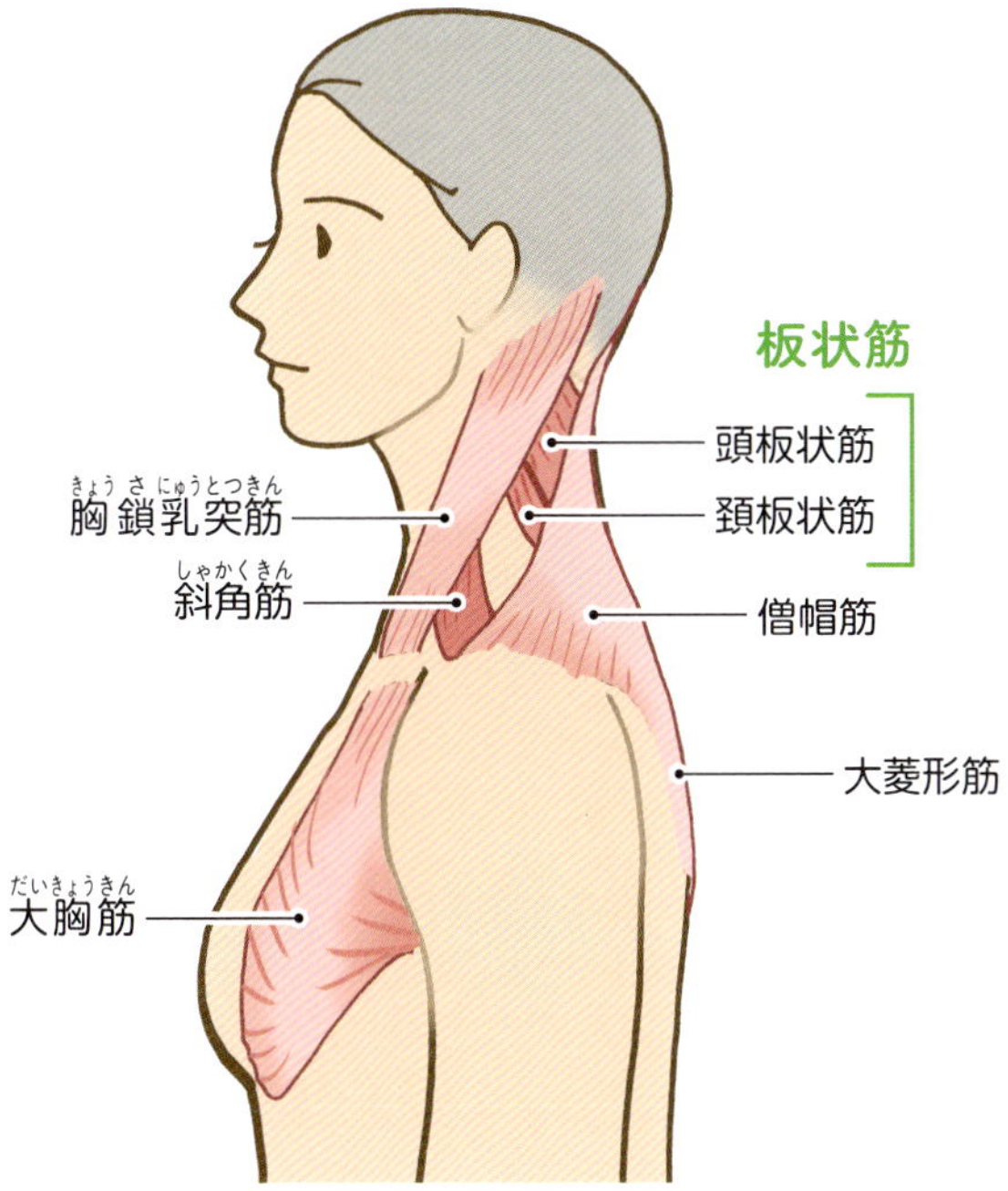
板状筋
頭板状筋
頸板状筋
胸《きょう》鎖《さ》乳突筋《にゅうとつきん》
斜角筋《しゃかくきん》
僧帽筋
大菱形筋
大胸筋《だいきょうきん》

肩こりの原因は血液の循環障害！

肩甲骨を動かせば肩こりは改善する

血液の循環障害が肩こりを引き起こす

首や肩、背中の筋肉は、重い頭を支えるために常に緊張状態になりがちです。**成人の頭の重さは4〜6kg程度**あり、首の動きも複雑なので、それを支える筋肉への負荷は大きく、ケアをしなければ慢性的なこりに苦しむことになります。

肩こりの原因は、ズバリ血液の循環障害です。デスクワークや車の運転などで長時間同じ姿勢をとることによって、肩の筋肉が緊張し続け、硬直してしまいます。

硬直した筋肉の中を通る毛細血管は硬い筋肉により圧迫され、血流が悪くなります。そのため、血液は細胞に酸素や栄養を十分に届けることができず、疲労物質も蓄積してしまいます。

蓄積した疲労物質は酸化して乳酸となって残り、肩の筋肉に痛みや重みなどの不調が生じる……これが肩こりの正体です。

肩こりを改善するためには、肩の筋肉の硬直をほぐして、血液の循環をスムーズに戻す必要があります。そのためには、**肩甲骨を動かす運動が効果的**です。

肩甲骨には、僧帽筋《そうぼうきん》や肩甲挙筋《けんこうきょきん》、前鋸筋《ぜんきょきん》、三角筋《さんかくきん》、小菱形筋《しょうりょうけいきん》、大菱形筋《だいりょうけいきん》などの筋肉がつながっており、肩甲骨の動きに連動します。つまり、肩甲骨を動かせば、これらの筋肉の緊張をほぐして血行を促進できるわけです。

肩甲骨を動かして 血液の循環障害を正す

肩こりの原因は筋肉の硬直による血液の循環障害

デスクワークや車の運転などで同じ姿勢を長時間続けると、肩まわりの筋肉が緊張し続けて硬直してしまいます。すると毛細血管が圧迫され、血行が悪くなります。細胞に酸素や栄養が十分に届かず、疲労物質は酸化して乳酸が蓄積してしまい、肩の痛みや重みなど肩こり特有の不調が生じます。

肩こりが改善した状態

肩こりの状態

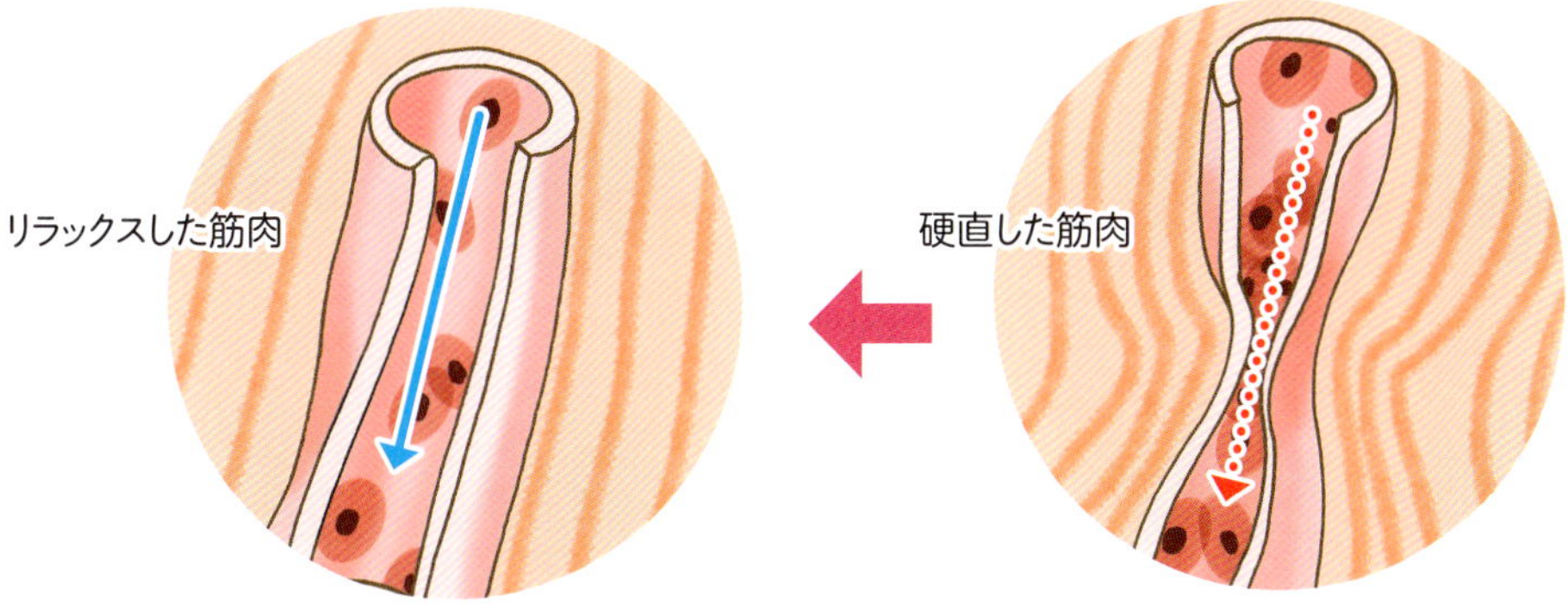

毛細血管への圧迫が解消され、血液の流れがスムーズになる

筋肉の中の毛細血管が圧迫され、血液の流れが悪くなる

肩甲骨を動かせば肩の筋肉の硬直はほぐれる

肩甲骨は、多くの筋肉につながっています。肩甲骨を動かす運動をおこなえば、筋肉の硬直をほぐして、血液の循環障害を正すことができます。

肩甲骨と連動する主な筋肉

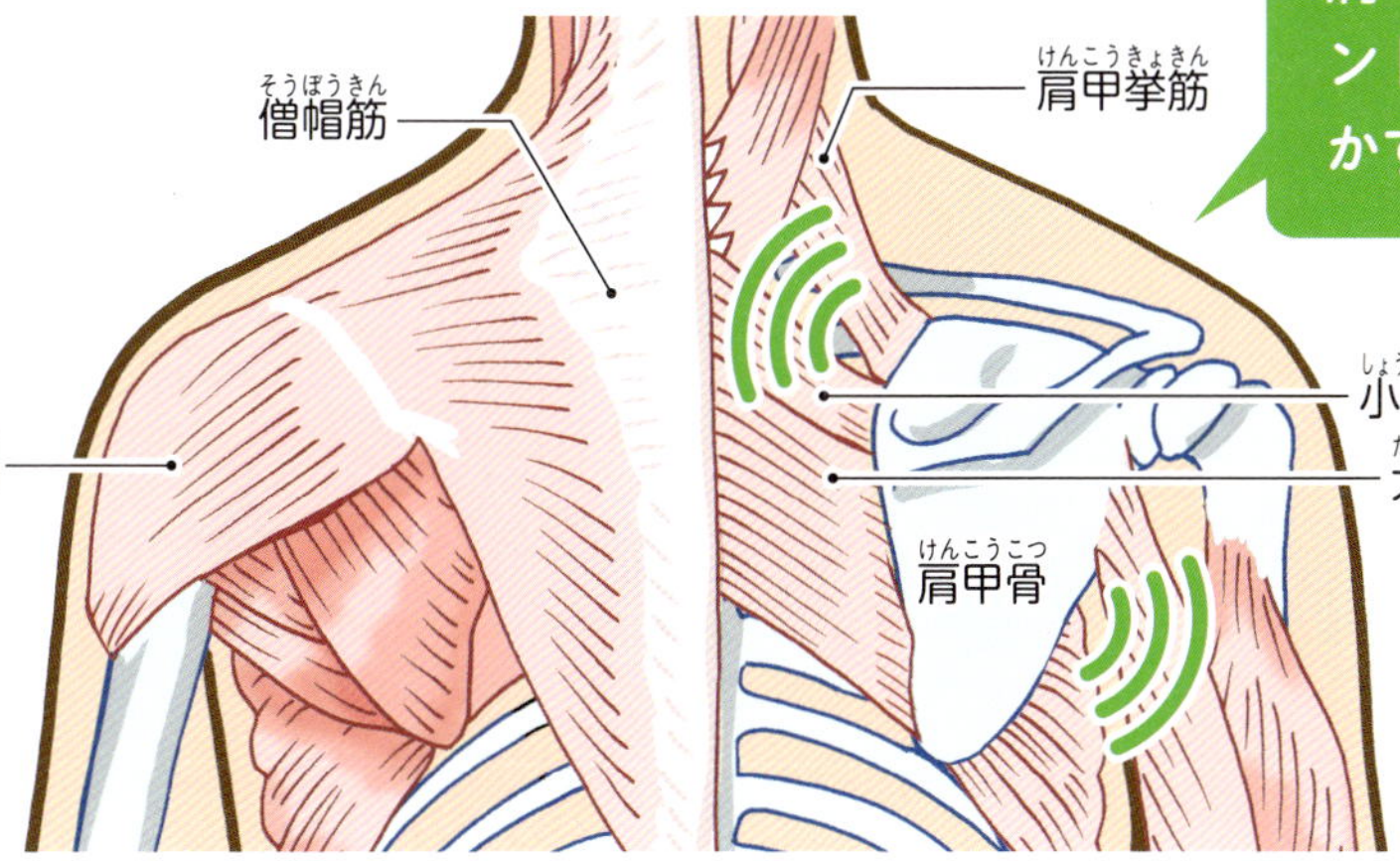

肩こりを改善するポイントは、肩甲骨をよく動かすことに尽きます！

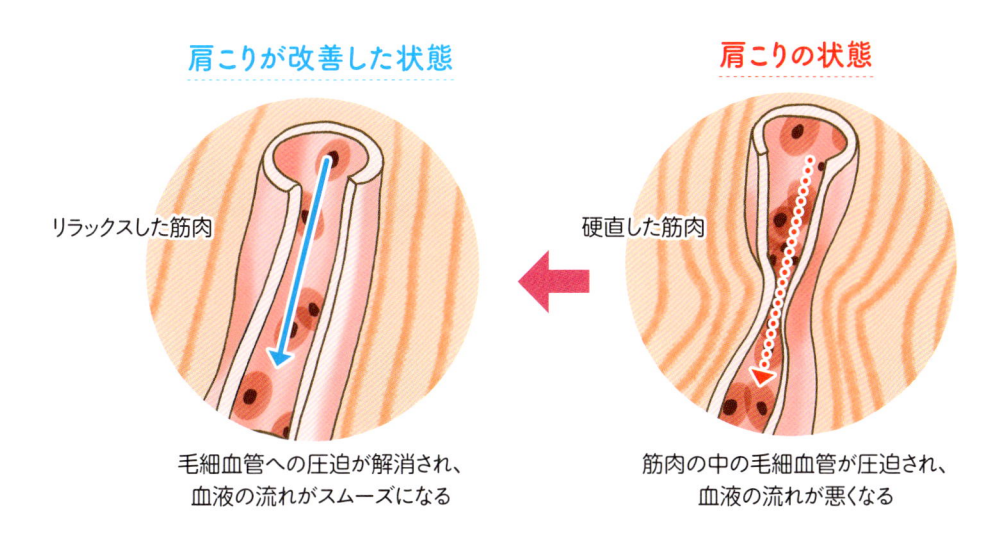

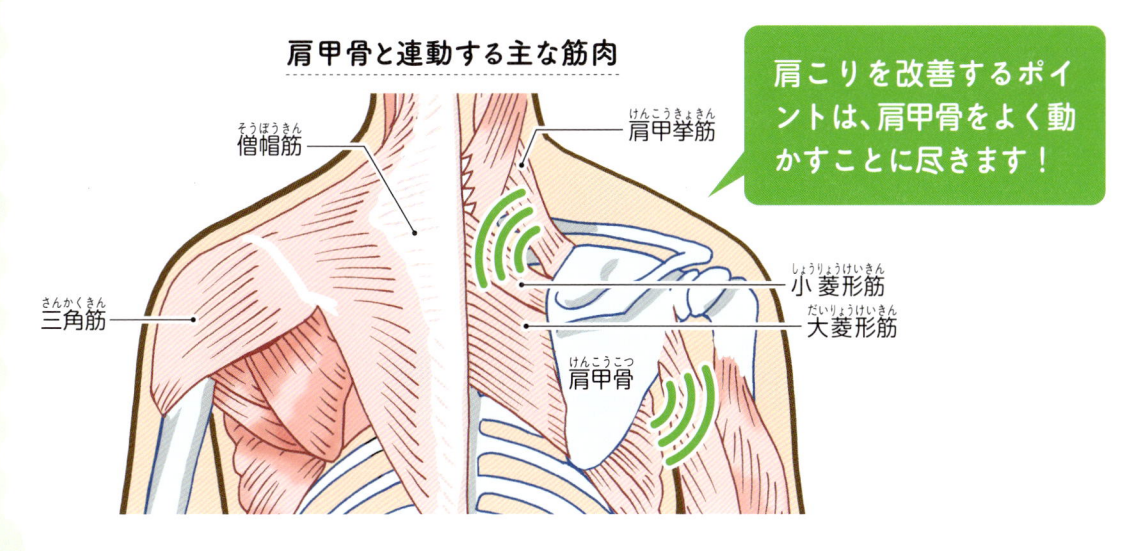

肩こりだけでなく首こりにも注意！

頭・頸板状筋をゆるめることが重要

頭が傾くと首への負担が大きくなる

パソコンやスマートフォンは、もはや生活必需品となり、高齢者であっても多くの方が日常的に使用しています。その影響は、少なからず首こりの増加につながっていると考えられます。

パソコンを使ったデスクワークやスマートフォンの使用を長時間続けると、首には大きなストレスがかかります。前述したとおり、成人の頭の重さは4～6kg程度あるため、まっすぐにしていても首には負荷がかかりますが、**パソコンやスマートフォンを使用しているときには、頭が少し下方に傾くため、さらに首への負荷が大きくなる**のです。頭頸部の角度が15度傾くと約12kg、30度傾くと約18kgもの負担が首にかかるというデータもあります。

また、**猫背の人も注意が必要**です。猫背になると首が前方に出るため、首の後ろや側部の筋肉が緊張しやすくなります。

首こりを予防・改善するために重要なのは、なるべく同じ姿勢を続けないこと、続ける場合には**合間に首や肩まわり、できれば全身を動かす運動やケアを定期的におこなうこと**です。パソコンやスマートフォンを使うときには、まっすぐ画面を見続けるのではなく、首を回したり、上げ下げするなど、**頭板状筋や頸板状筋が硬直しないように注意**しましょう。

肩と首のこりを予防するには

パソコンの画面を見続けると首こりに

頭板状筋と頚板状筋は、頭を後ろに倒したり、左右に回旋させる働きをする筋肉です。肩こりと同じで、デスクワークなどで同じ姿勢を続けるとこの2つの筋肉が硬直してしまい、首こりを引き起こしてしまいます。首こりを予防するためには、定期的に首を回す、上げ下げするなどしてください。

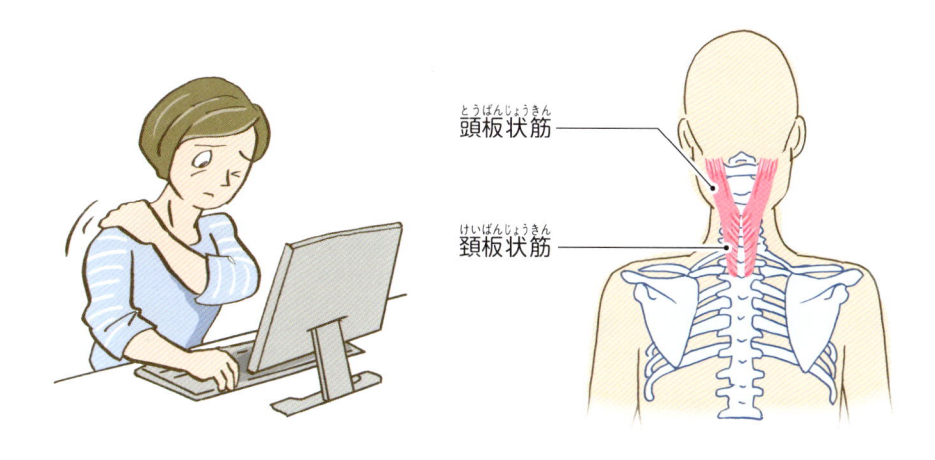

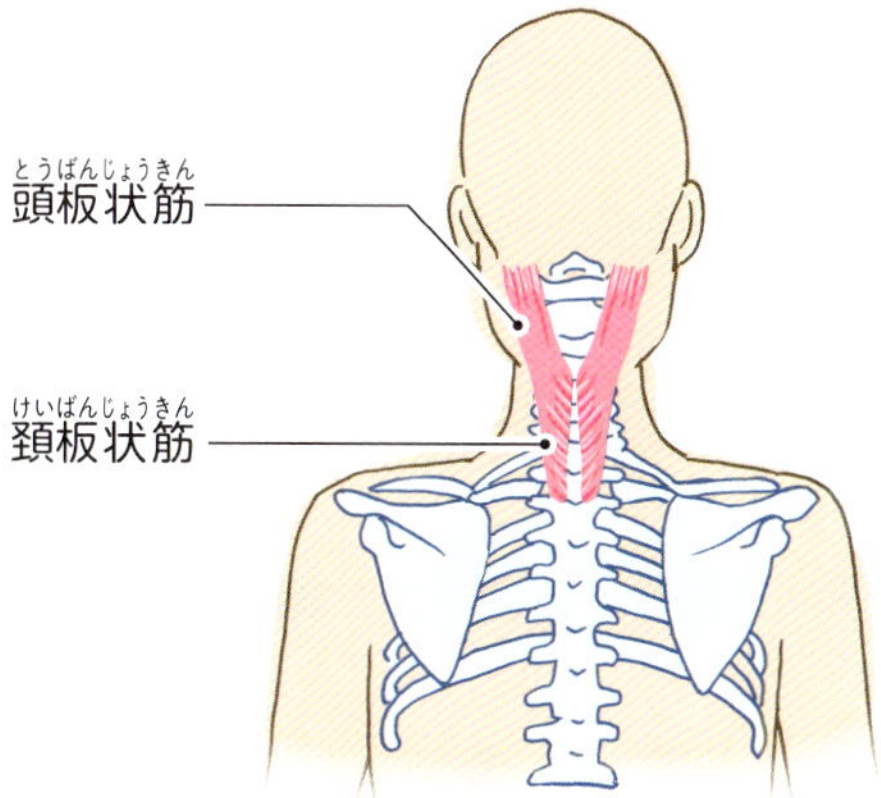

1時間に1回5分はデスクから離れて体を動かす

肩こりや首こりだけでなく、腰痛を予防するためにも、長時間のデスクワークや車の運転は避けたほうがよいでしょう。1時間に1回、5分程度のリラックスタイムは必要です。イスや車から離れて、肩甲骨や首、足腰などを動かして、筋肉の硬直を防いでください。

どんな姿勢でも長時間続ければ筋肉は硬直します。ぜひ定期的にリラックスタイムを！

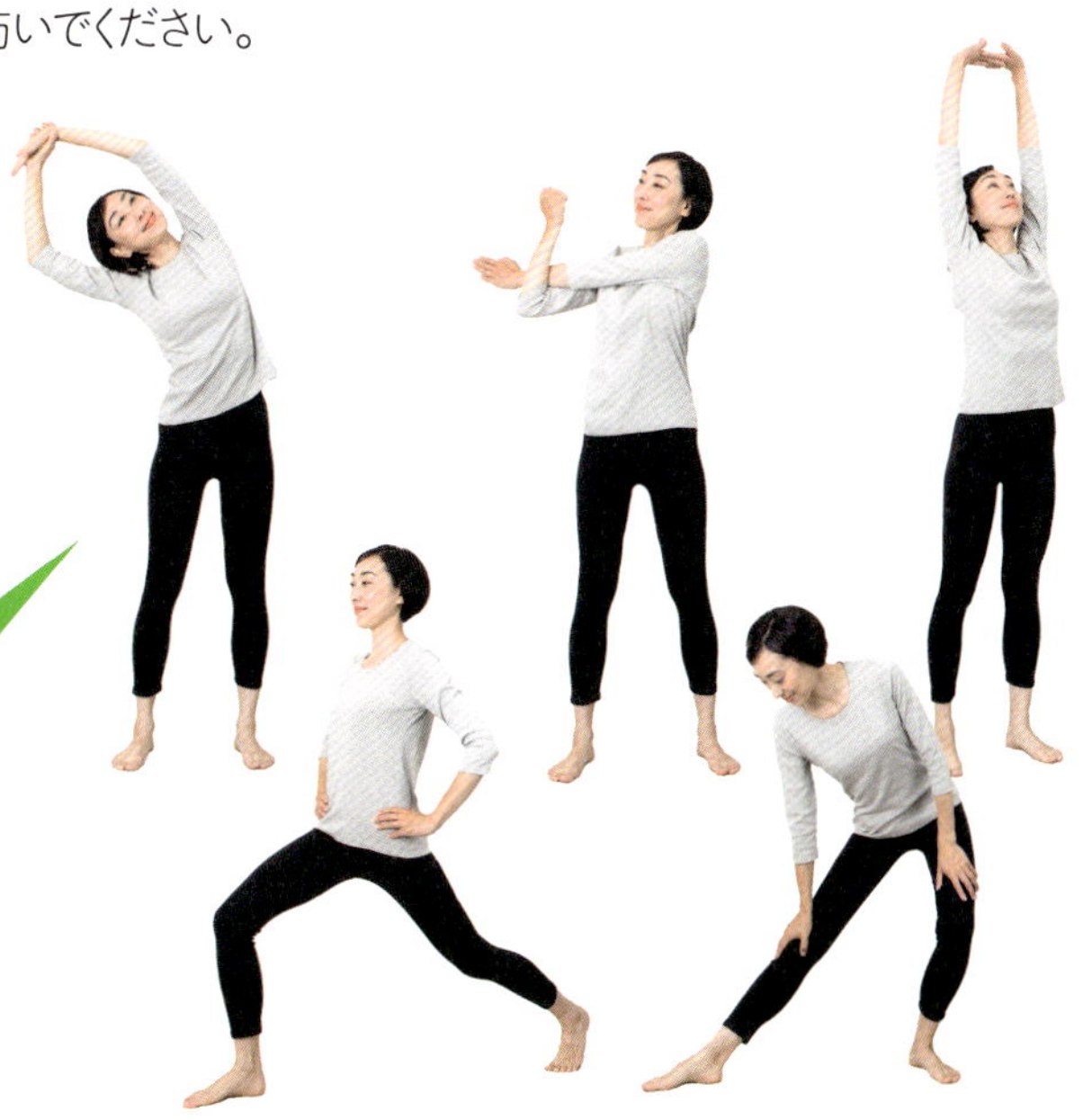

肩関節はとにかく動かす！

肩を動かして四十肩を予防・改善する

肩を動かさないと四十肩は悪化する

　肩は球関節で、肩甲骨の関節窩《かんせつか》というくぼみが受け皿となり、そこに上腕骨の骨頭《こっとう》（球面状で表面には関《かん》節軟骨《せつなんこつ》がある）が当たる構造です。関節窩の中で骨頭が自由に動くため、人間の腕には360度回転する広い可動域があります。

　しかし、中高年以上になると加齢にしたがい、棘上《きょくじょう》筋《きん》と肩甲骨にある肩峰端《けんぼうたん》の間でクッションの役割を果たす滑液包《かつえきほう》が石灰化していき、徐々に緩衝力が低下します。やがて棘上筋が肩峰端の下にスムーズに滑り込めなくなり、摩擦によって傷つくと肩に痛みが生じます。これが四十肩《しじゅうかた》（五十肩ともいう）の正体です。

　四十肩になると、痛みで腕が上げづらくなります。腕を上げると痛みが生じるので、腕を上げないことが習慣となり、ますます肩関節が固まってしまい、さらに症状が悪化します。

　高齢者が筋力トレーニングやストレッチをおこなう場合は、「きついことはしない」ということが基本なのですが、肩関節の場合は例外です。もちろん、無理に動かし過ぎるのはNGですが、多少痛みがあっても荷重をジワジワとかけて動かす努力をしないと、四十肩は改善できません。**肩関節を動かさないままでは、可動域はどんどん狭くなり、四十肩の症状は悪化の一途**をたどるので注意しましょう。

肩関節は痛くても「動かす」ことが重要

肩関節のしくみ

肩関節は、関節窩というくぼみに上腕骨の骨頭が当たる球関節の構造をしているため、360°回転できる広い可動域を持っています。肩先の肩峰端と棘上筋の間には、クッションの役割を果たす滑液包があり、肩関節はスムーズに動かせます。

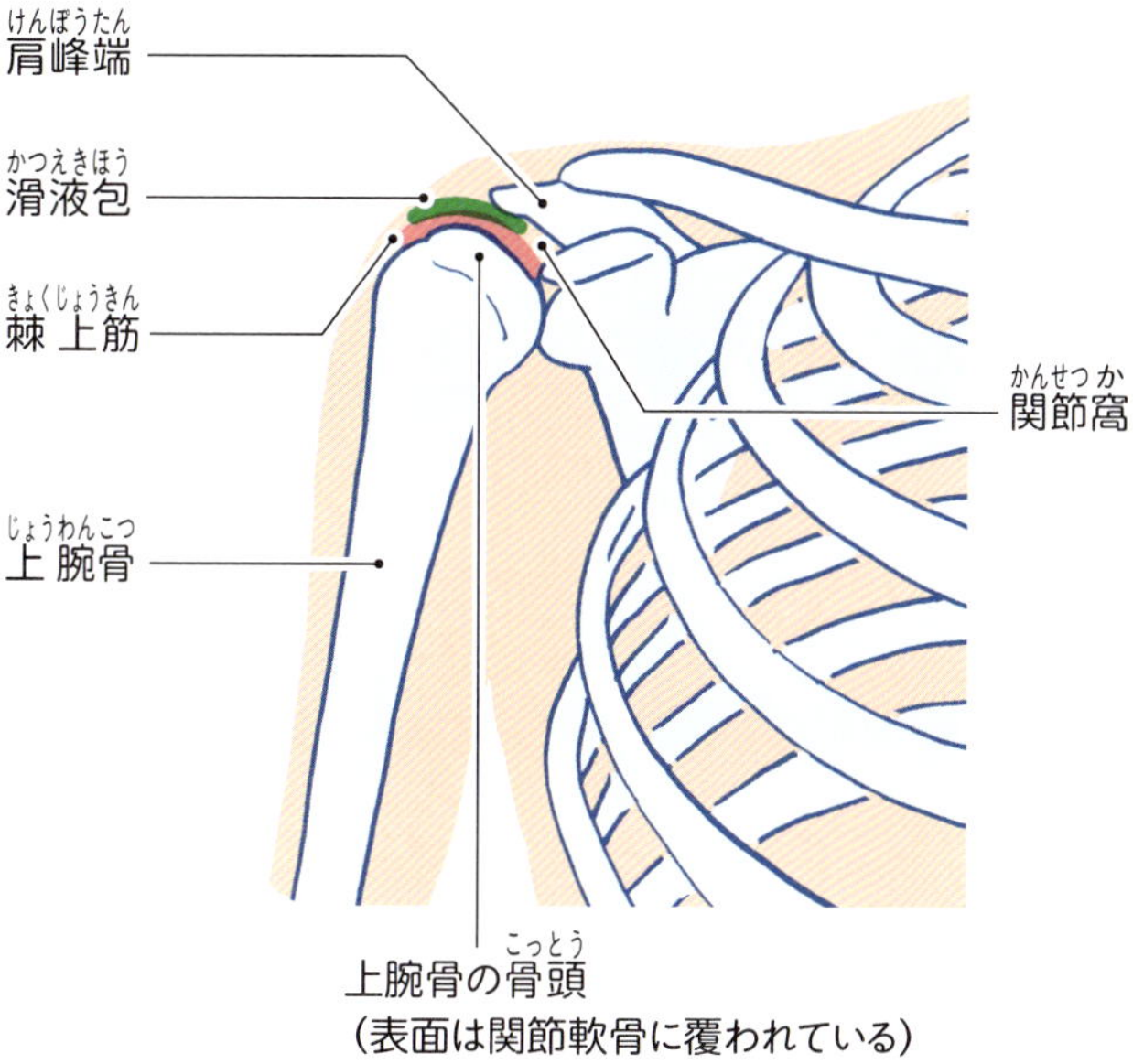

四十肩とは？

加齢によって肩峰端と棘上筋の間にある滑液包が石灰化すると、クッションの役割を十分に果たせなくなります。そうなると肩関節がスムーズに動かしにくくなり、動かすたびに痛みが生じるようになります。この状態を四十肩といい、痛みを避けようとして肩を動かさなくなるため、次第に肩関節が固まって可動域はさらに狭くなっていきます。

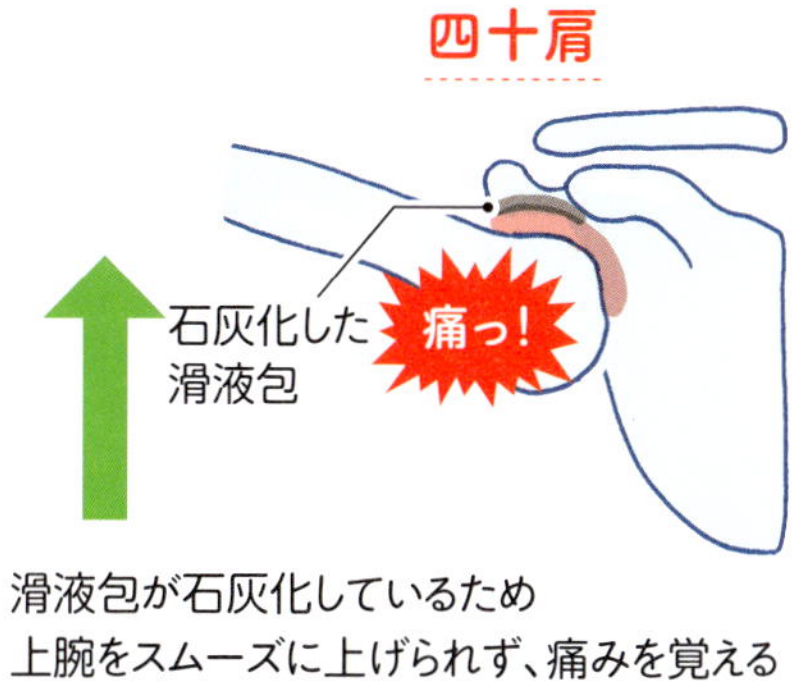

滑液包が石灰化しているため
上腕をスムーズに上げられず、痛みを覚える

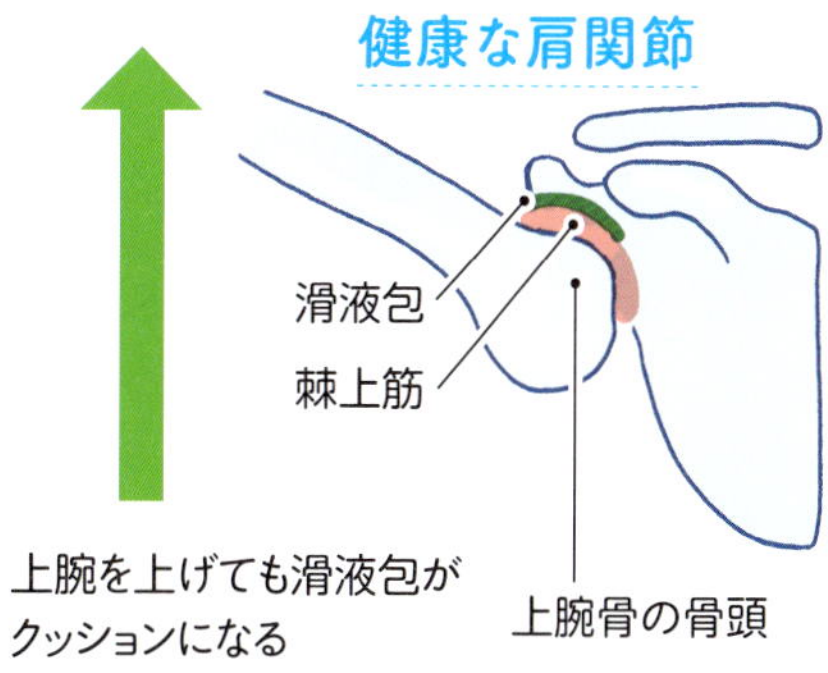

上腕を上げても滑液包が
クッションになる

四十肩を予防・改善するためには、肩関節の可動域を広げるように「とにかく動かす」ことが大切です。

おすすめのトレーニング　76〜79ページ

手作り医療グッズ

身近な物で手軽にできる！
日用品を筋トレ&ストレッチグッズに

ボール

100円ショップなどで販売されている塩化ビニル製のボールや安価なビーチボールで、ふくらませたときに直径35㎝程度になるものが使いやすいです。ふくらませるときは、空気でパンパンにせず、手で持っただけで凹むくらいの8割程度の空気量にしてください。

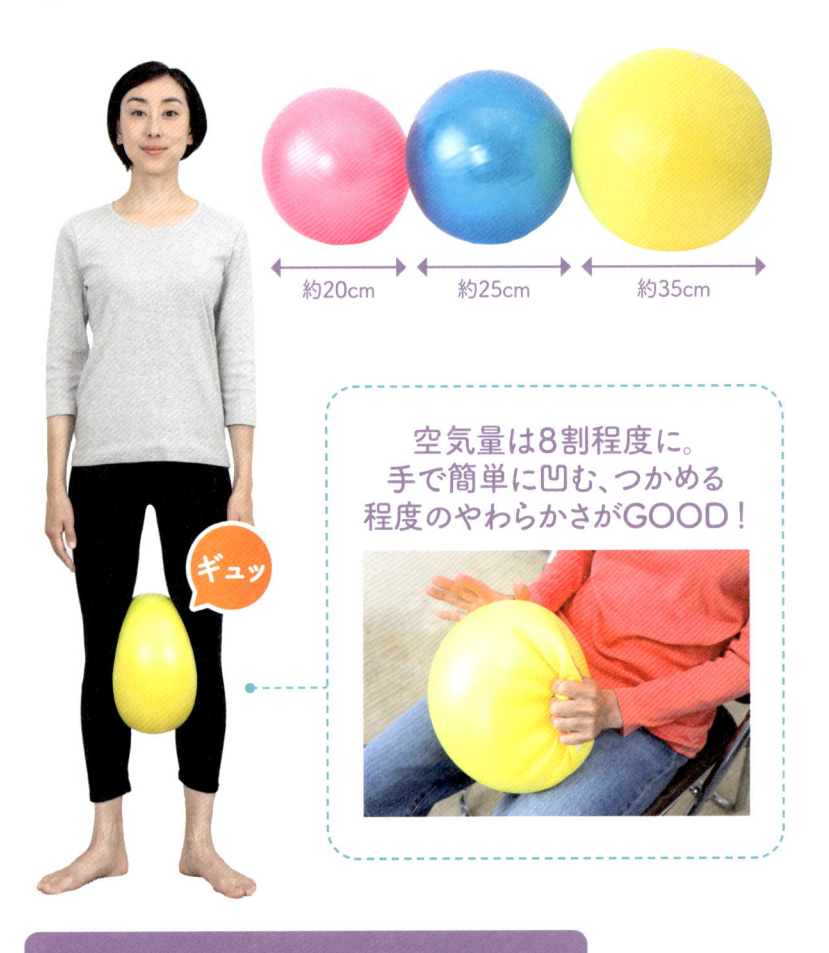

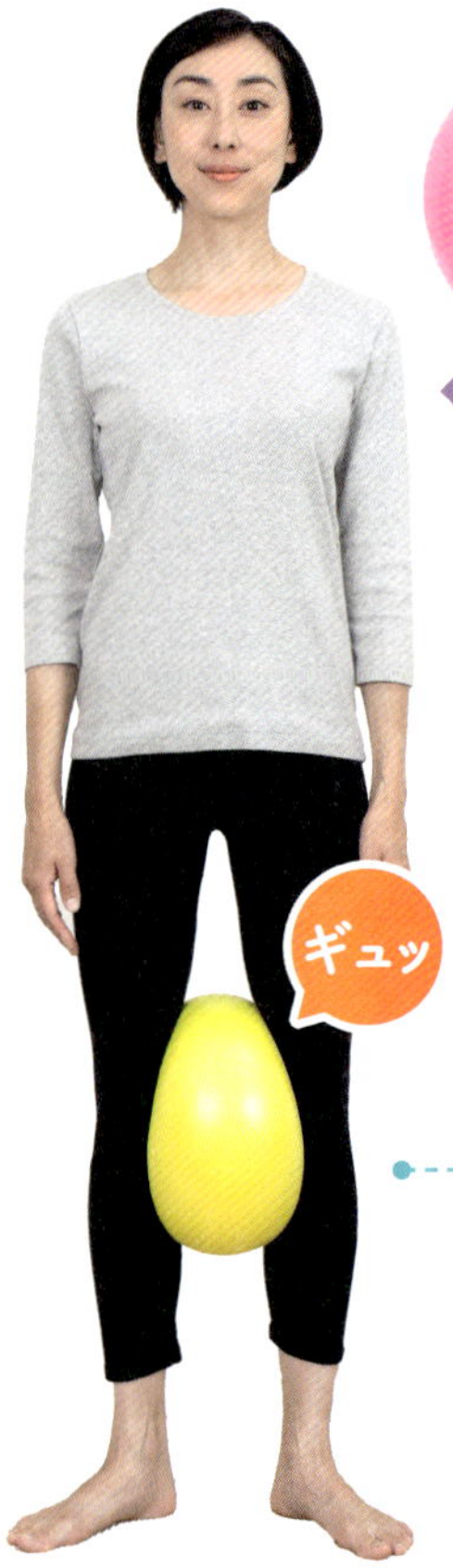

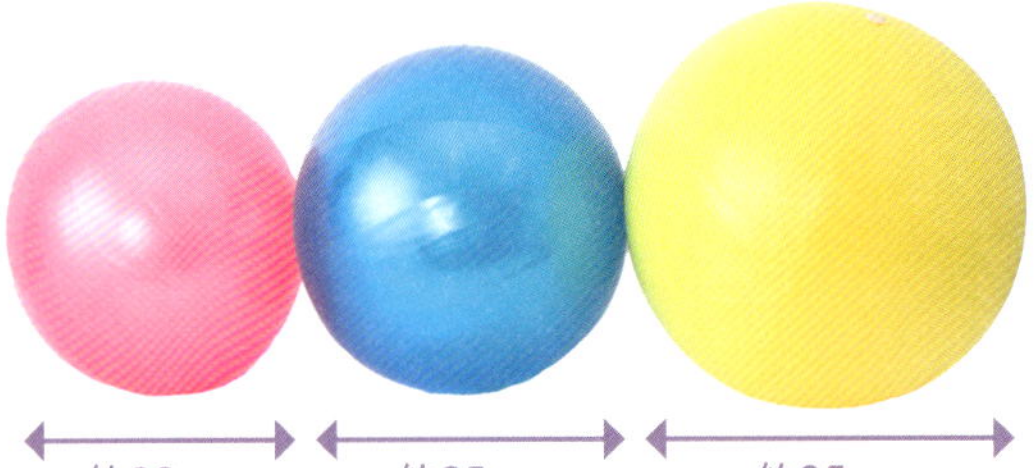

空気量は8割程度に。
手で簡単に凹む、つかめる
程度のやわらかさがGOOD！

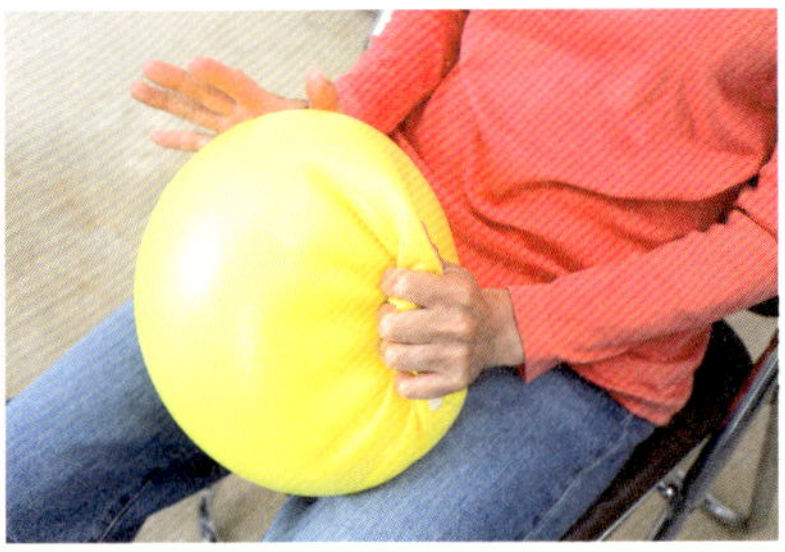

筋肉を鍛えるために高価な設備は、必要ありません。久野接骨院で使用している器具の多くは、私が手作りしたものです。日用品や身近にあるもの、安価に購入できるものを上手に利用しましょう。

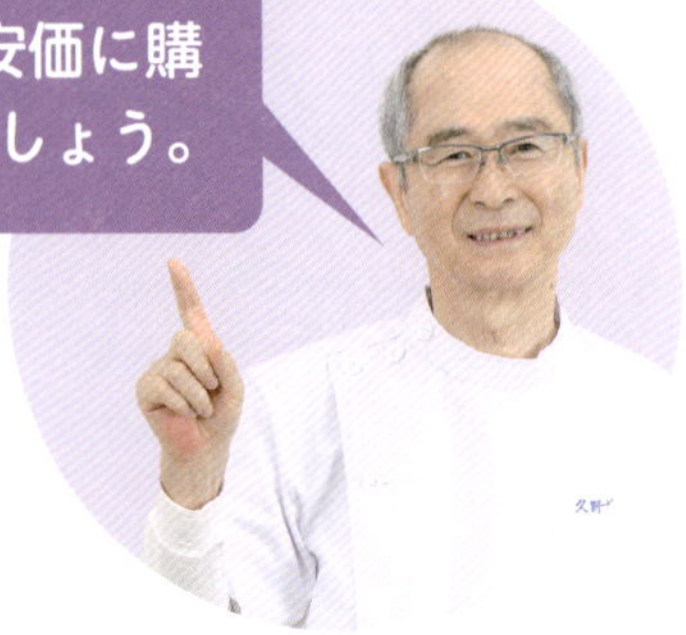

オモリ

筋力トレーニングでは、筋肉に負荷をかけることが重要であるため、オモリ（ウエイト）を使用する機会が多くあります。久野接骨院では、小石などを袋に詰めたものを使用していますが、米や塩、小麦粉などの日用品で代用可能です。また、水を入れた500mlのペットボトルもダンベルとして活用できます。

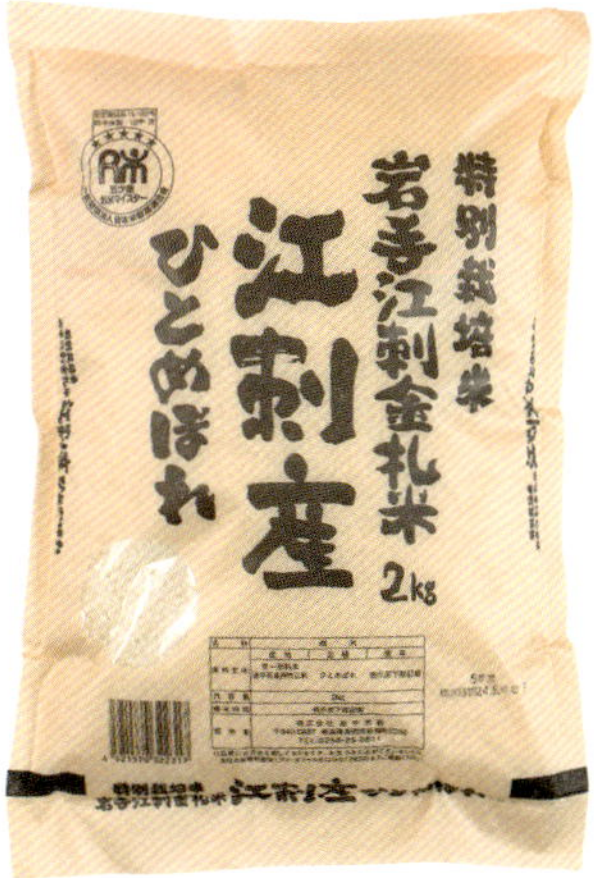

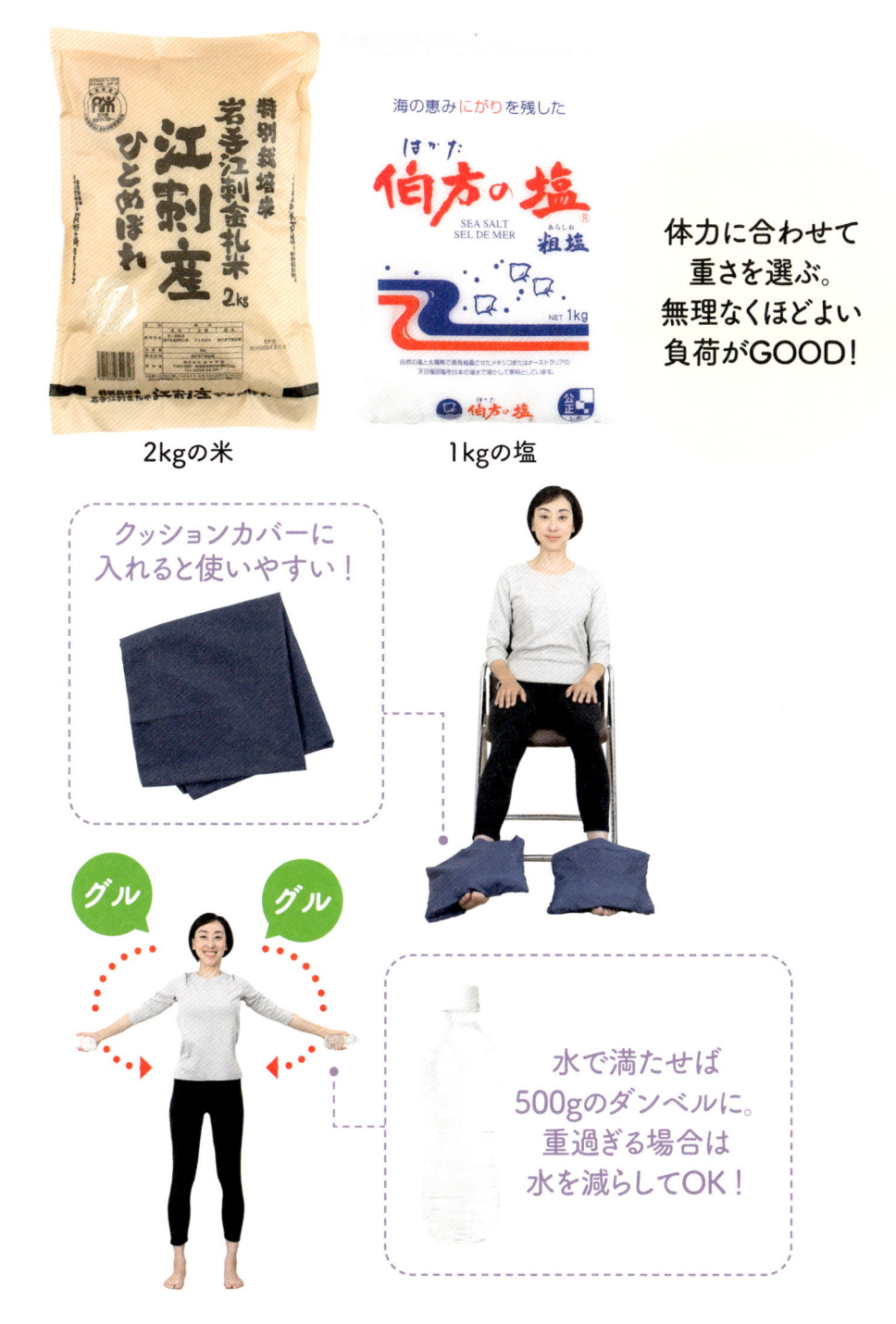

2kgの米

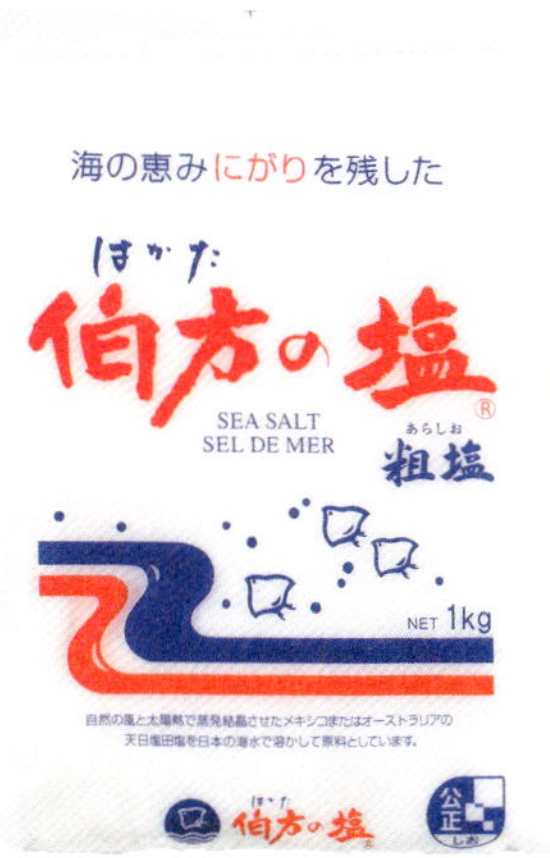

1kgの塩

体力に合わせて
重さを選ぶ。
無理なくほどよい
負荷がGOOD！

クッションカバーに
入れると使いやすい！

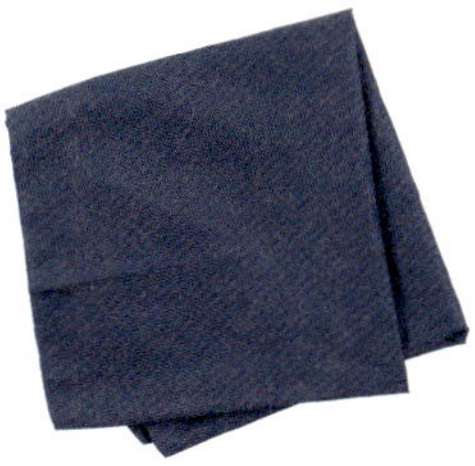

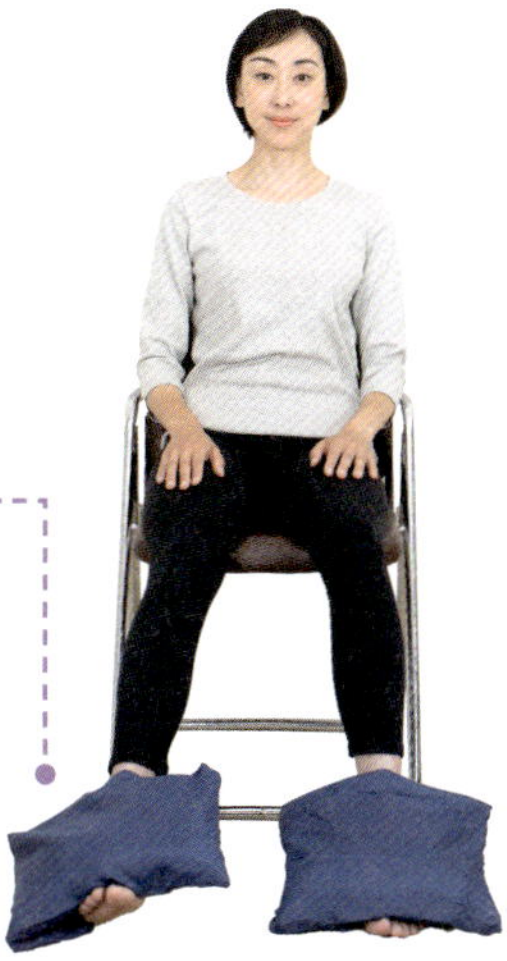

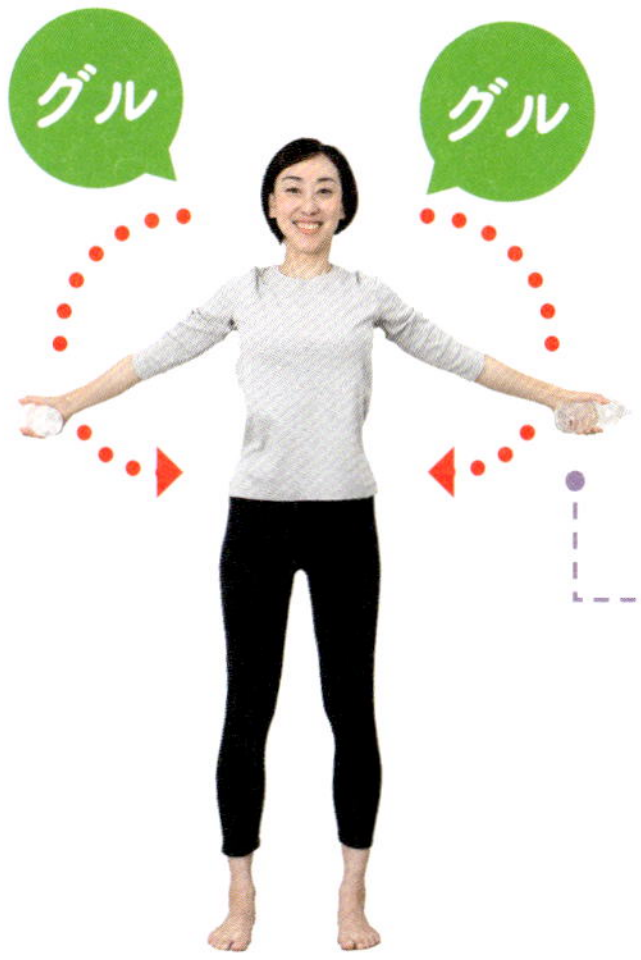

水で満たせば
500gのダンベルに。
重過ぎる場合は
水を減らしてOK！

「ゆっくりバタ足」運動用のオモリの包み方

きんさんも実践していた「ゆっくりバタ足」運動（44～45ページ参照）用のオモリの包み方を説明します。小麦粉（1kg入り）をバンダナでくるんで、ふくらはぎにあてて縛るだけでOKです。装着する高さに注意しましょう。

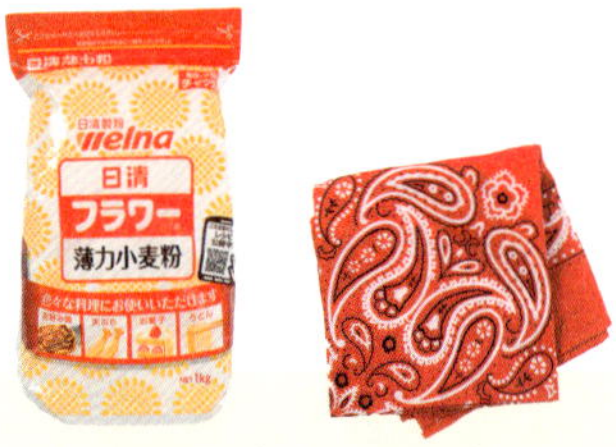

小麦粉（1kg入り）と
バンダナ（50cm四方のもの）を
用意しよう！

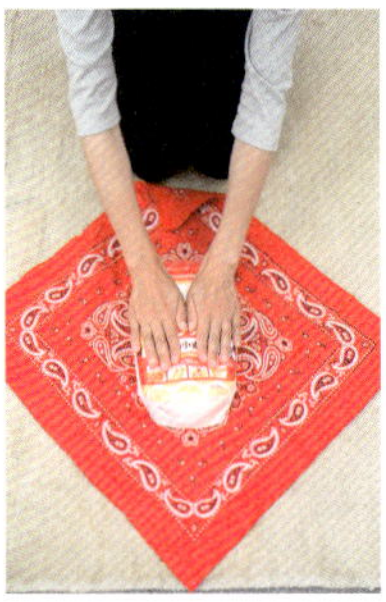

1 小麦粉を中央に置き、均等の厚さにならす

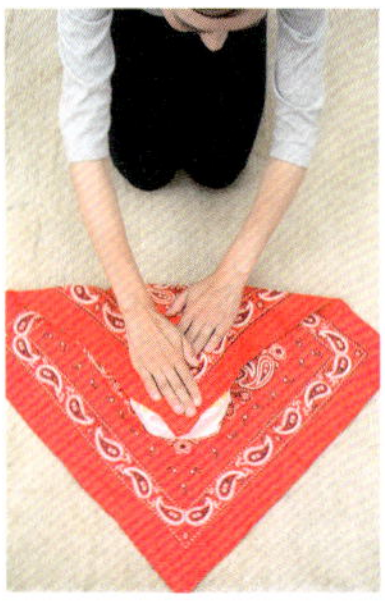

2 写真のように手前から対角に折る

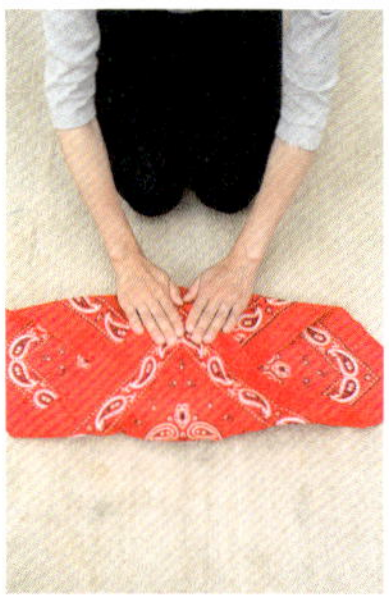

3 反対側は手前に折り、小麦粉を包む

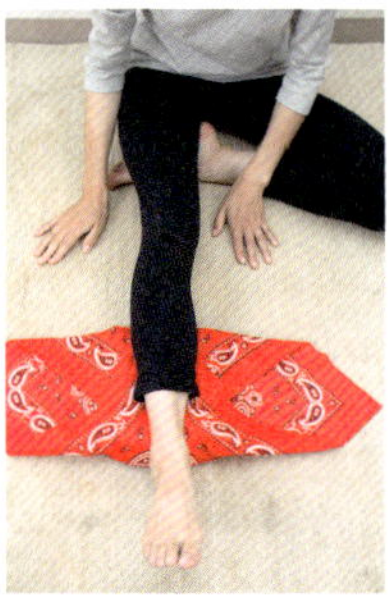

4 足をのせる

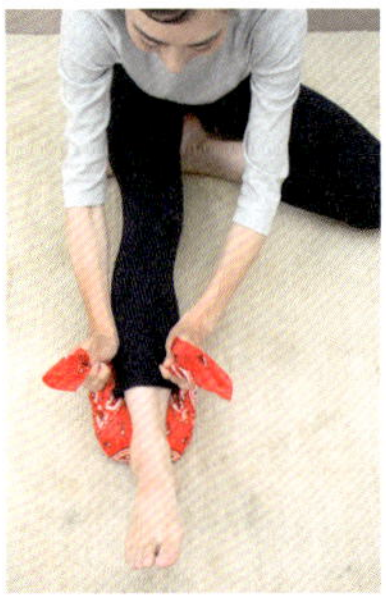

5 両端を絞るようにつかんで……

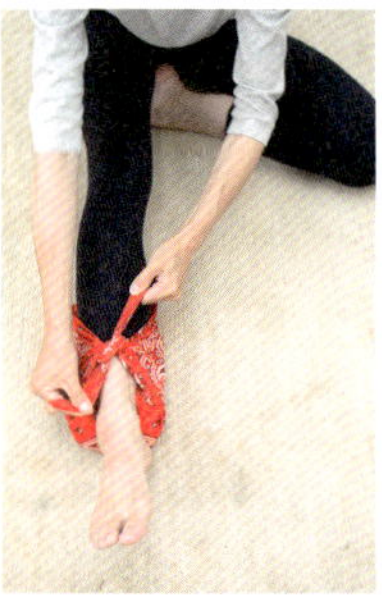

6 オモリを足に密着させて、しっかり結ぶ

アンクルウエイトもおすすめ

スポーツ用品売り場やインターネット通販などで購入できるアンクルウエイトも手軽で便利です。

足首に巻くだけでOK！

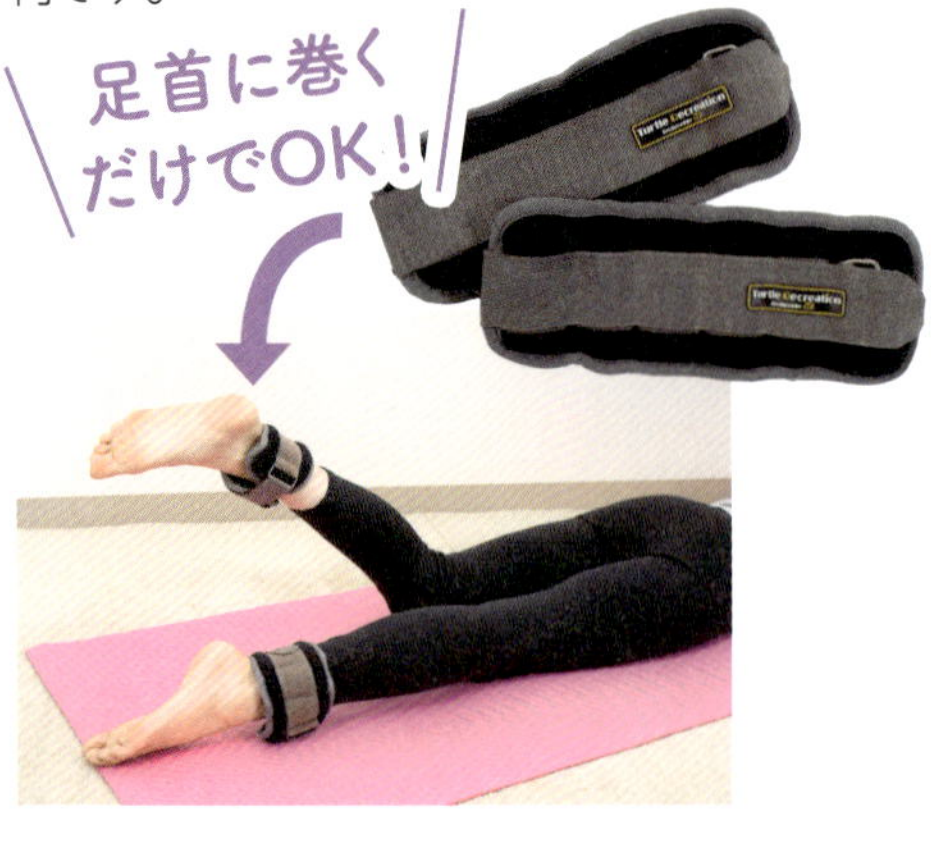

完成！ 両足ともに、
写真のように
くるぶしにかかるくらいの
高さに装着する

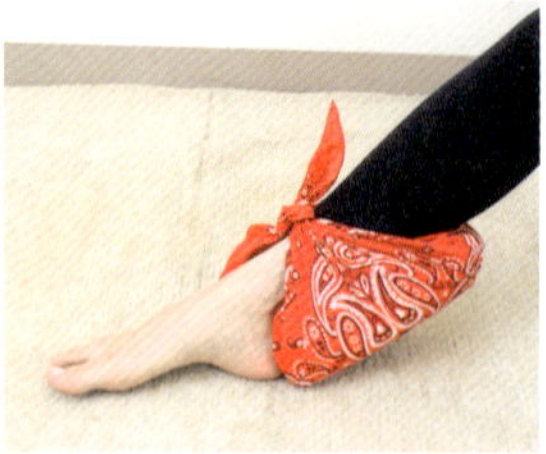

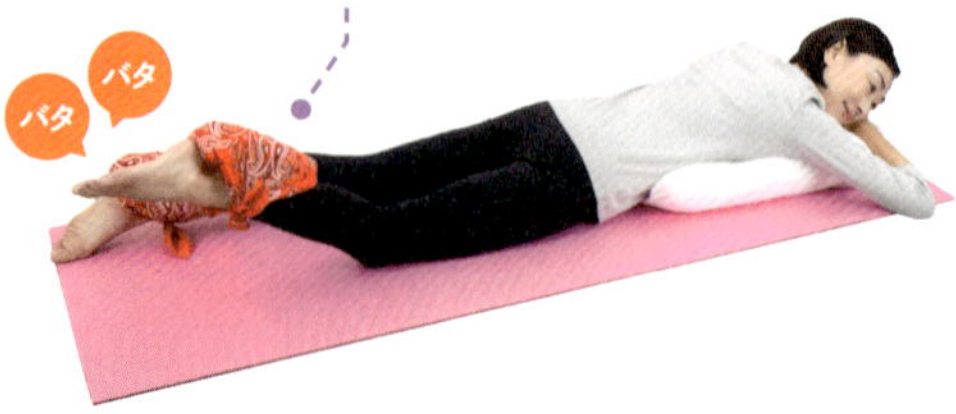

第1章

足の筋肉を鍛える
筋トレ＆ストレッチ

足の筋肉がしっかりつけば、全身の血液循環がよくなります。
つまり、足の筋肉を鍛えることで、体全体が健康になるのです。

この章で鍛える主な筋肉

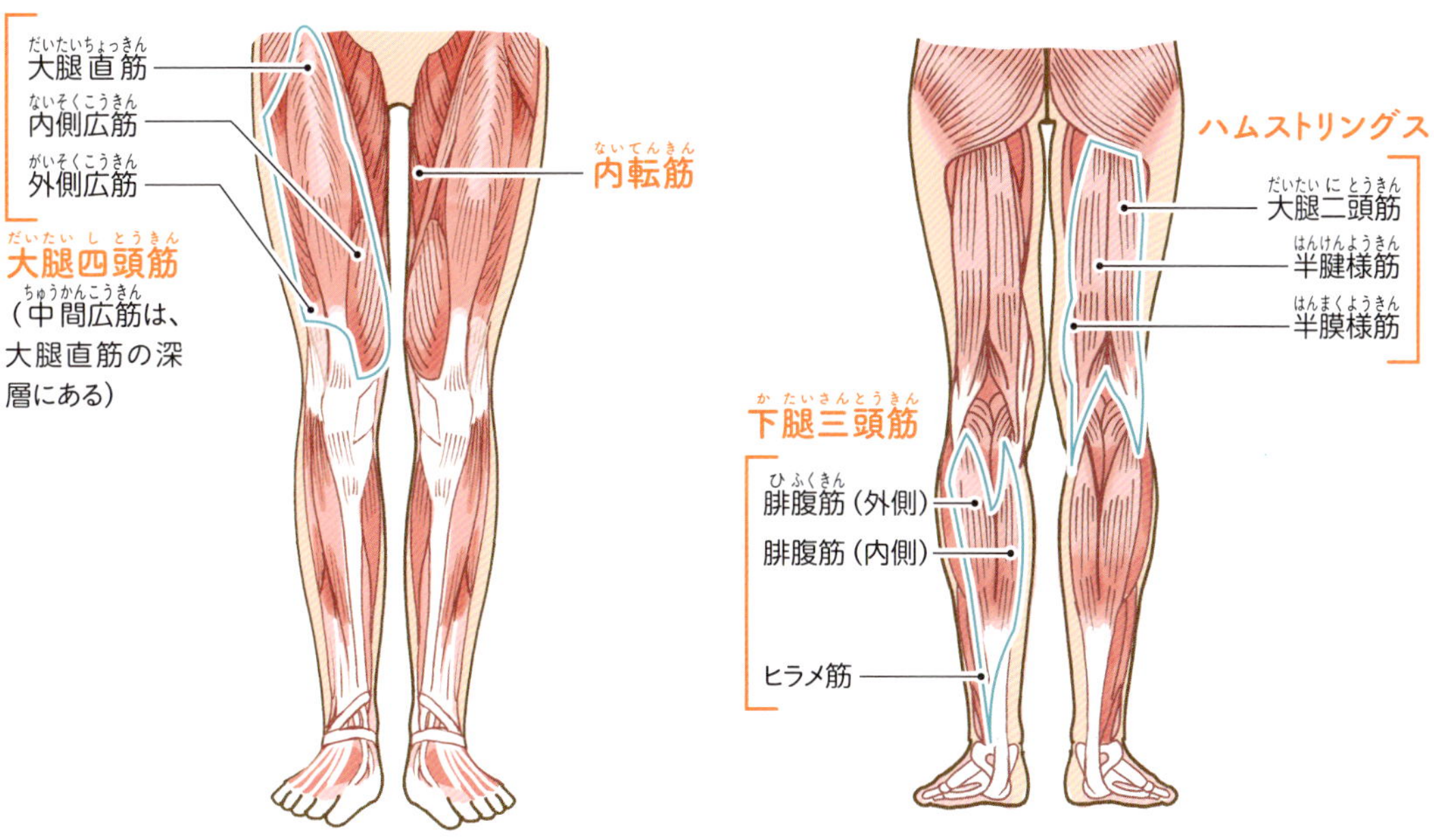

トレーニング①

歩き続けるための「強い足」をつくる

ボールを使って「はさんで立つ」運動

体は力まずにリラックス！

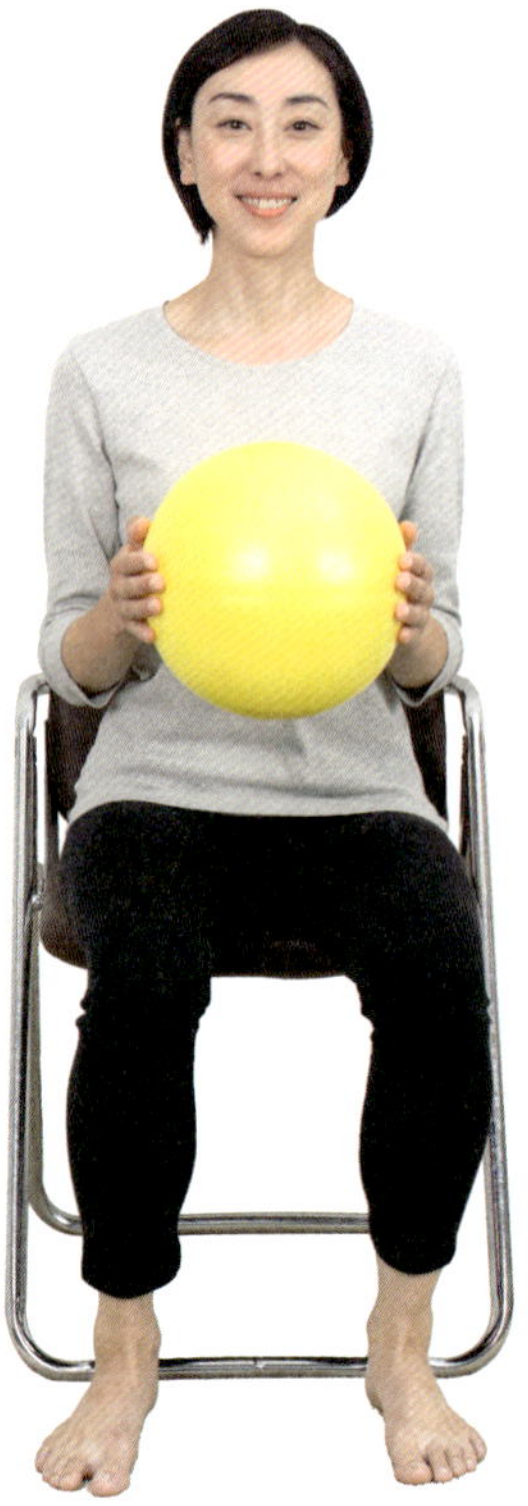

1 イスに座って、足は肩幅に開く

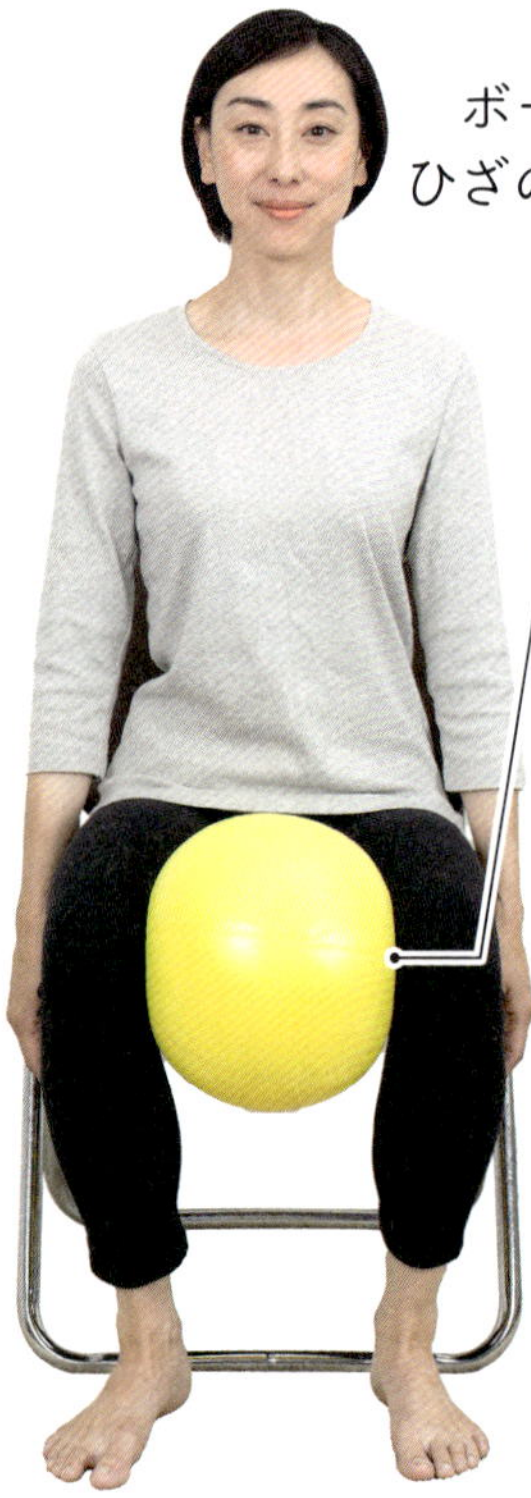

ボールはひざの中心に

2 軽く胸を張って背筋を伸ばし、ボールをひざの間にはさむ

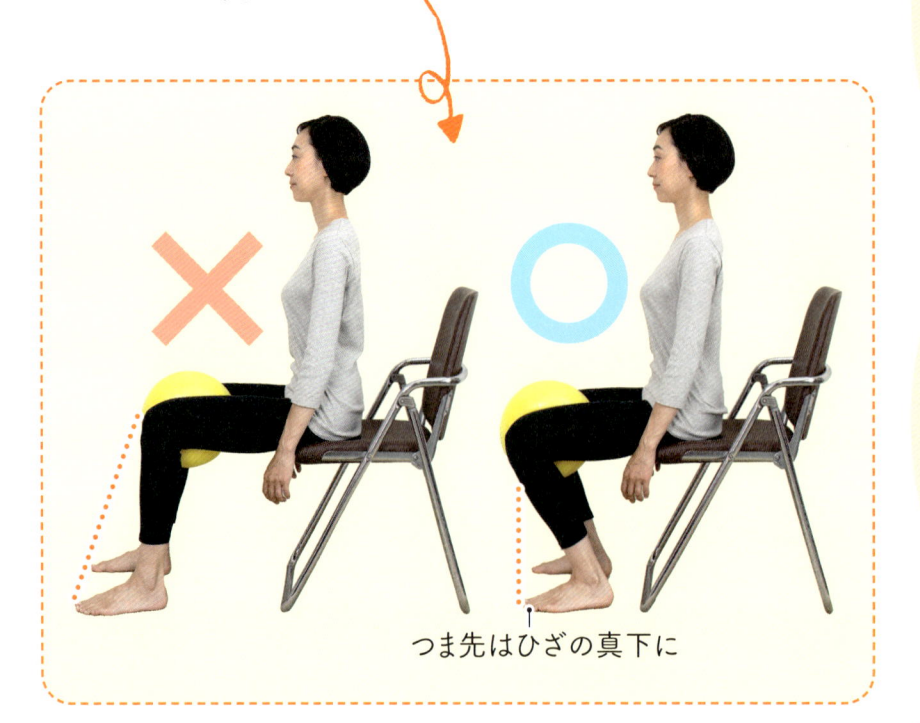

つま先はひざの真下に

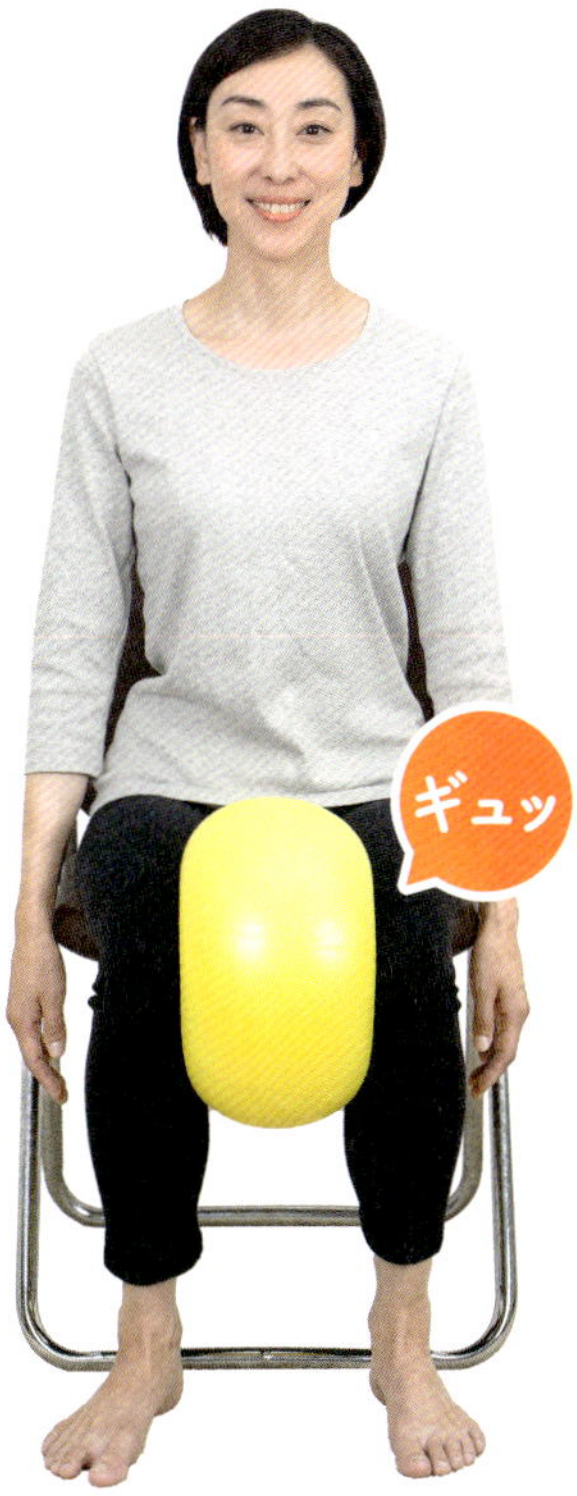

3 ひざを閉じて、ボールを圧迫する

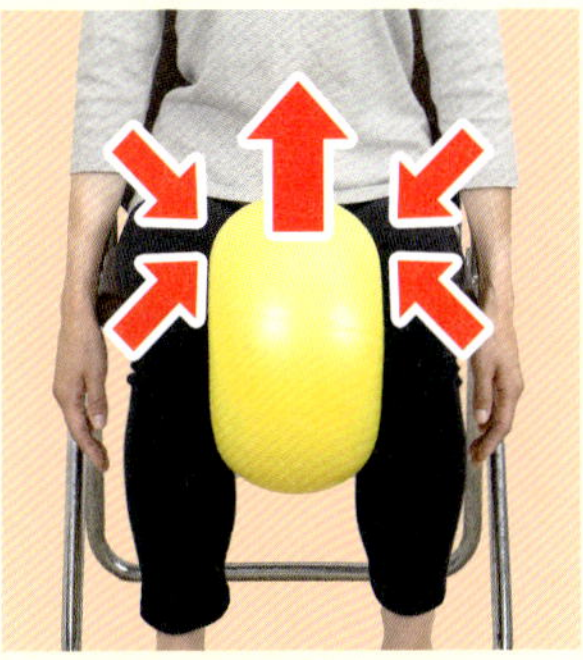

ボールを使うことで左右の**大腿直筋**と**内転筋**が連動して働く

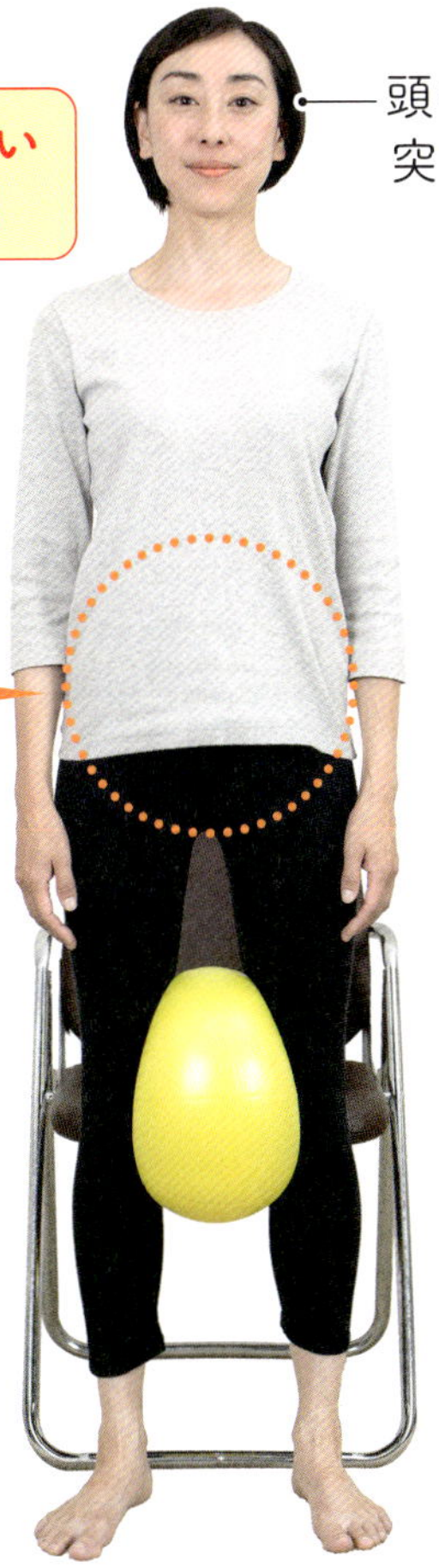
前傾にならないように注意！
頭をまっすぐ上に突きあげるように

4 背筋を伸ばしたまま、ゆっくり立ち上がる。ボールを圧迫したまま、立つ〜座るを20回くり返す

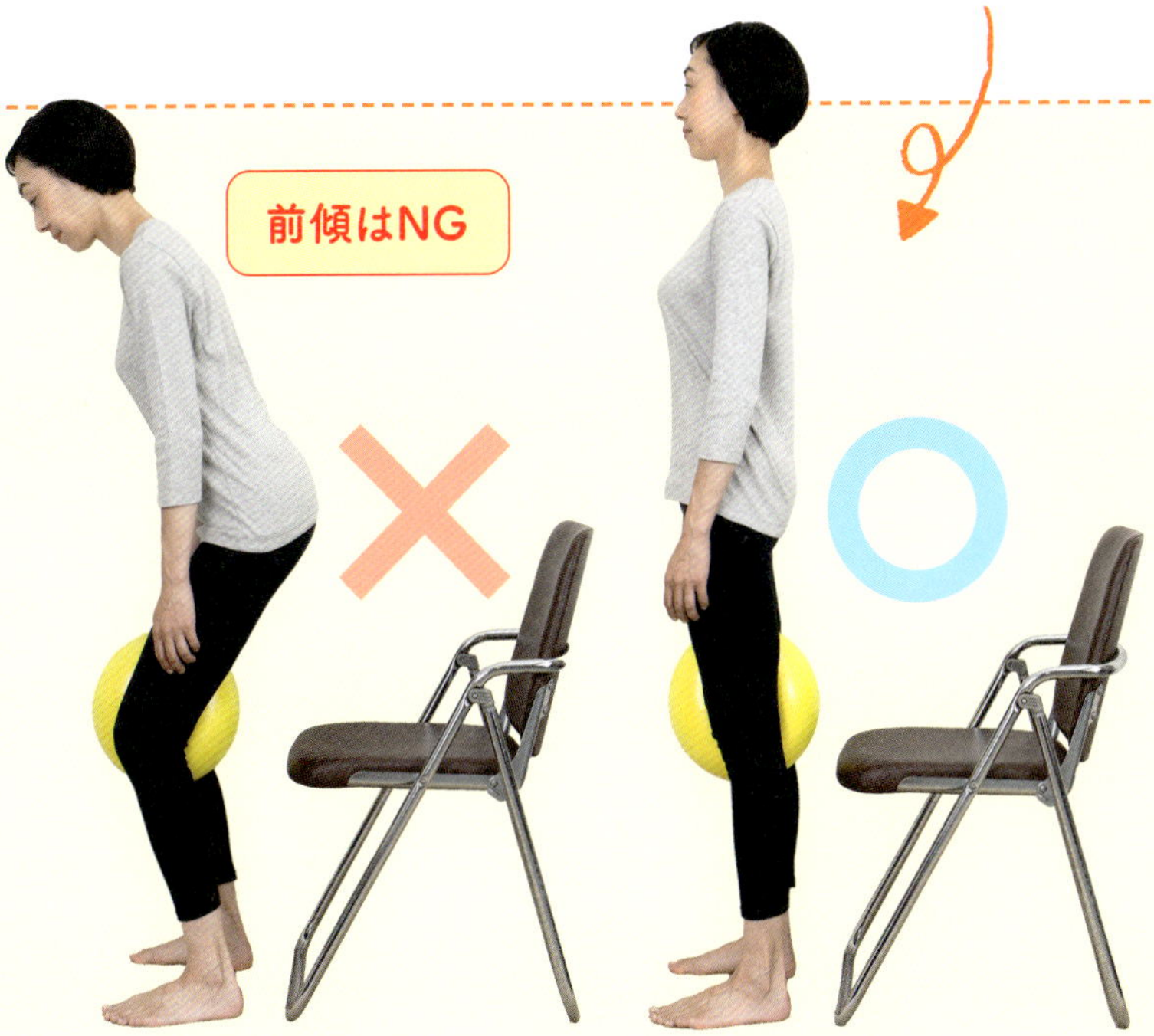

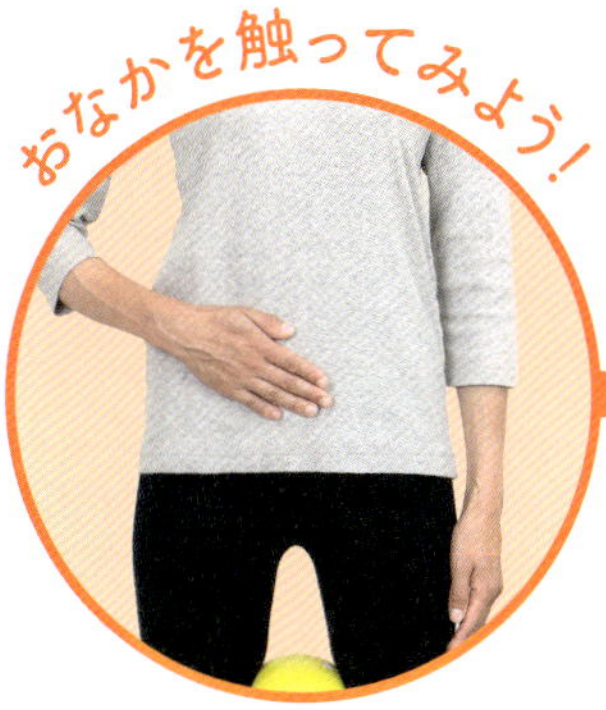

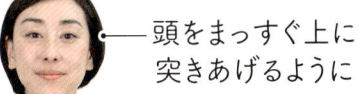

おなかが硬くなっているはず。**腹筋**も鍛えられるので、腰痛の予防・改善にも効果がある

1日3セット おこなう

トレーニング②

ボールを使って「立ったままはさむ」運動

不安・悩みがちな尿漏れを改善！

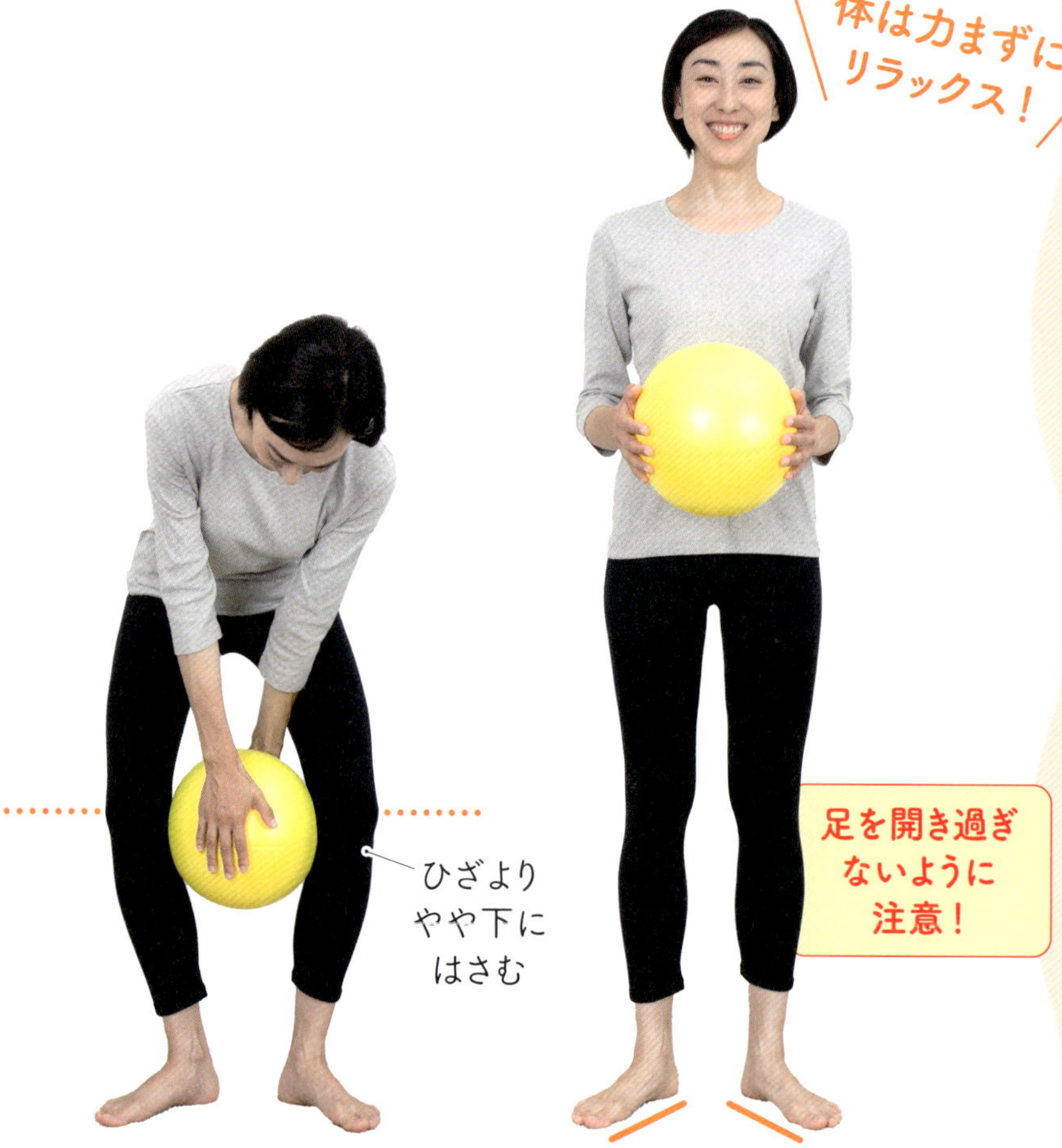
体は力まずに
リラックス！
足を開き過ぎ
ないように
注意！
ひざより
やや下に
はさむ

1 足は肩幅に、
足先は逆ハの字に
なるように立つ

2 ひざより
やや下に
ボールをはさむ

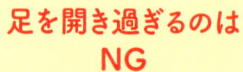

ボールの位置が
高過ぎるのはNG

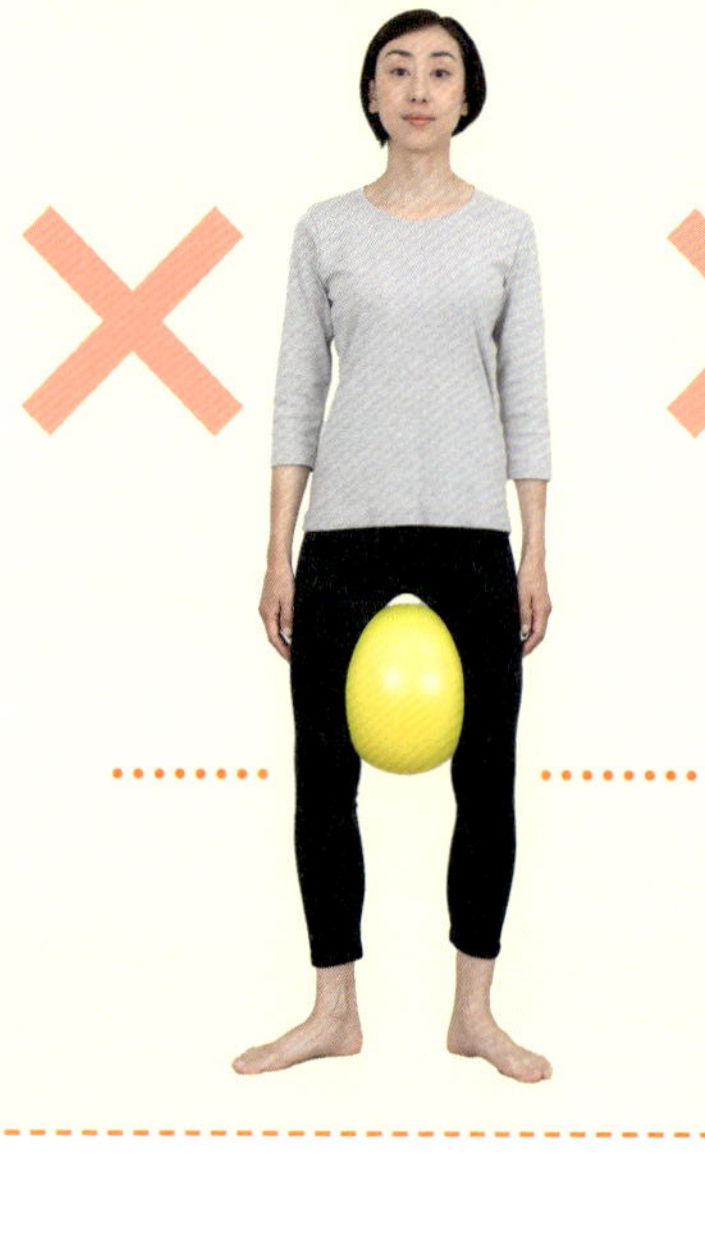

足を開き過ぎるのは
NG

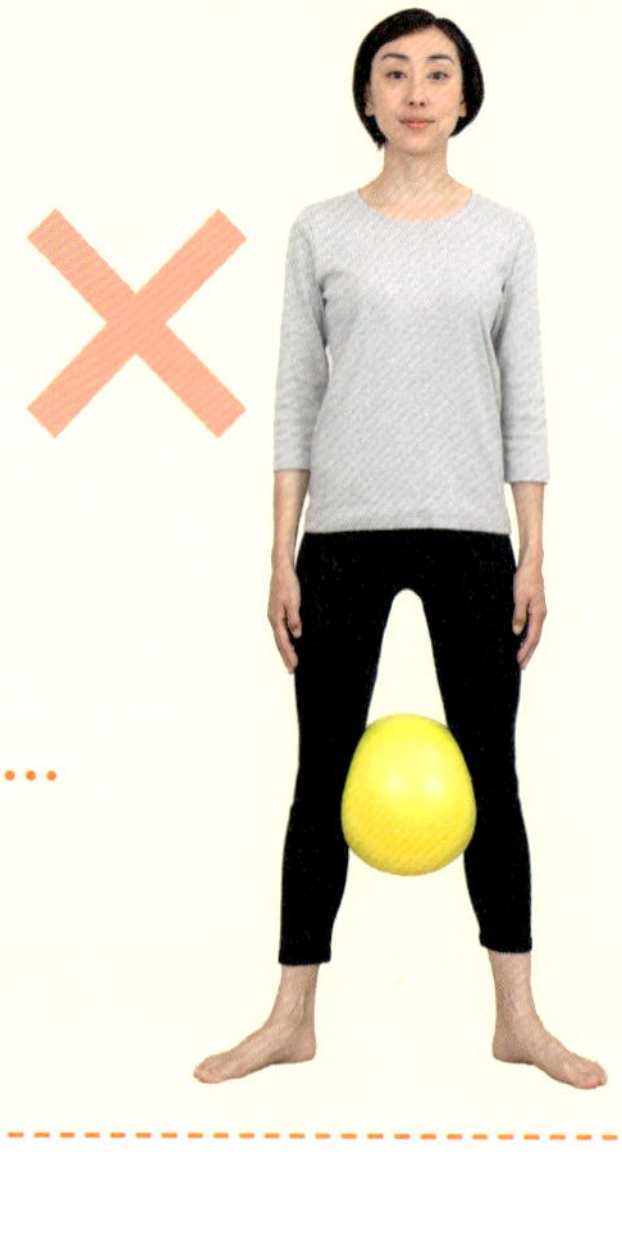

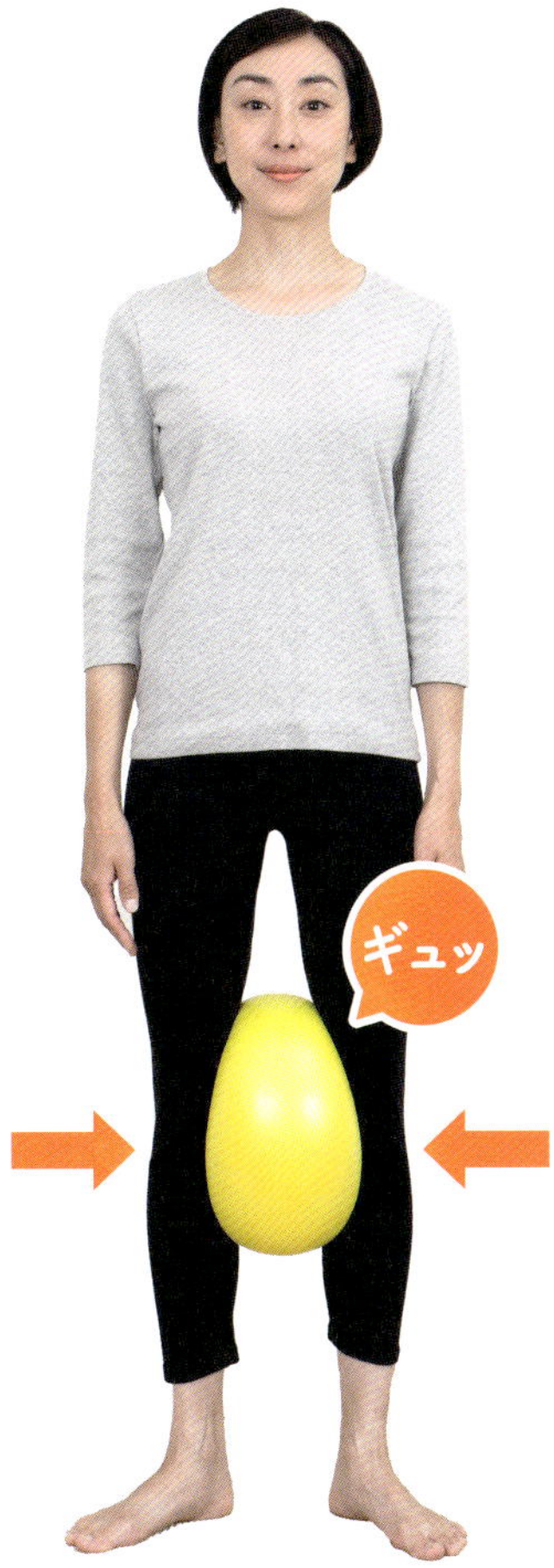

3 足を伸ばして
ボールを圧迫し、
10秒保つ

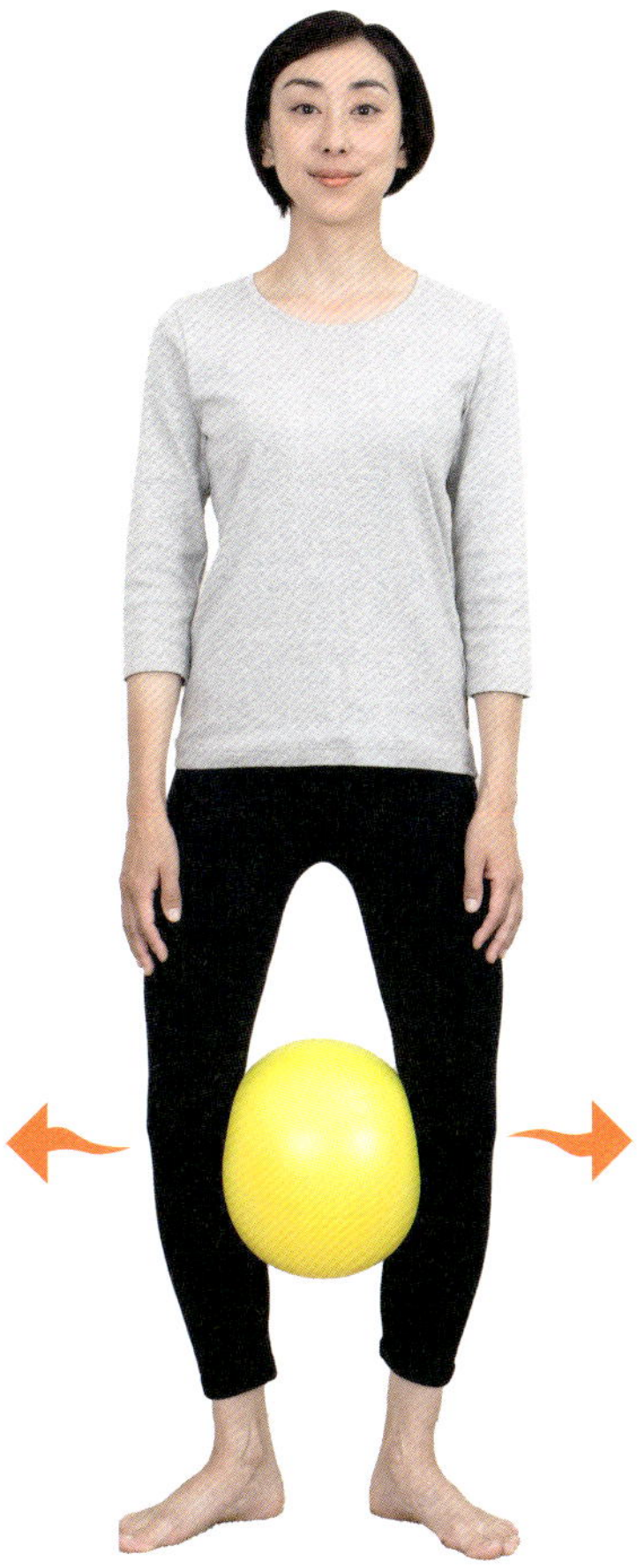

4 10秒保ったら
ゆるめる。
3～4を
20回くり返す

1日2セット
おこなう

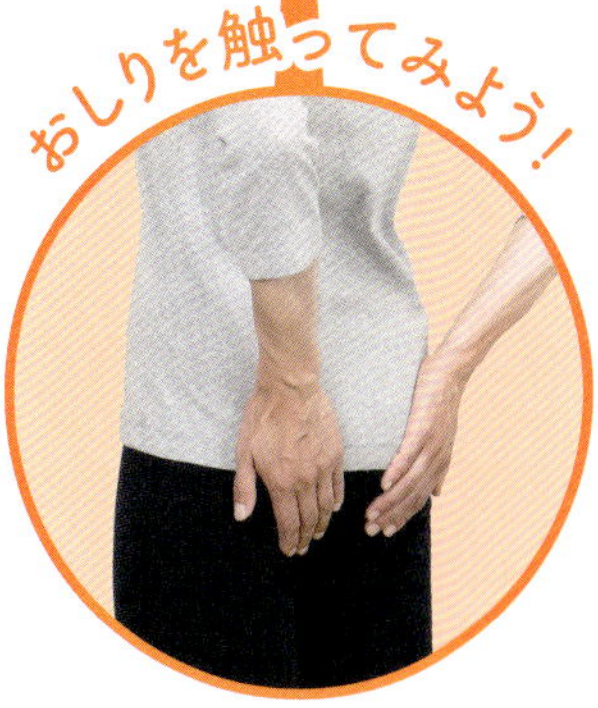

おしりが硬くなっているはず。**大殿筋**も鍛えられていることが確認できる

トレーニング中に鍛えている筋肉を触って、効果を実感することは大切ですよ

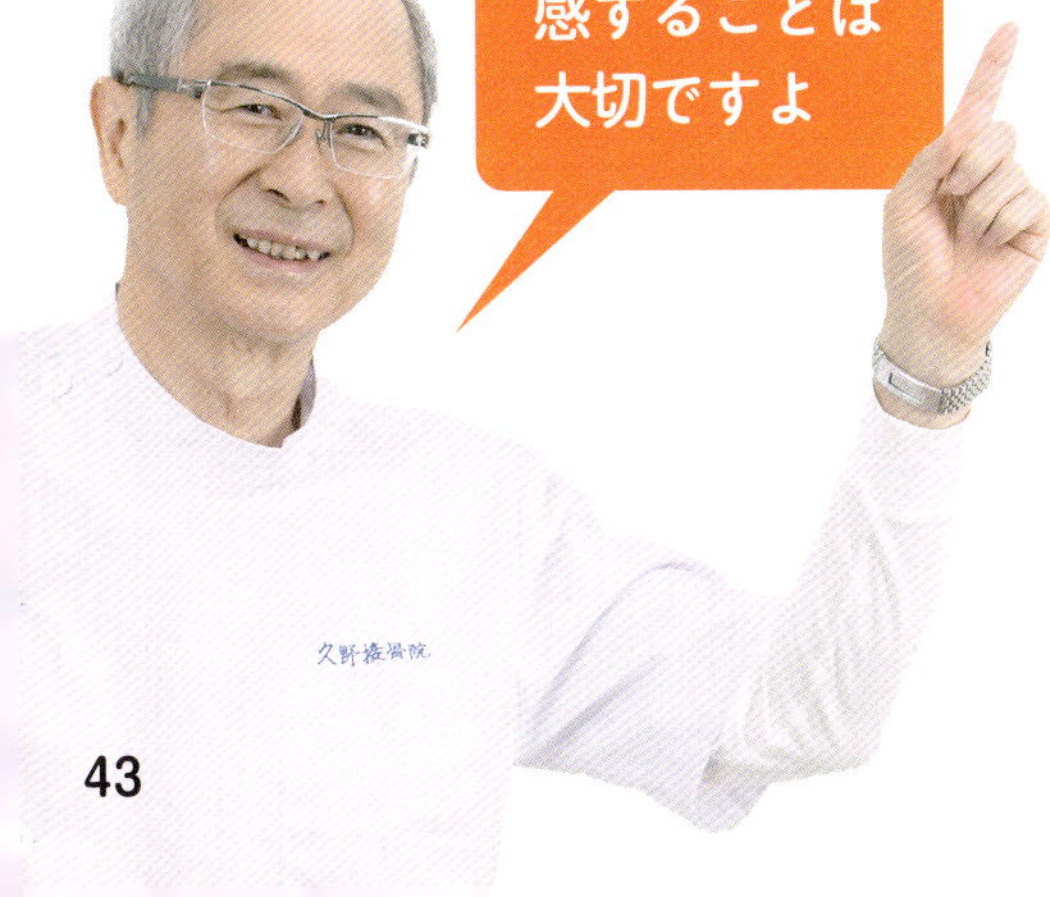

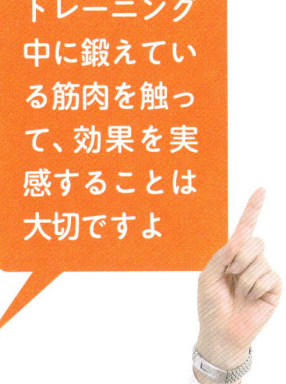

トレーニング③

自分の足で立てるようになる

オモリを使って「ゆっくりバタ足」運動

1 枕に上半身全体をのせて、うつぶせに寝る。両手を重ねて、その上に頭をのせる

※枕の代わりにクッションを使用してもよい

オモリの準備と足への結びつけ方は38ページ参照

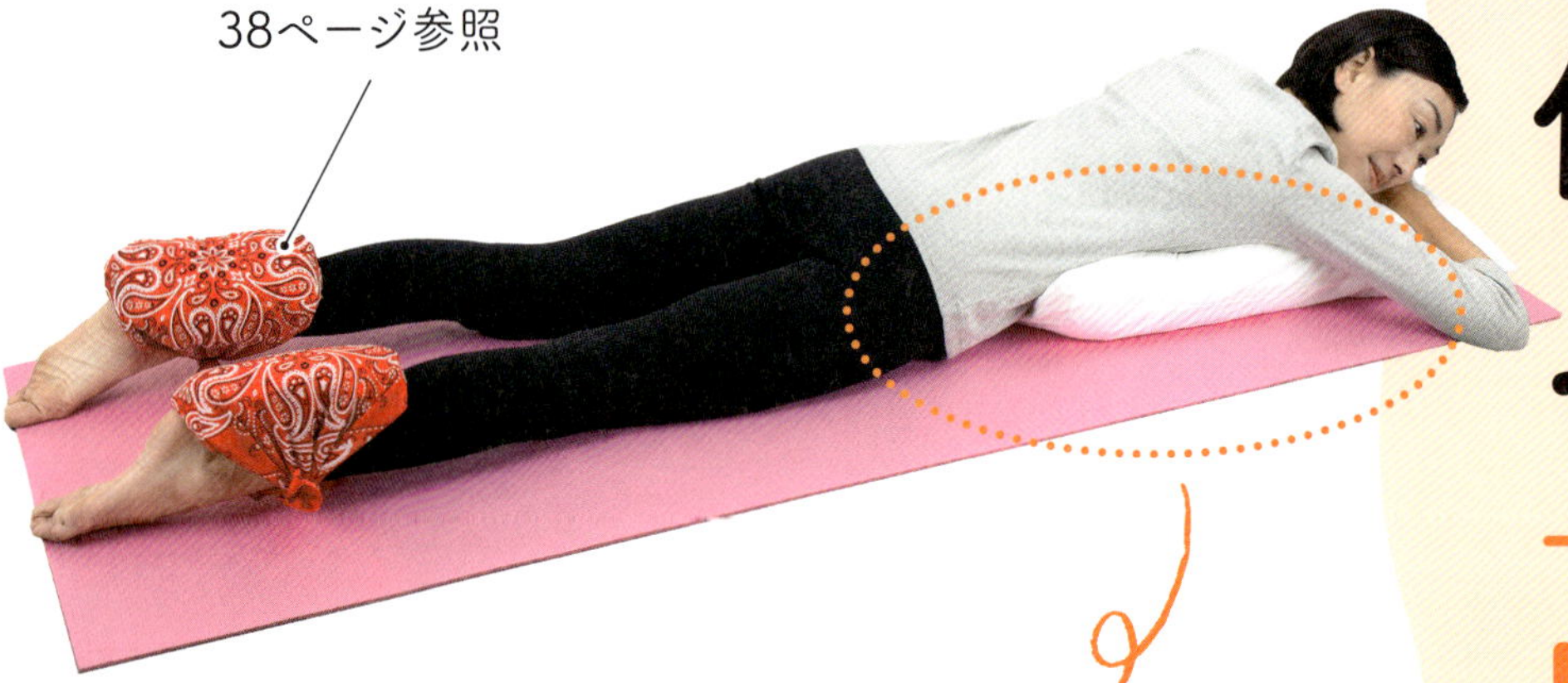

枕やクッションを用意する

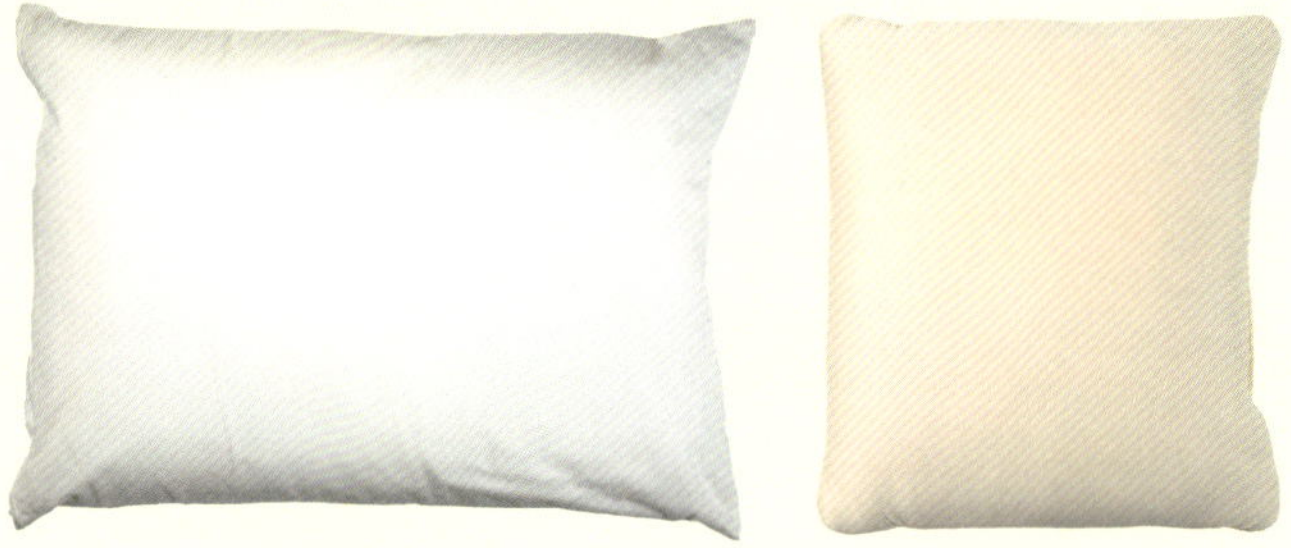

枕やクッションは、ともに高反発のものなど硬めのものがよい

回数は、無理のない範囲で少しずつ増やす

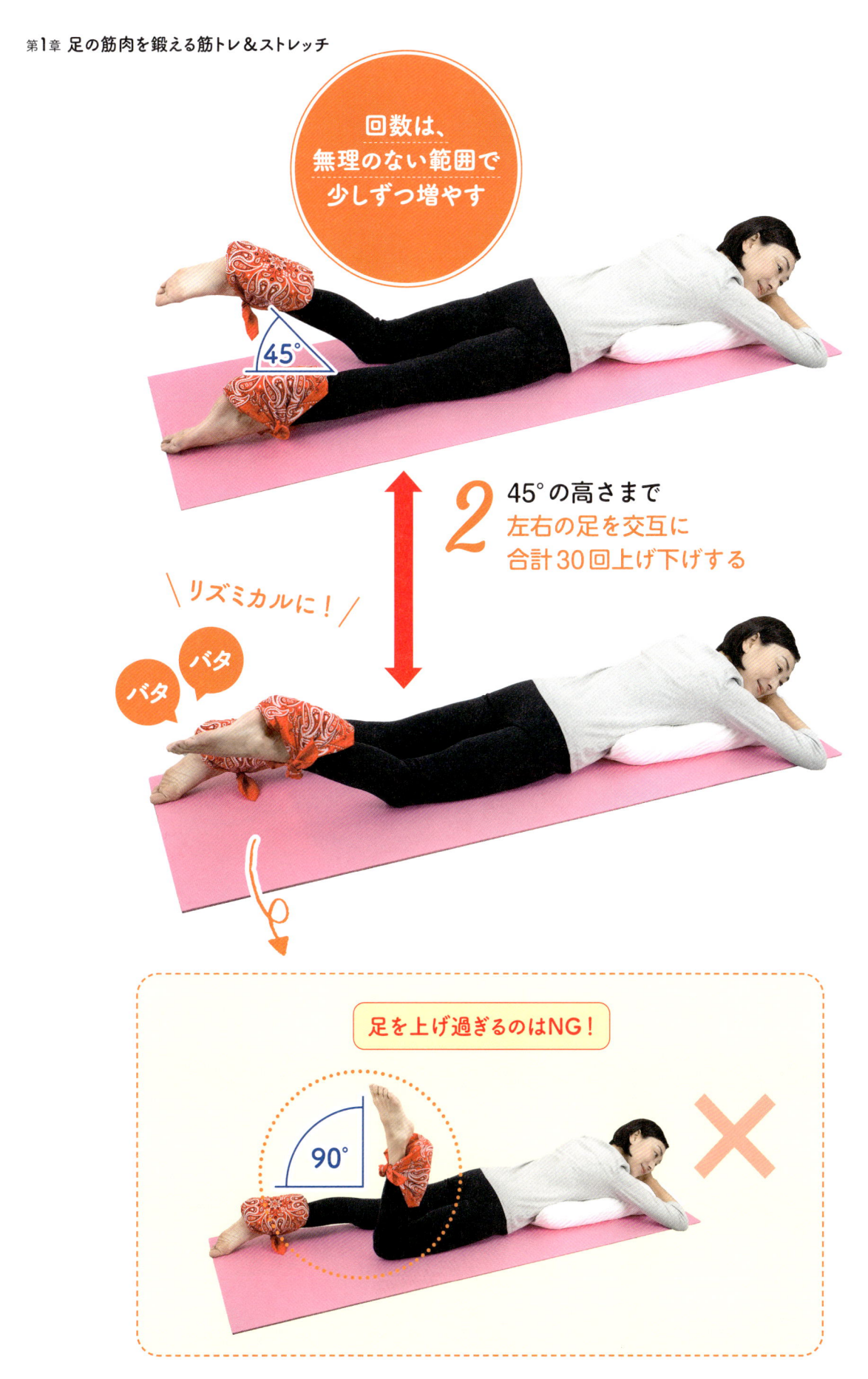

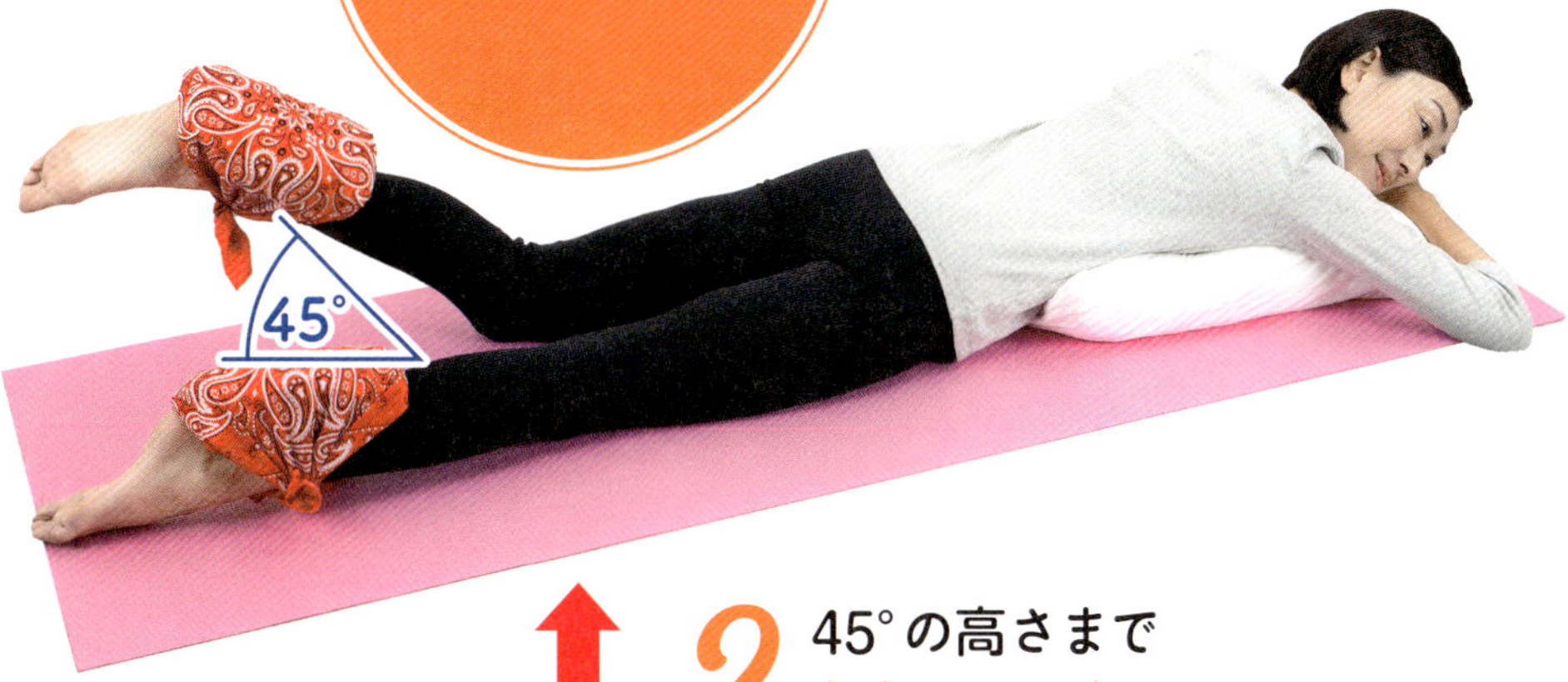

2 45°の高さまで 左右の足を交互に 合計30回上げ下げする

＼リズミカルに！／

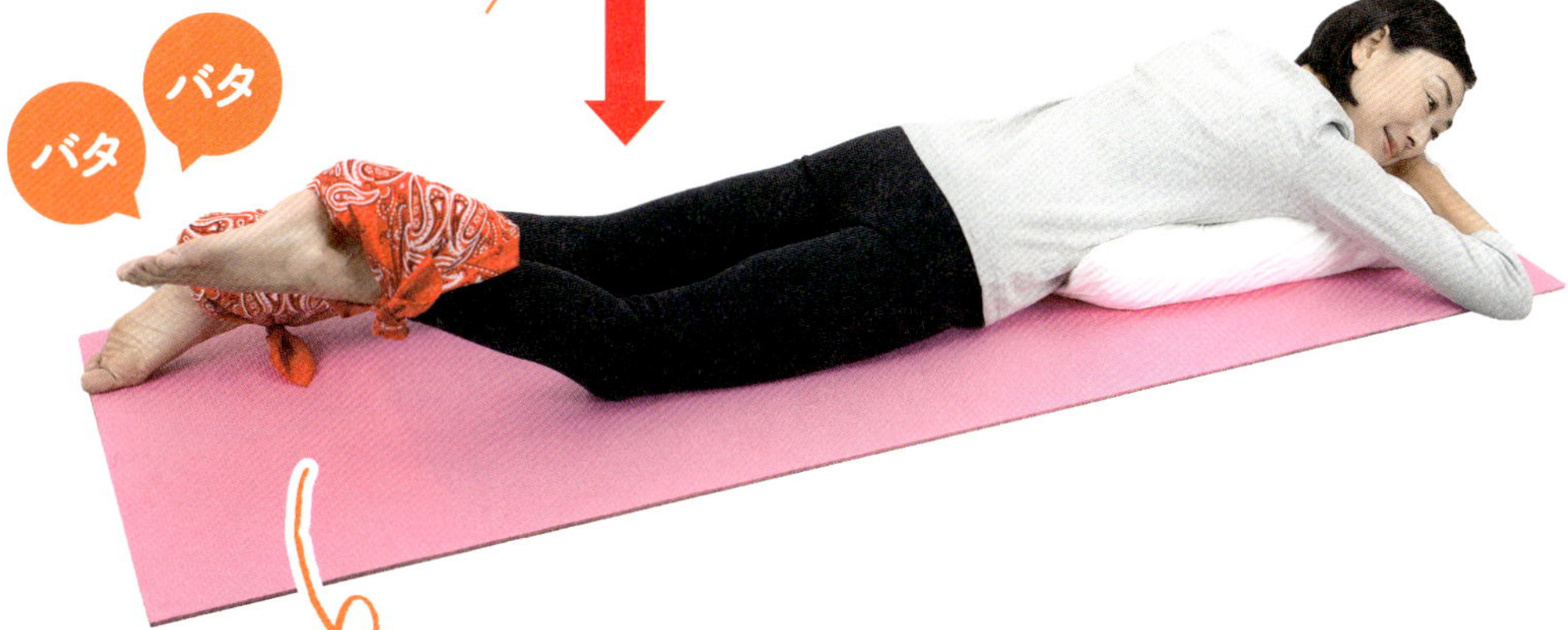

足を上げ過ぎるのはNG！

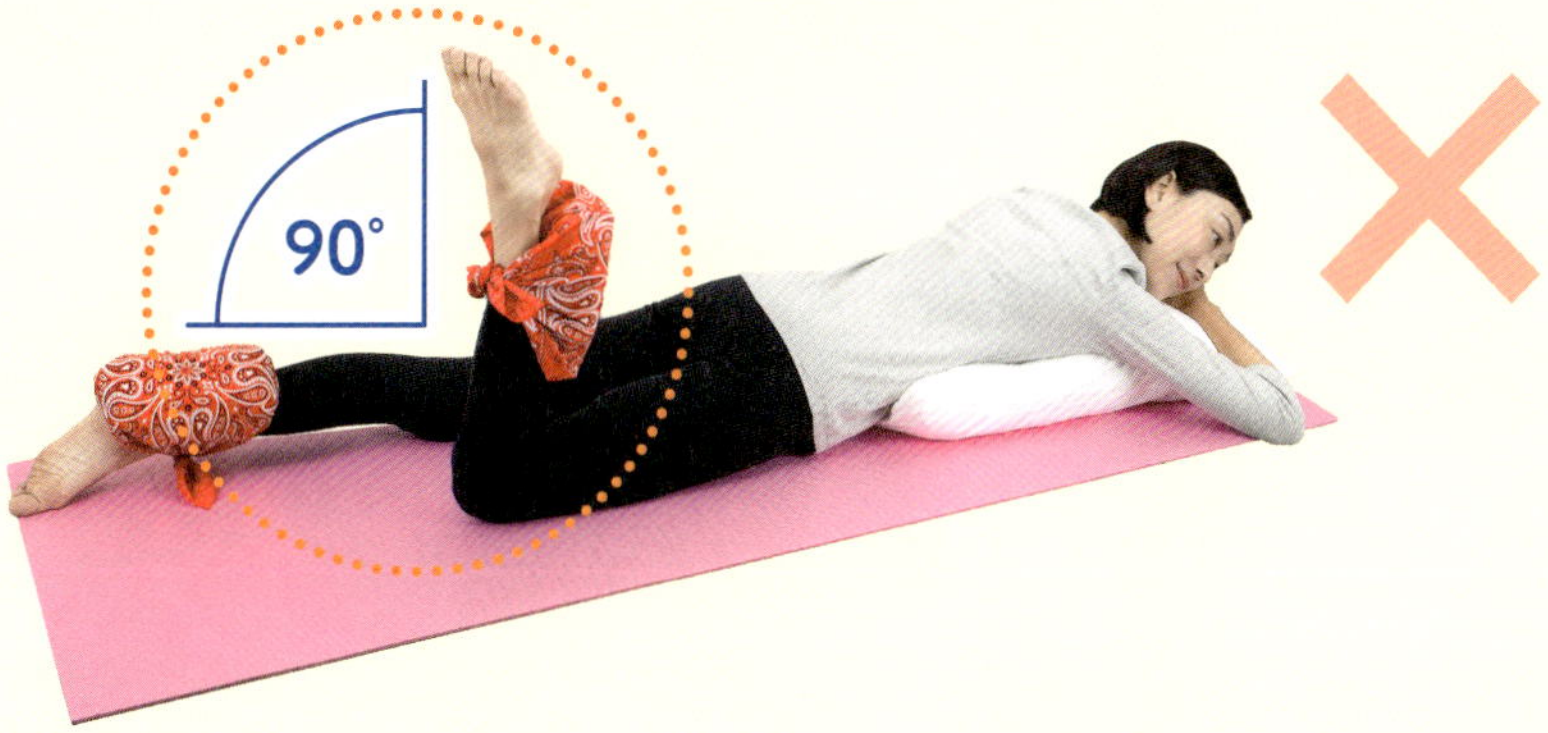

トレーニング④

階段がラクラク上がれるようになる！

オモリを使って「足上げ」運動

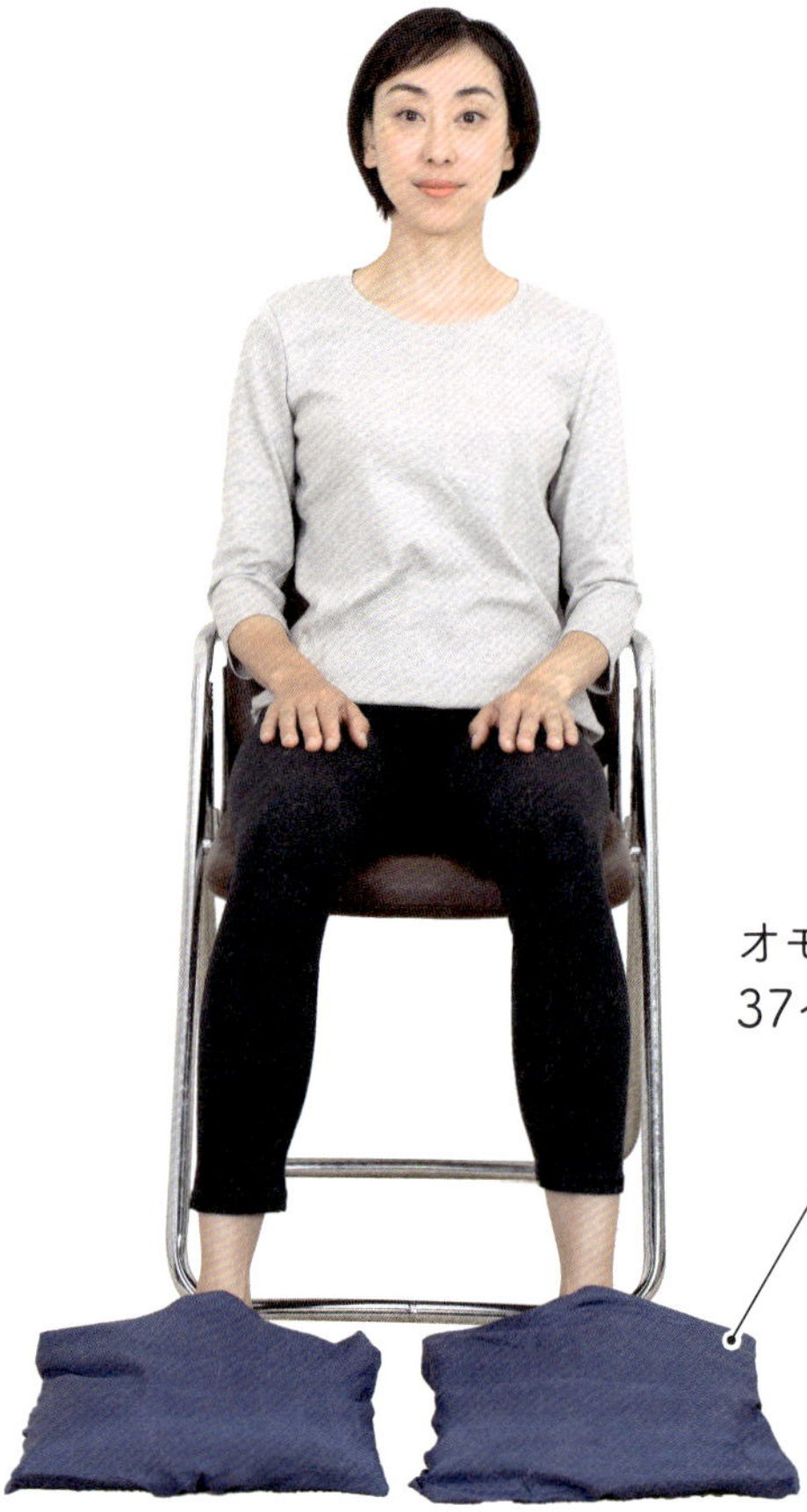

オモリの準備は
37ページ参照

1 深めにイスに座り、
両足の上にオモリを乗せる

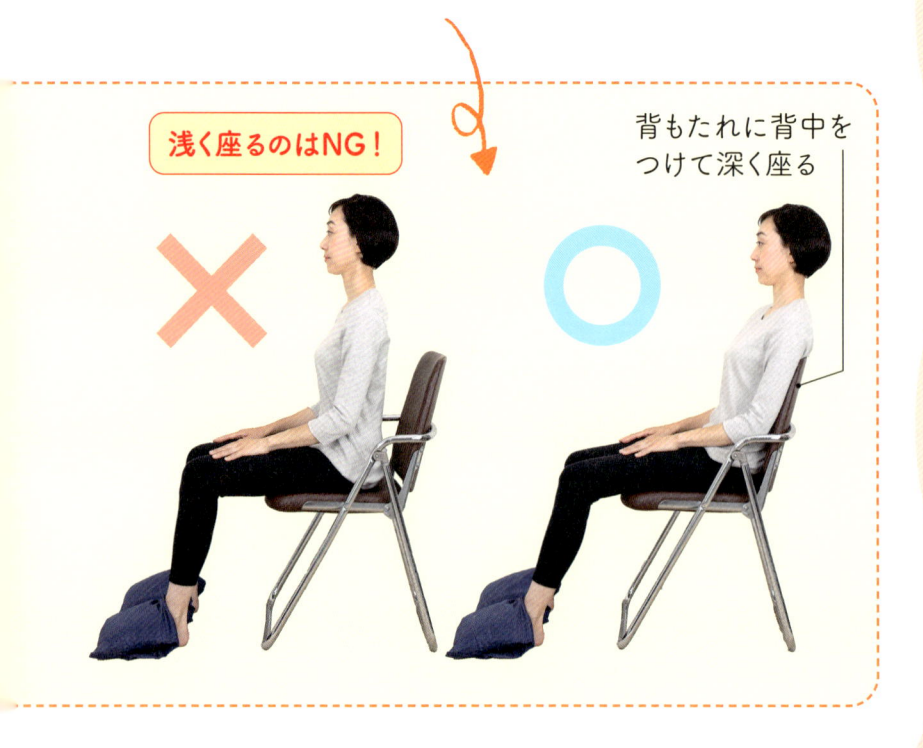

浅く座るのはNG！

背もたれに背中を
つけて深く座る

1日3セット
おこなう

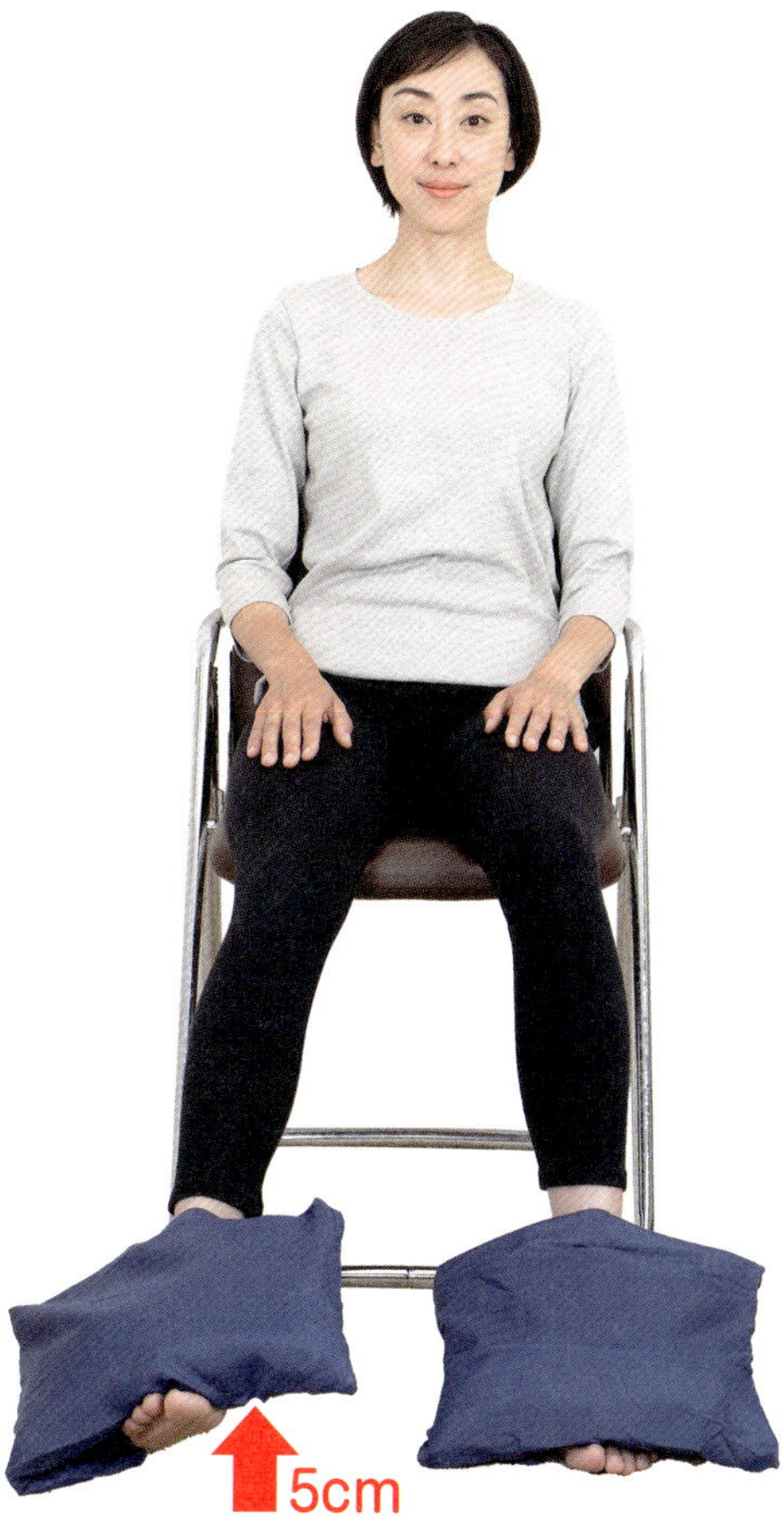

2 右足を床から
5㎝上げて、1分保つ。
その後、足を下ろす

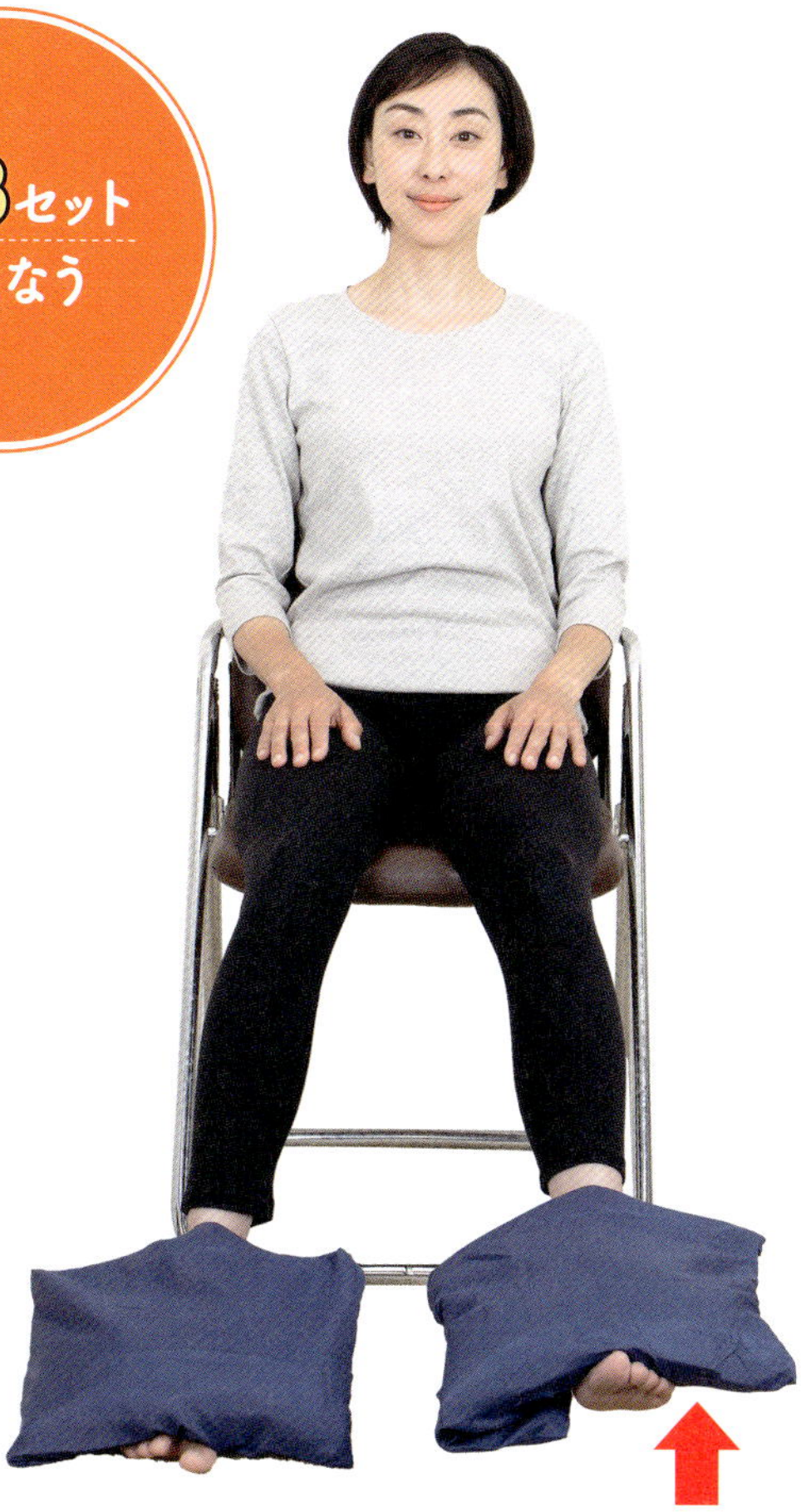

3 左足も同様に
おこなう。
2～3を
10回くり返す

×

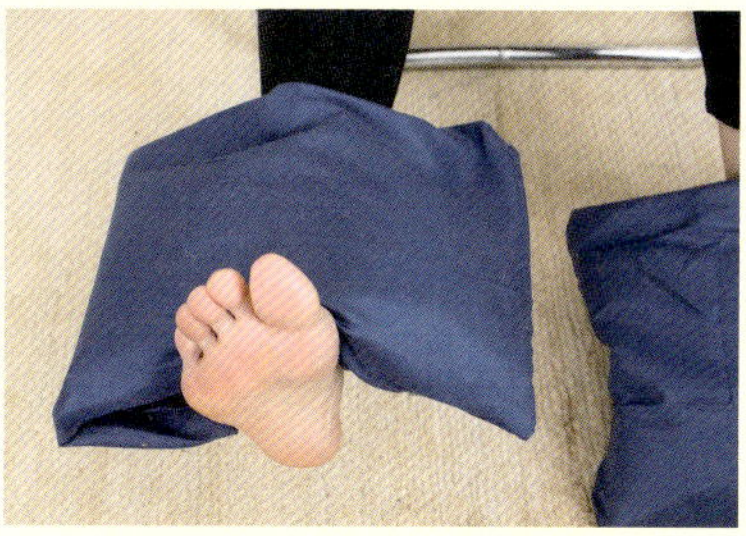

つま先を上げるのはNG！

つま先だけを上げると
足首を痛める原因に

○

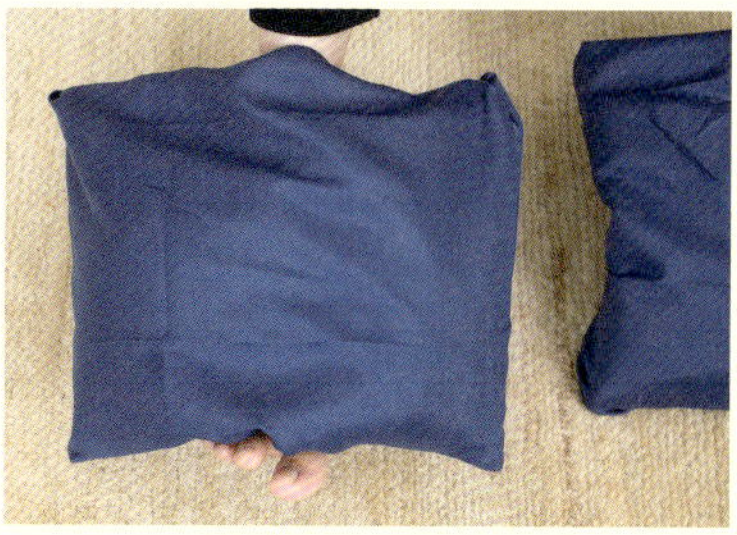

足の甲のオモリを、
足首から先全体で
持ち上げるイメージ

トレーニング⑤

全身の血行を促進する

オモリを使って「ふくらはぎストレッチ」運動

1日2セット おこなう

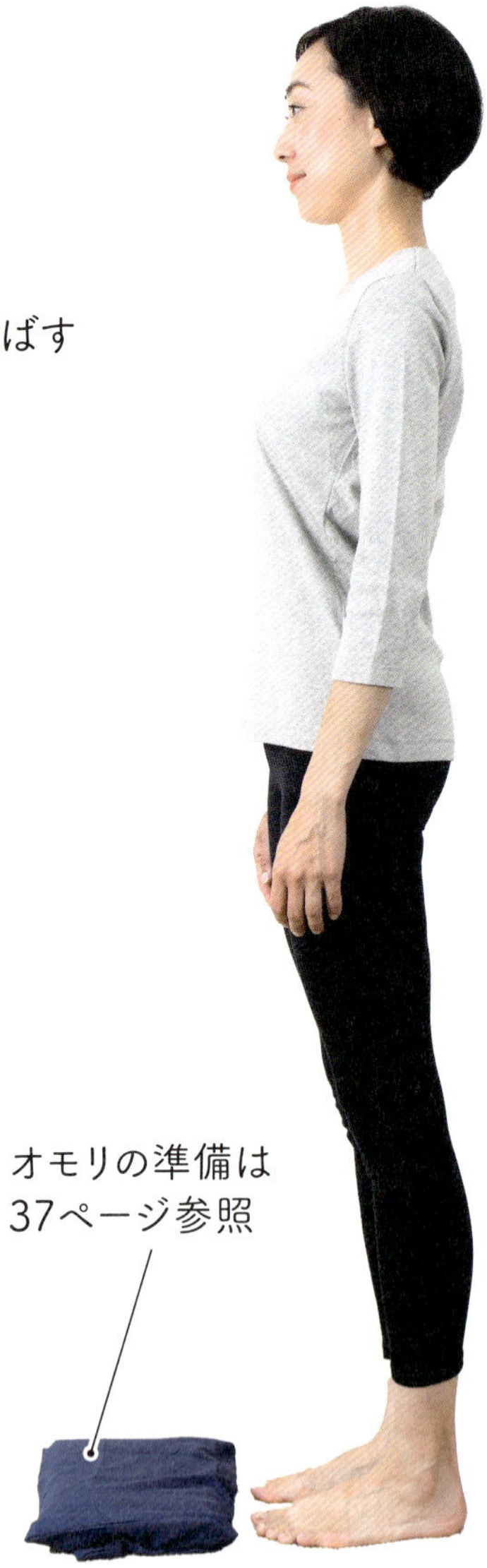
オモリの準備は
37ページ参照

1 オモリを床に置く

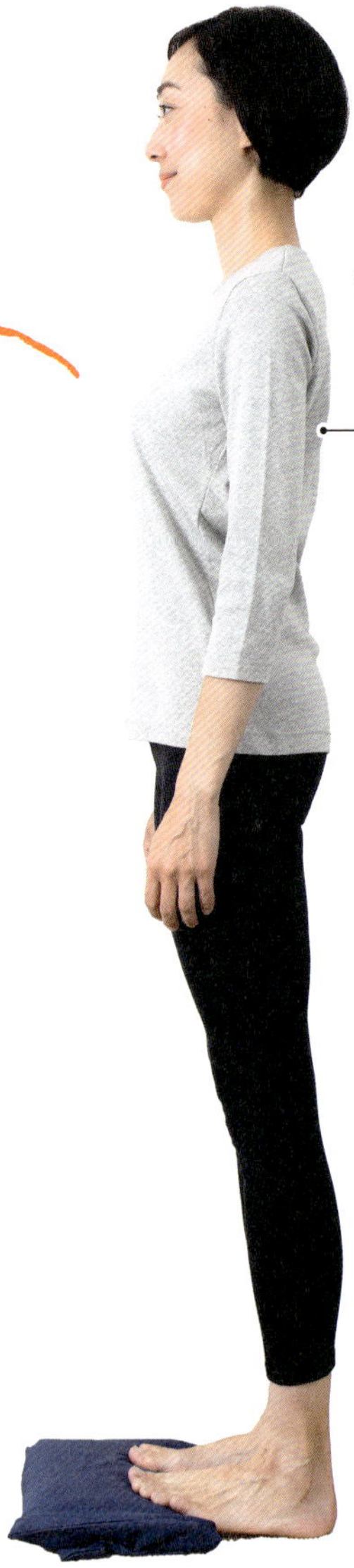
背筋は
しっかり伸ばす

2 かかとに重心がのるように足先をのせて踏む。背筋を伸ばして5分保つ

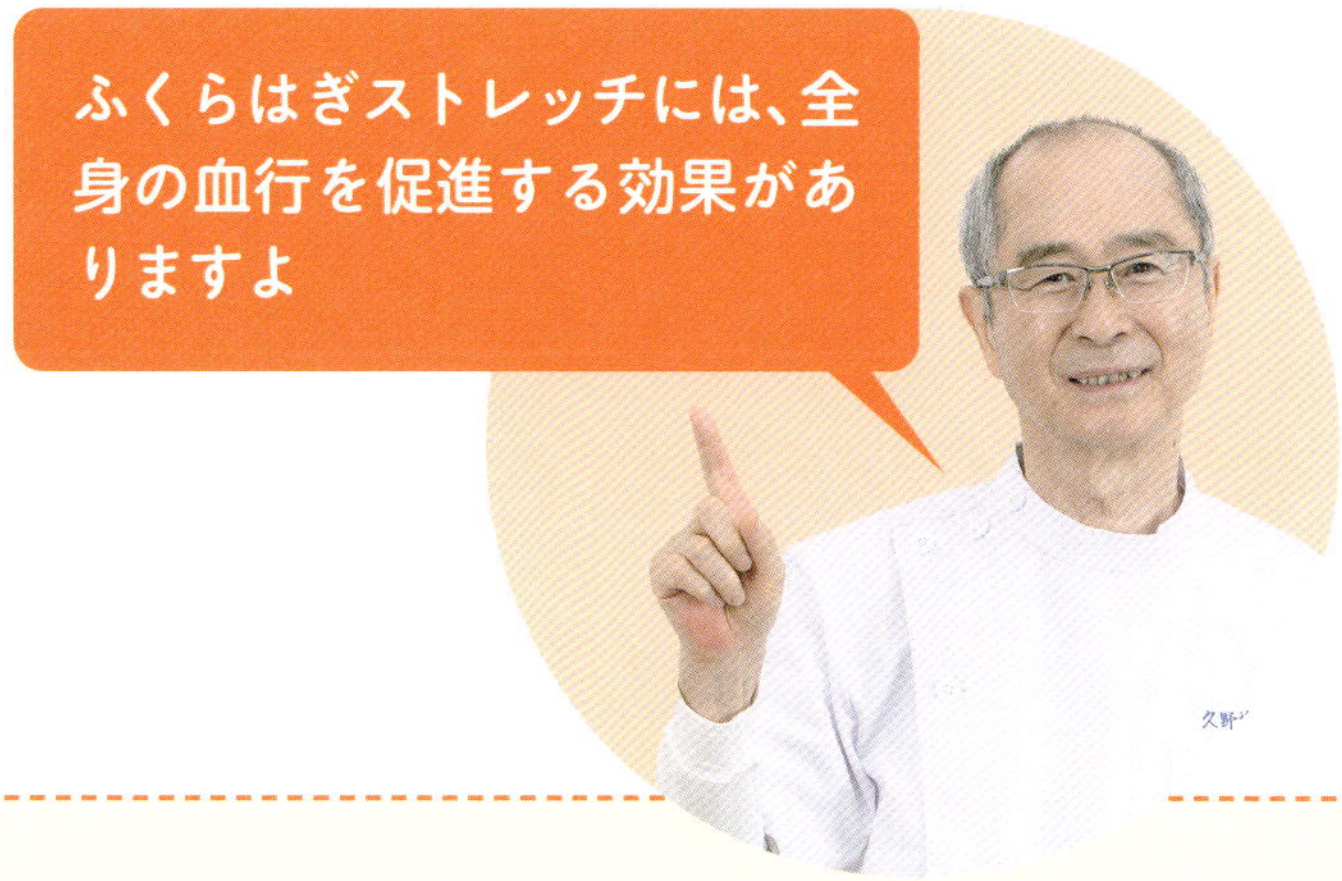
ふくらはぎストレッチには、全身の血行を促進する効果がありますよ

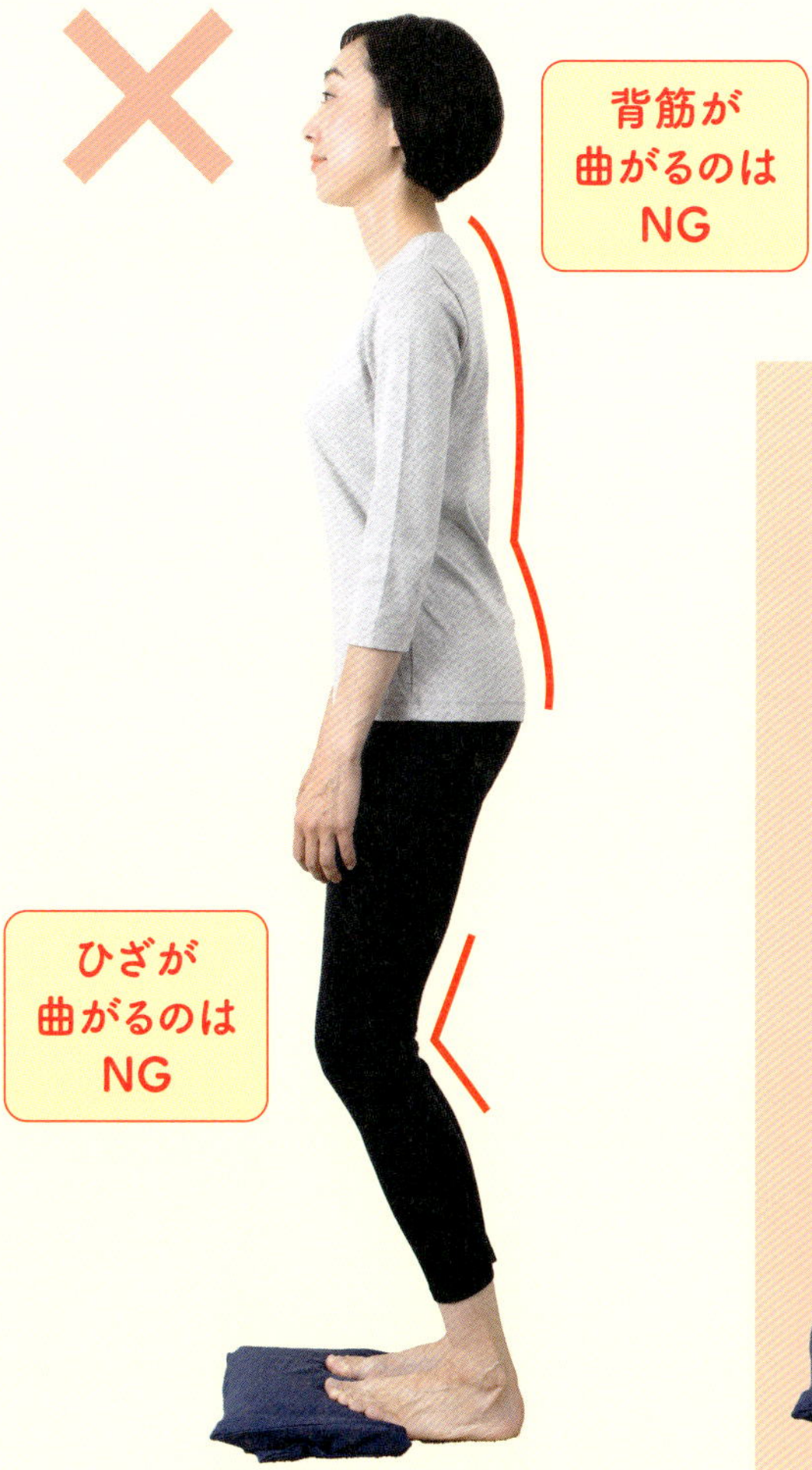
背筋が曲がるのはNG
ひざが曲がるのはNG

背筋やひざが曲がると、
ふくらはぎの筋肉が伸びない

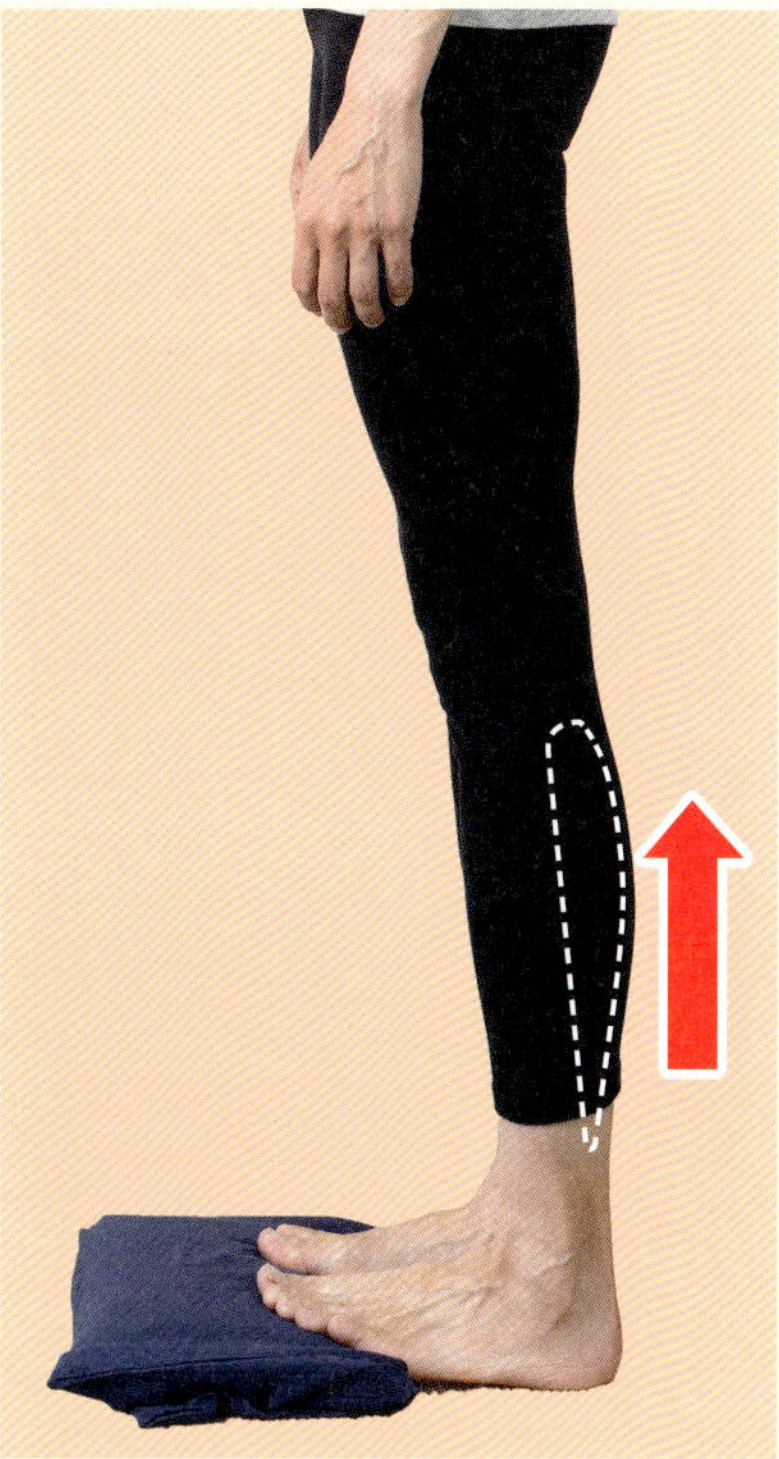

ふくらはぎの筋肉（**腓腹筋とヒラメ筋**）
が伸びていることを実感する

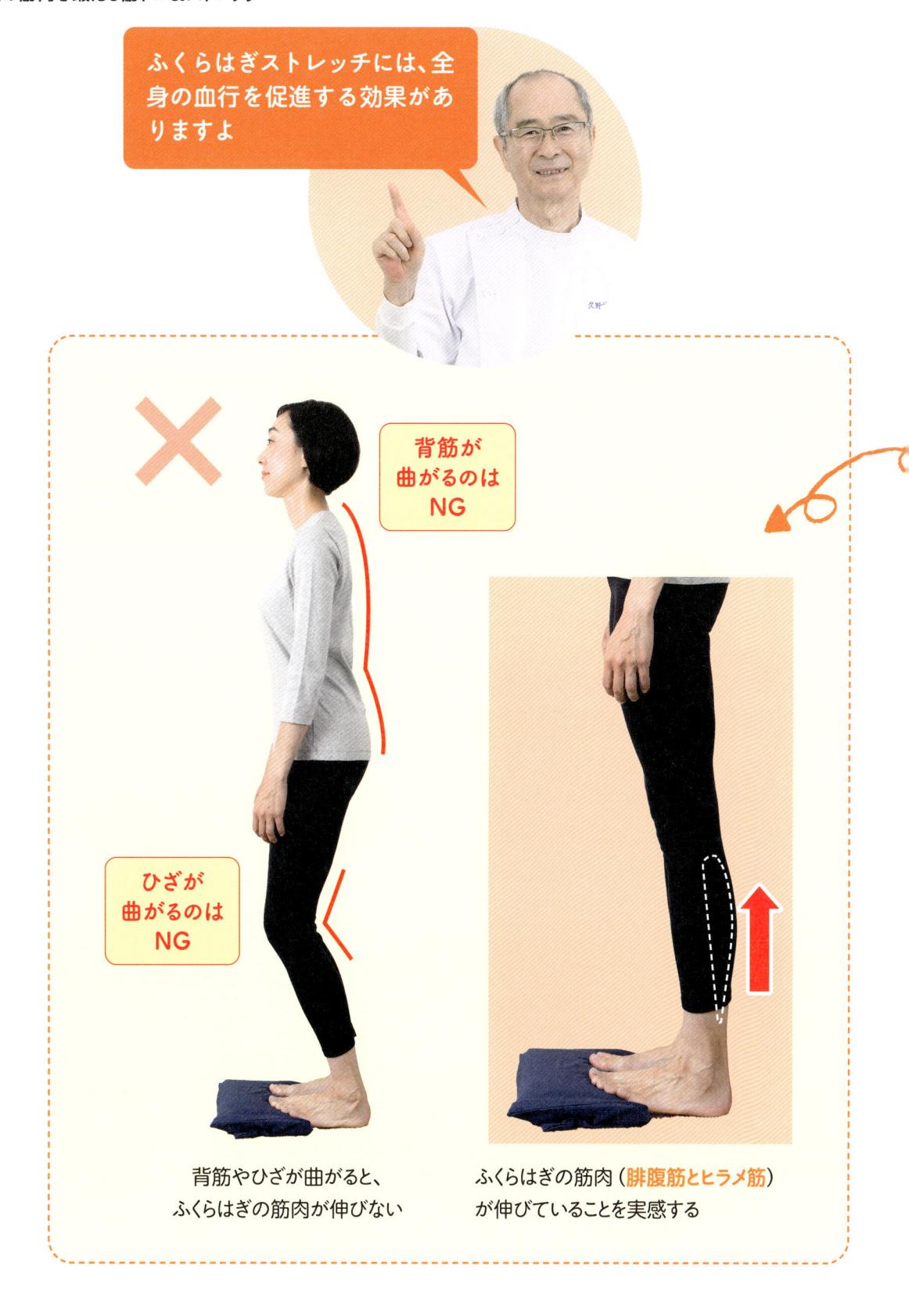

column
1

坐骨神経痛の人におすすめ！
サイクリング・エルゴメーター

下肢への痛みやしびれが生じる、**坐《ざ》骨《こつ》神《しん》経《けい》痛《つう》**。腰から足先にかけて伸びている坐骨神経が、腰部で圧迫されることで起こる症状です。

原因はさまざまですが、下記のようなものがあります。

①腰《よう》部《ぶ》脊《せき》柱《ちゅう》管《かん》狭《きょう》窄《さく》症《しょう》
背骨の中にある脊柱管という神経の通り道が狭くなることで、神経が圧迫される

②すべり症
背骨がずれることで神経が圧迫される

脊柱管の内部は、背筋を伸ばすと狭まります。そのため神経の圧迫が強くなり、痛みやしびれが出やすくなります。逆に腰を丸めると管の内部が広がり、神経の圧迫が緩和されて下肢の痛みやしびれは軽減します。

坐骨神経痛がある人は、背筋が伸びるウォーキングなどの運動はつらくなるため、どうしても運動不足になりがちです。そんなときには、サイクリングやエルゴメーターなどがおすすめです。自転車運動は、腰を丸めた姿勢でもおこなえるため、坐骨神経痛を軽減させながら、無理なく足の筋肉を鍛え、血液循環も促進できます。

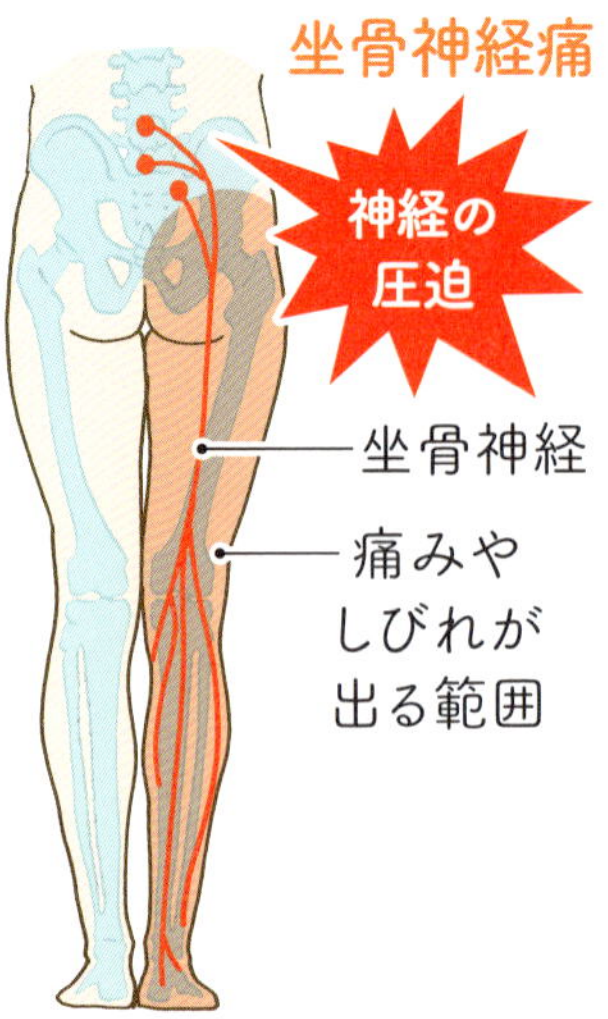

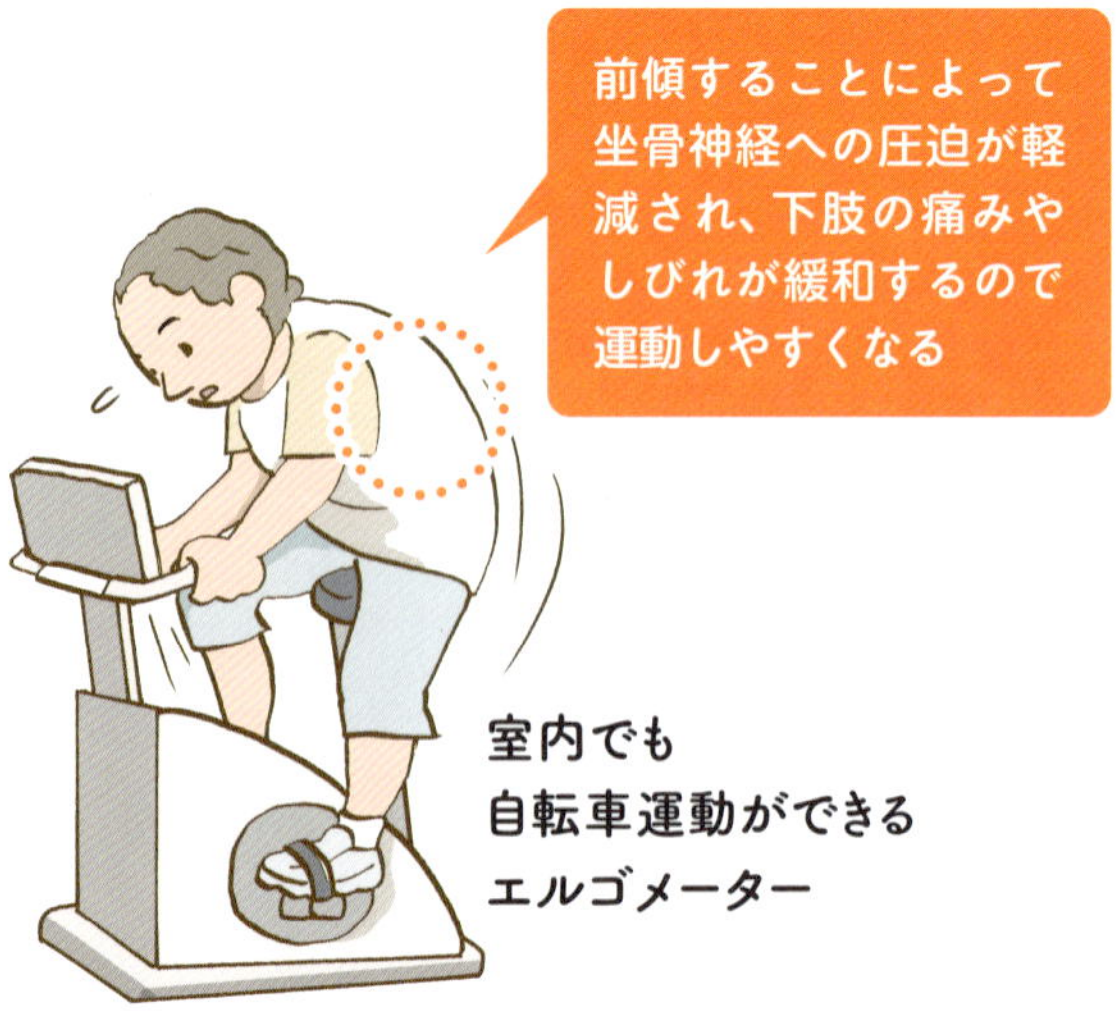
前傾することによって
坐骨神経への圧迫が軽
減され、下肢の痛みや
しびれが緩和するので
運動しやすくなる
室内でも
自転車運動ができる
エルゴメーター

第2章

腰まわりの筋肉を鍛える
筋トレ＆ストレッチ

年齢を重ねるごとに悩まされることが多くなる腰痛は、
腰まわりの筋肉をしっかりトレーニングすることで改善できます。

この章で鍛える主な筋肉

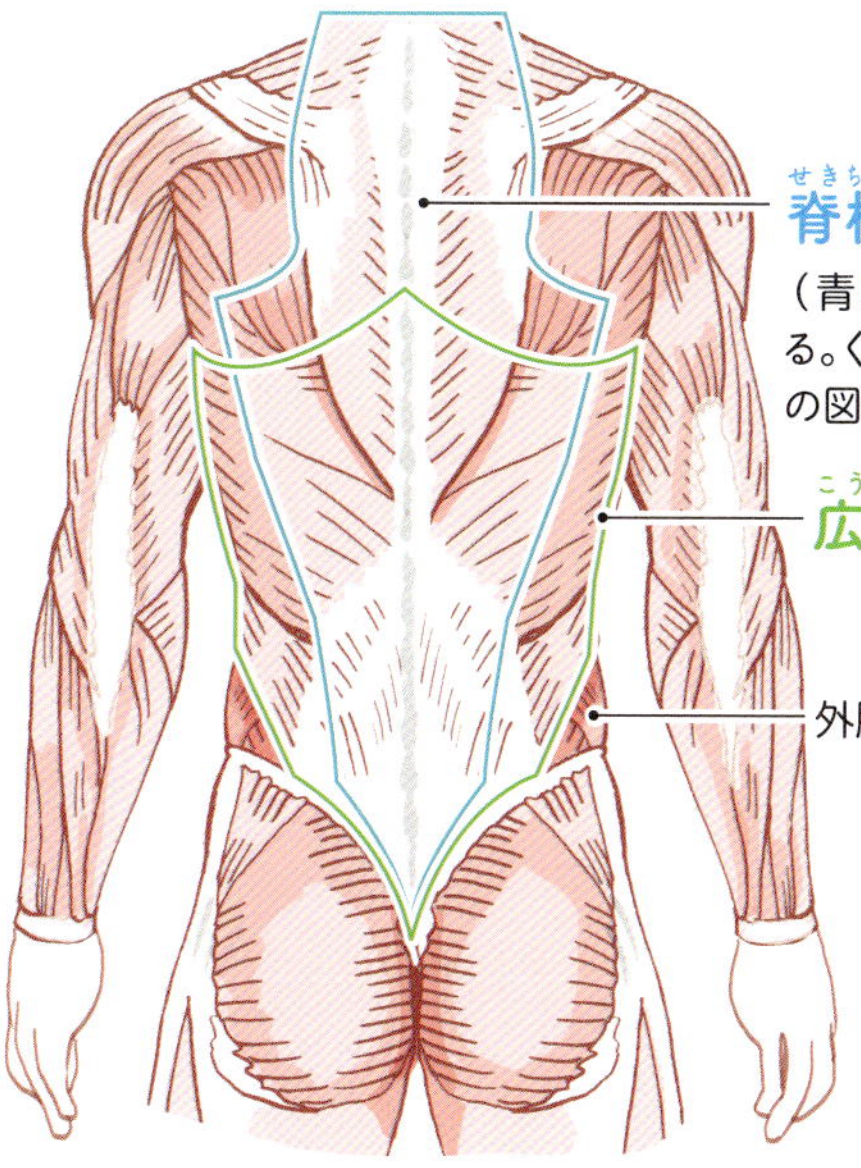

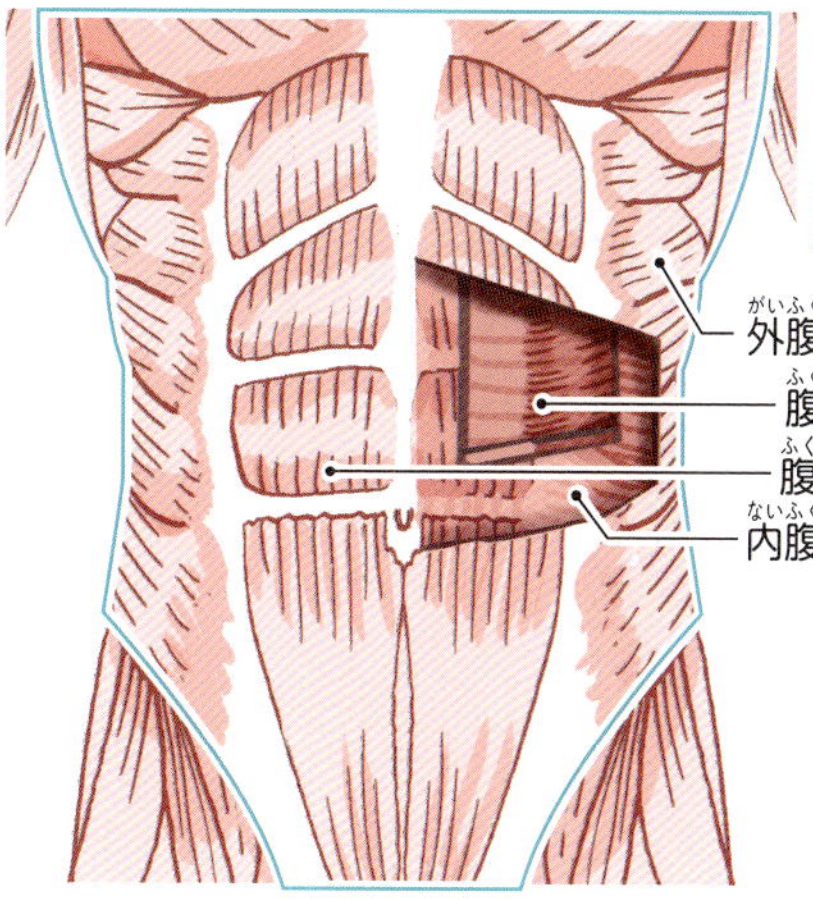

トレーニング⑥

ボールを使って「親指を反らせてはさんで立つ」運動

腰痛を防いで脚力をつける

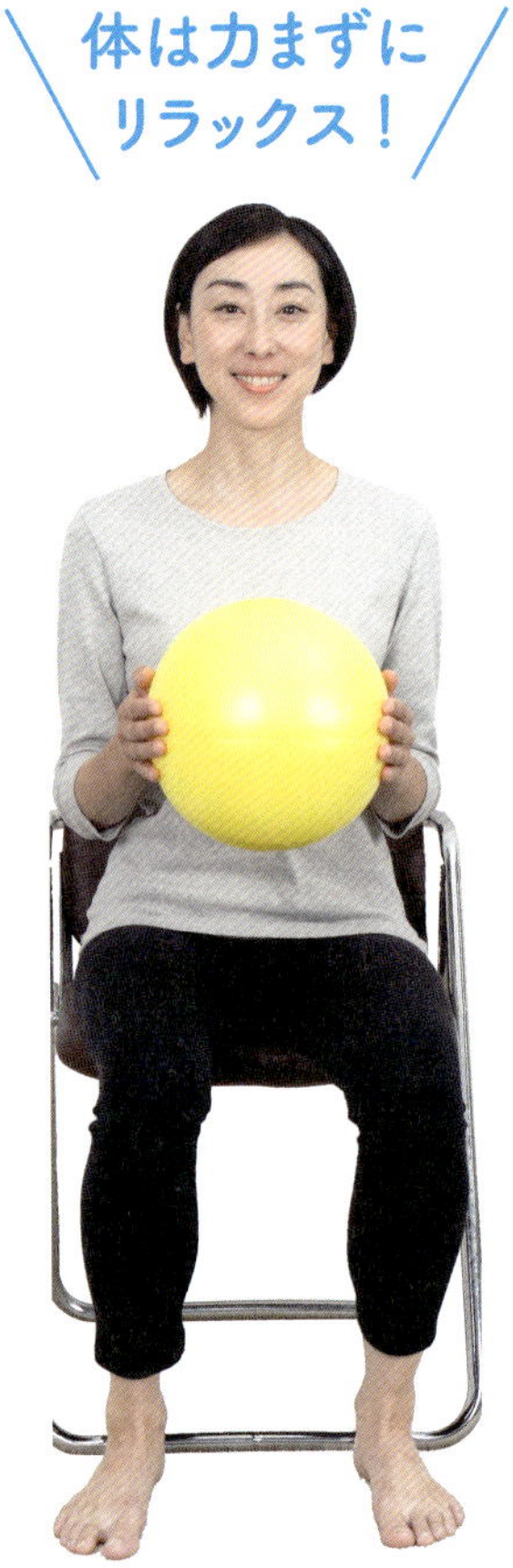

1 イスに浅く座って、足は肩幅に開く

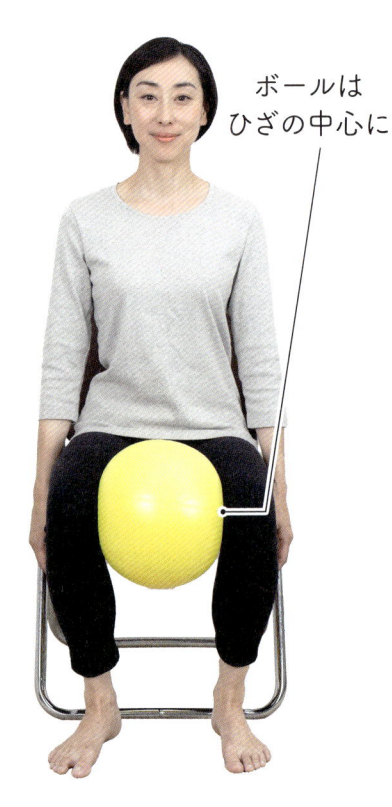

2 軽く胸を張って背筋を伸ばし、ボールをひざの間にはさむ

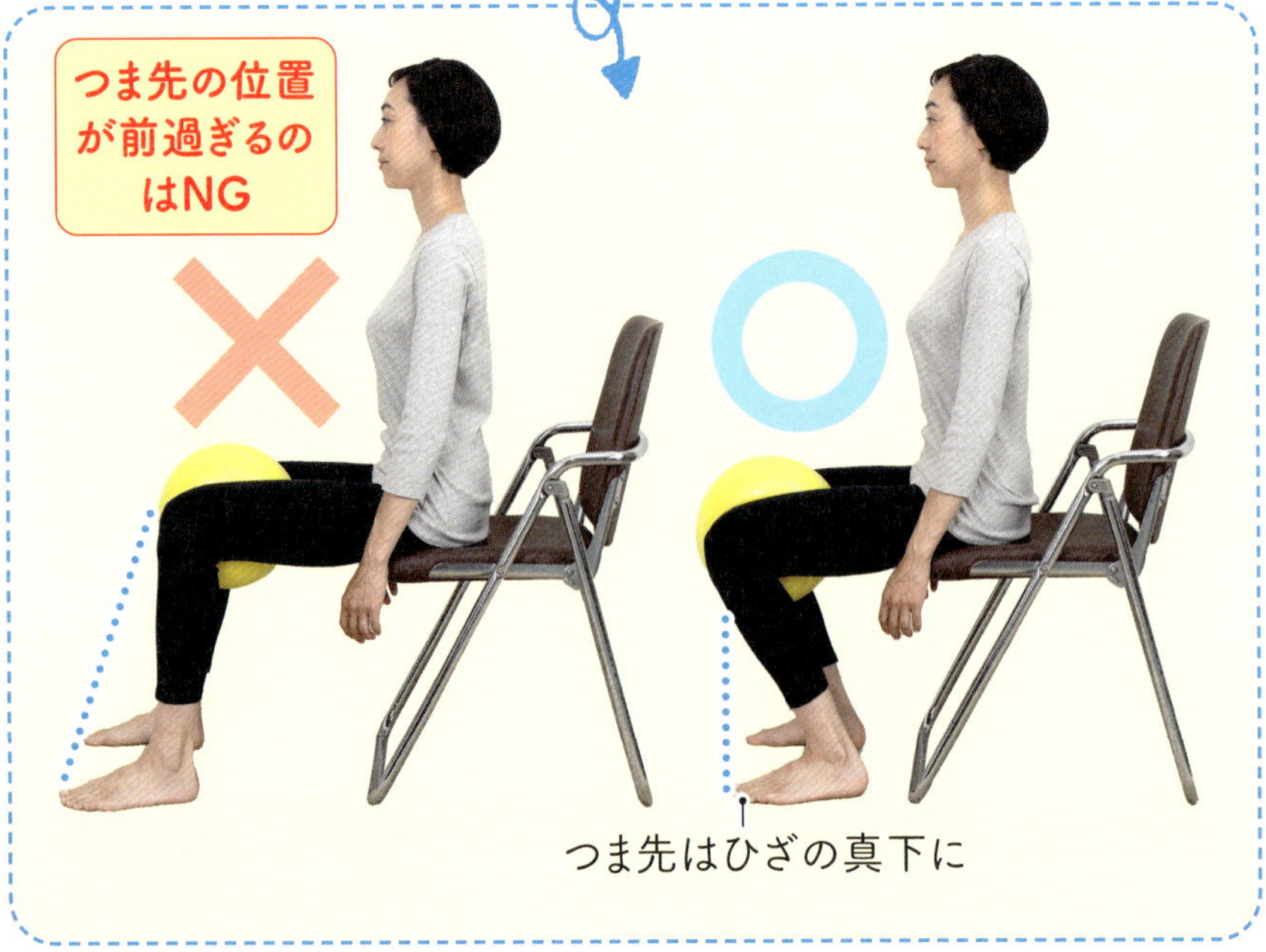

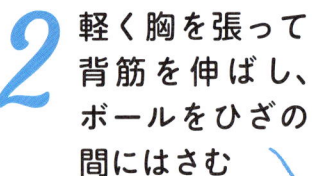

前傾にならないように注意！

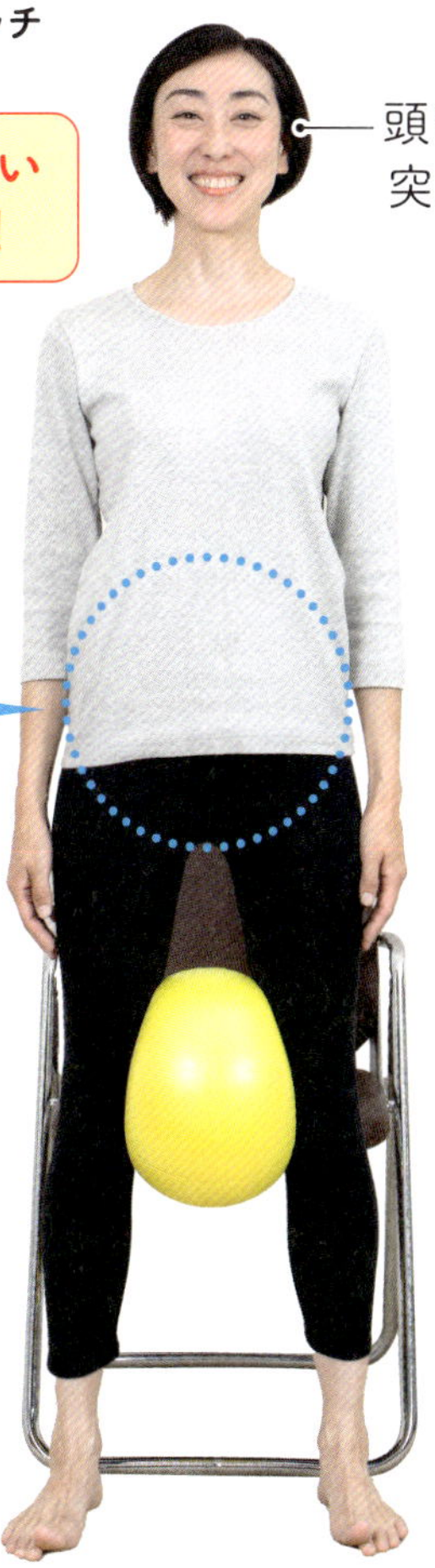

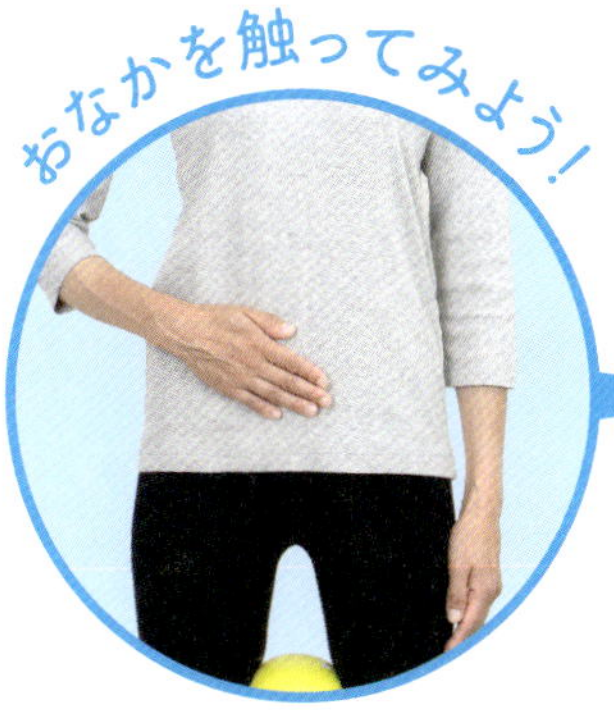

おなかが硬くなっているはず。**腹筋**が鍛えられるので、腰痛の予防・改善に効果がある

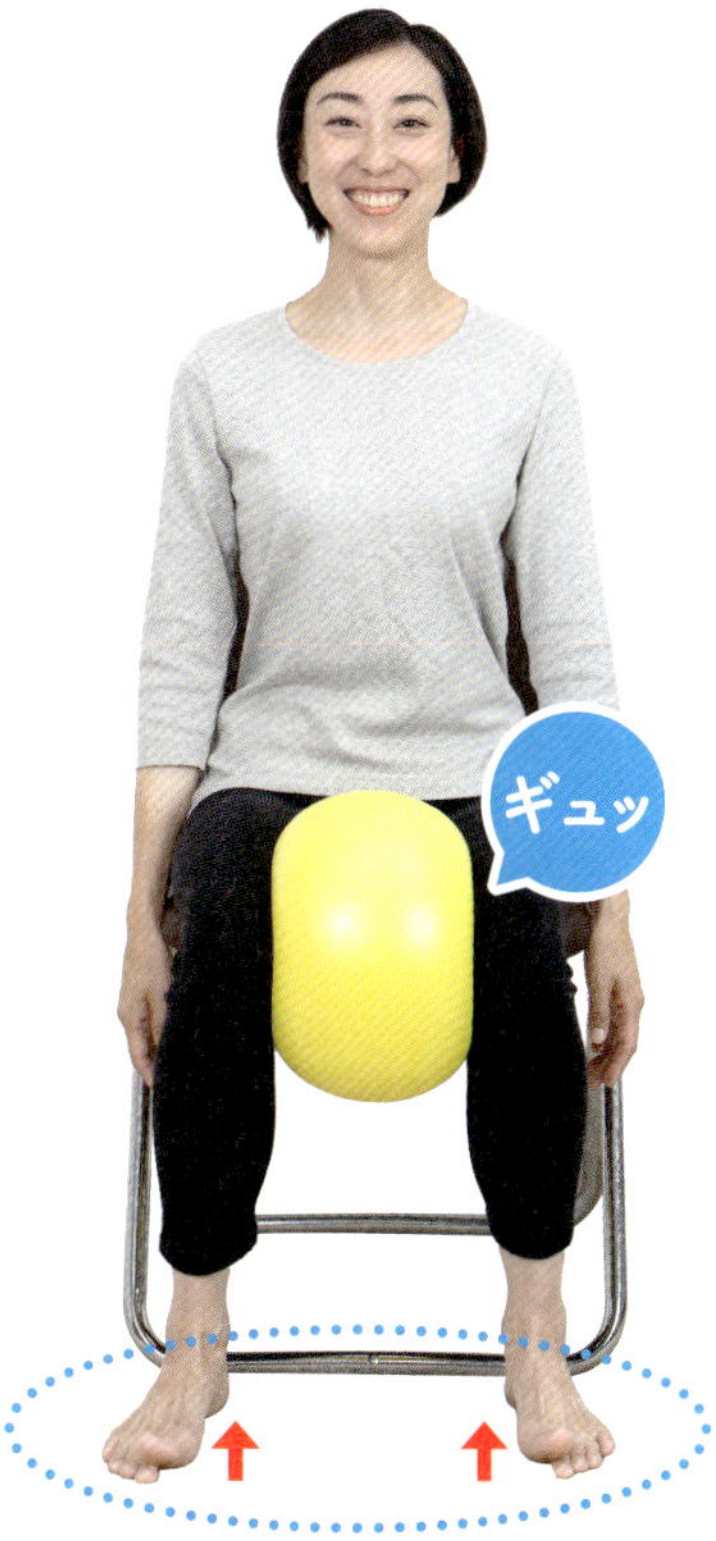

1日3セットおこなう

3 両足の親指を上に反らし、ひざを閉じて、ボールを圧迫する

4 親指は反らしたまま背筋を伸ばしてゆっくり立ち上がる。ボールを圧迫したまま、立つ〜座るを20回くり返す

前傾はNG

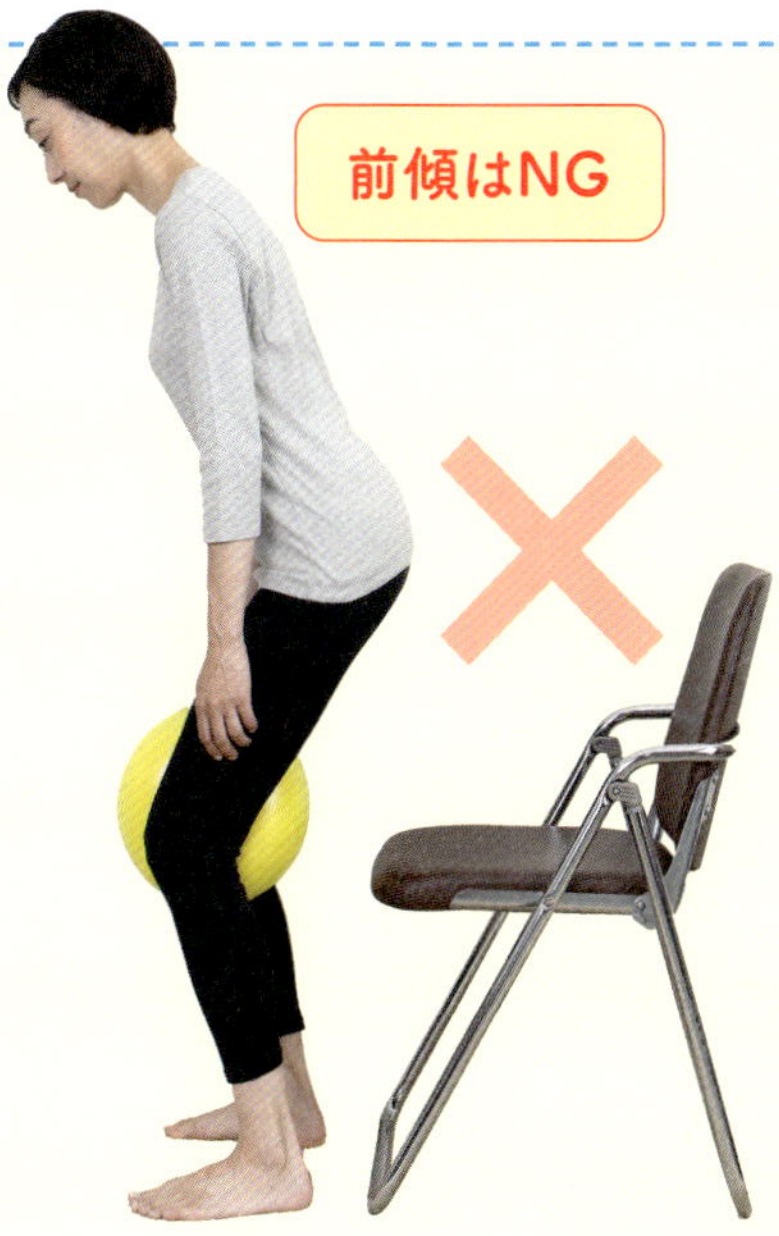

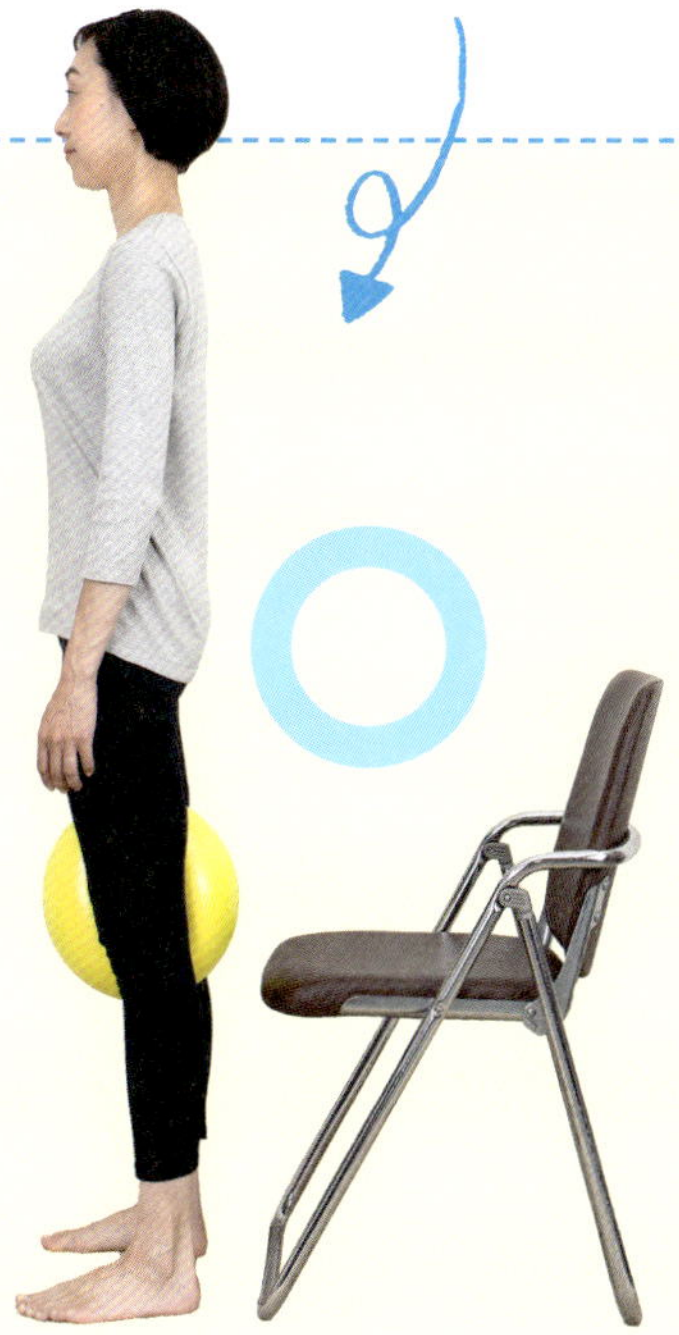

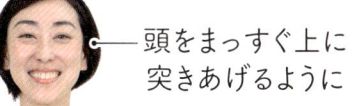

親指だけを上に反らす

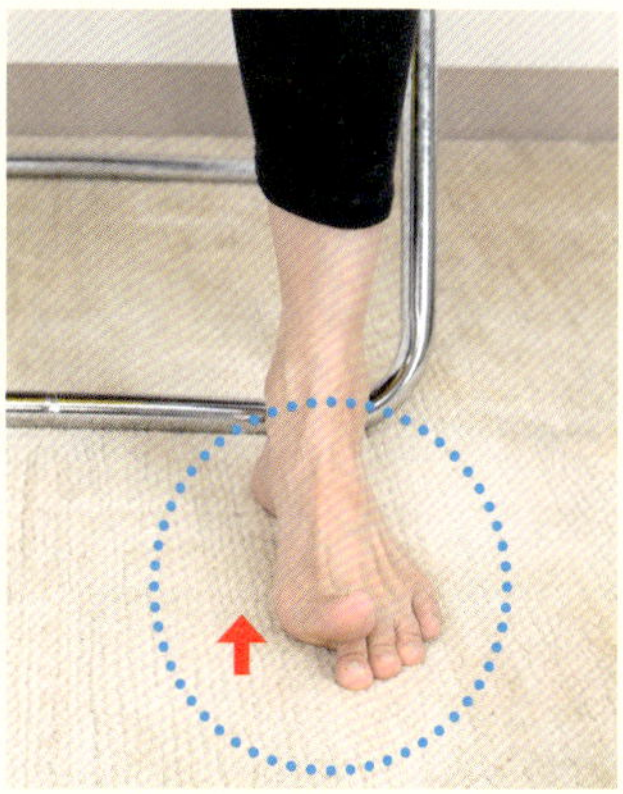

トレーニング⑦

いつでもできる「鼻ひざくっつけ」運動

背中を伸ばして腰の痛みをラクにする

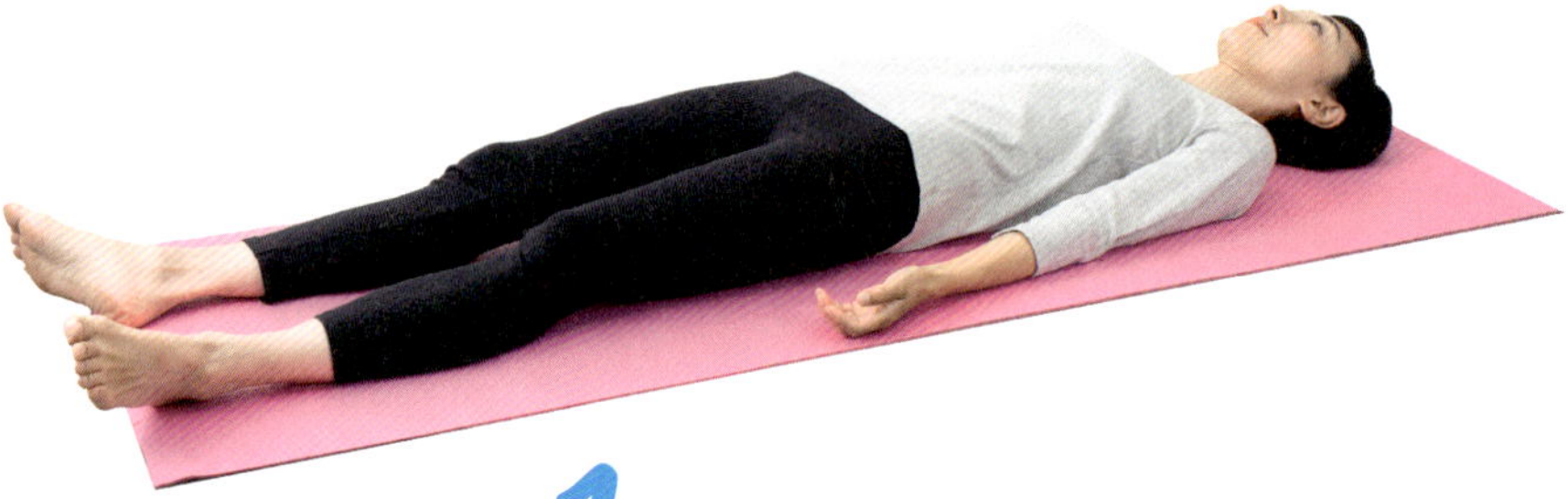

1 あおむけに寝る

腰を痛める原因になるので、
必ず最初に頭を上げる！

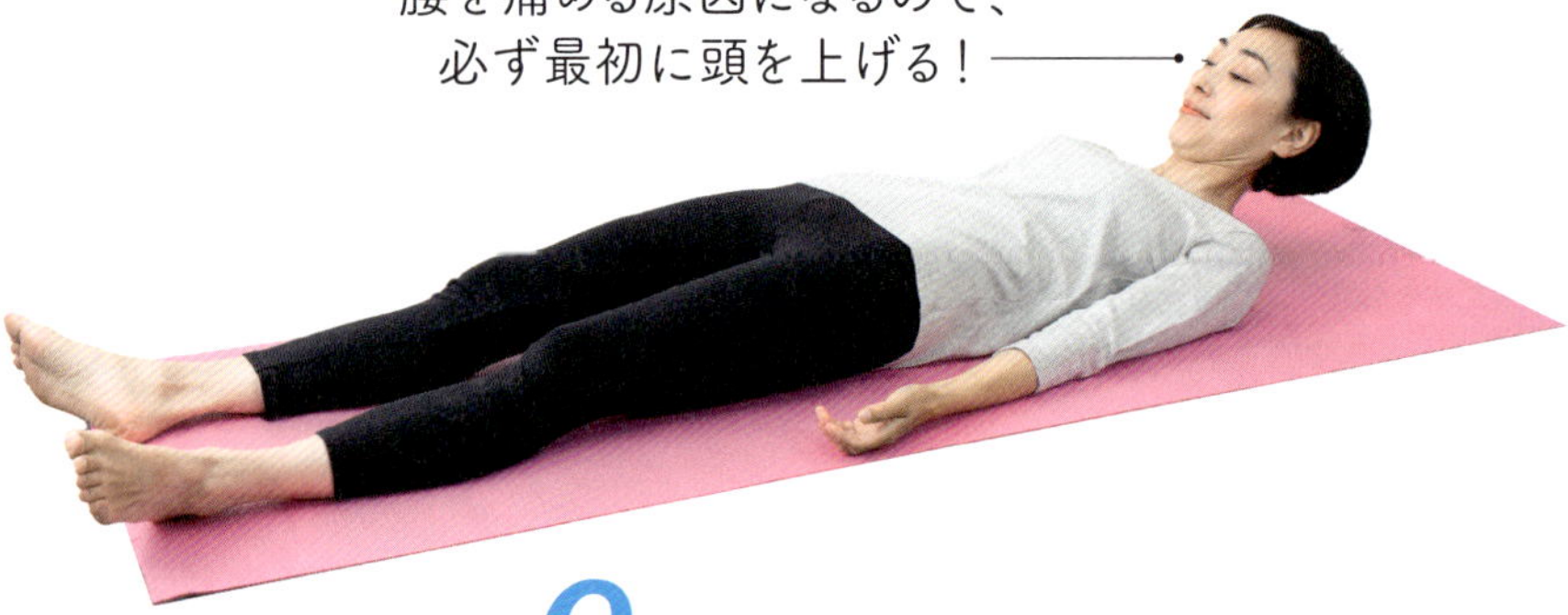

2 頭を上げる

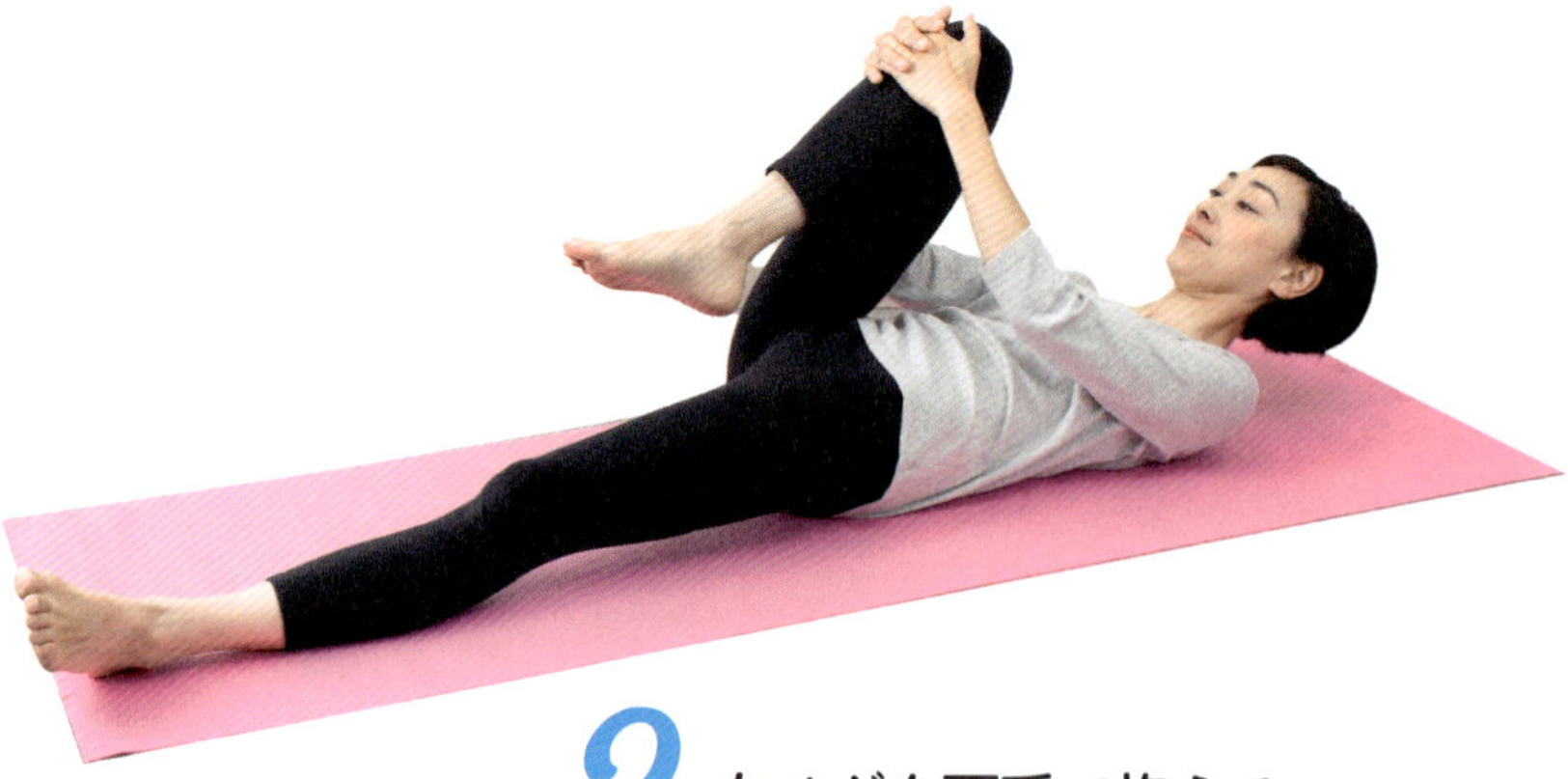

3 右ひざを両手で抱える

1日2セット
おこなう

体が硬くて、鼻とひざがつかない場合は、なるべく寄せて30秒保てばOK！

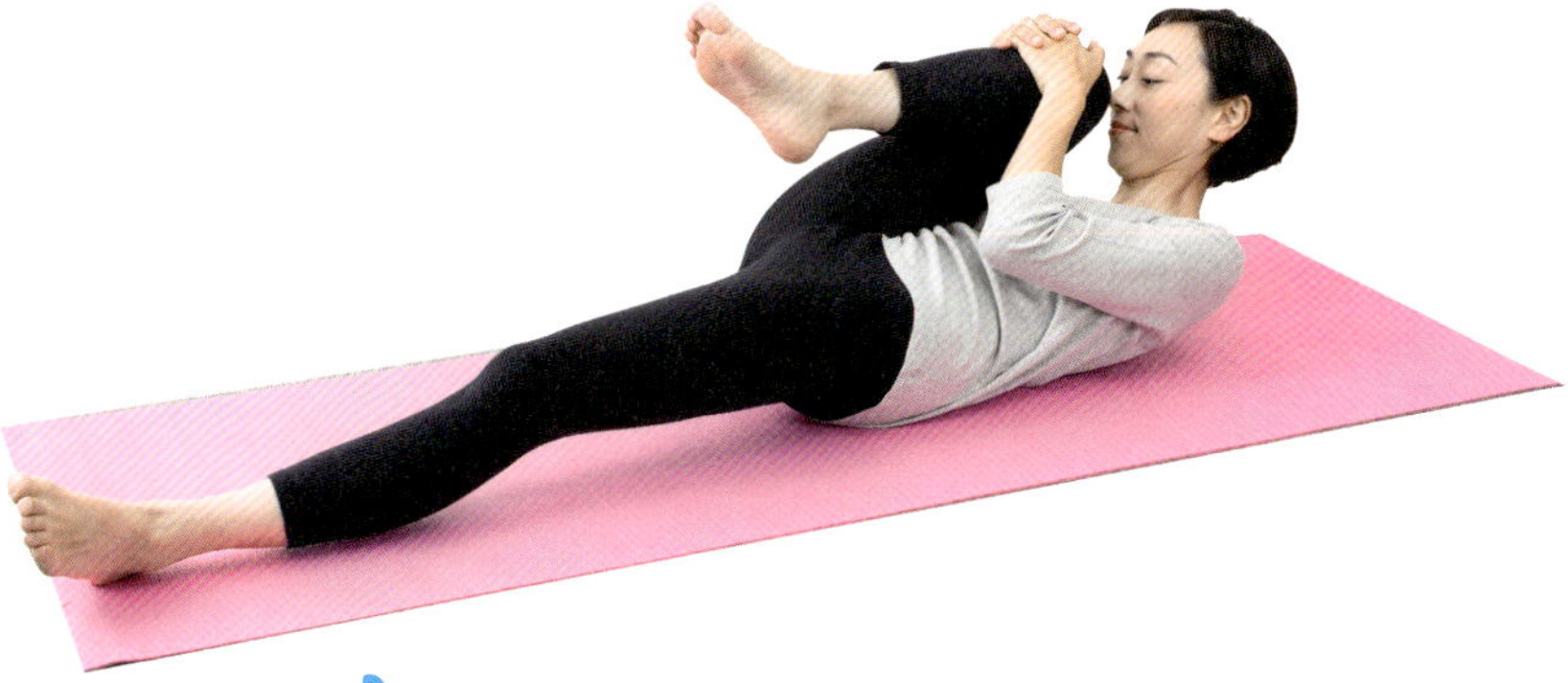

4 鼻と右ひざをつけて30秒保つ

連続でおこなうのがきついときは、1の姿勢に戻って休んでOK！

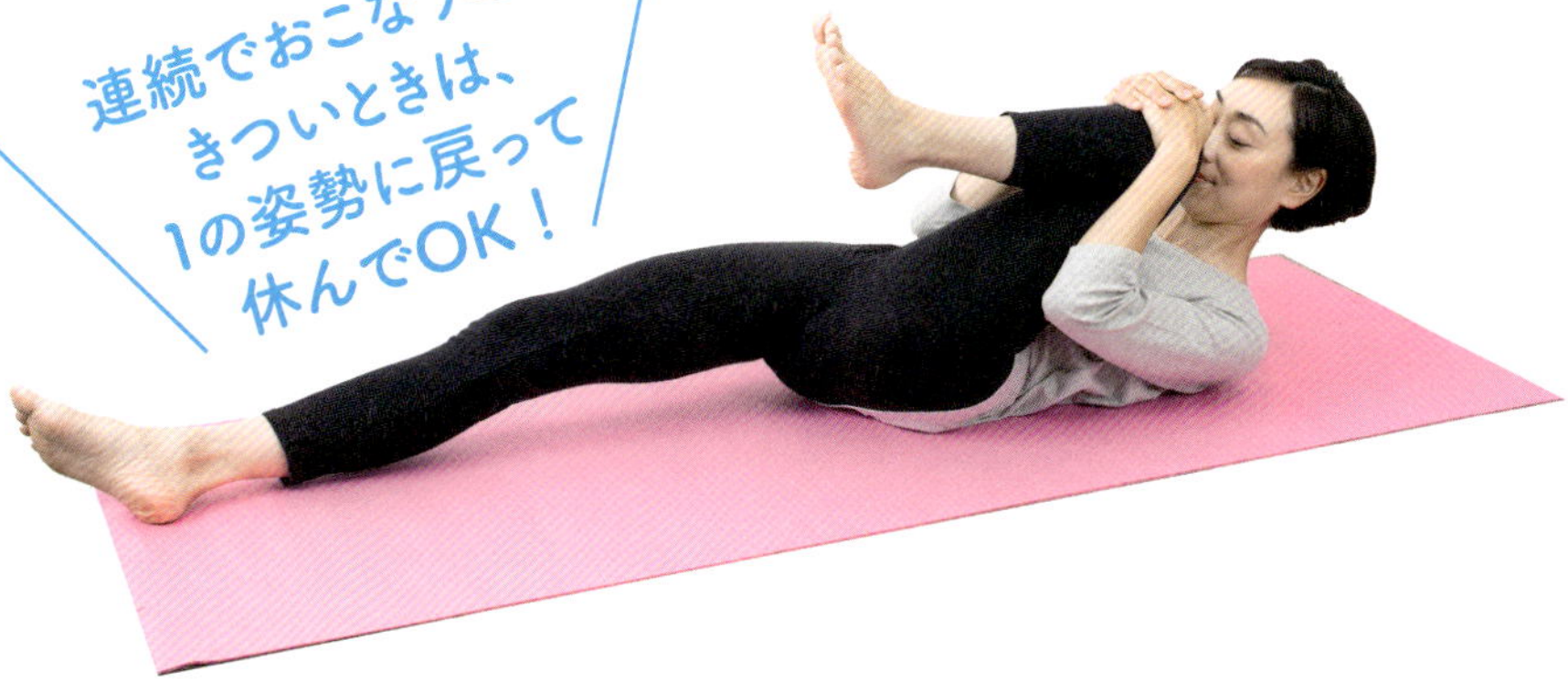

5 左足も同じように、鼻と左ひざをつけて30秒保つ。

4〜5を3回くり返す

なぜ最初に頭を上げるのか？

2の過程で「最初に頭を上げる」のは、すでに脊柱起立筋が緊張していて筋線維を痛めている人が、「ひざを上げる」ことで脊柱起立筋に負荷をかけ、患部をさらに痛めてしまうのを防ぐためです。必ず最初に頭を上げて、軽く脊柱起立筋をゆるめてから、3以降の過程に進んでください。

トレーニング⑧

腹筋を鍛えてきれいな姿勢を取り戻す

いつでもできる「足上げ腹筋」運動

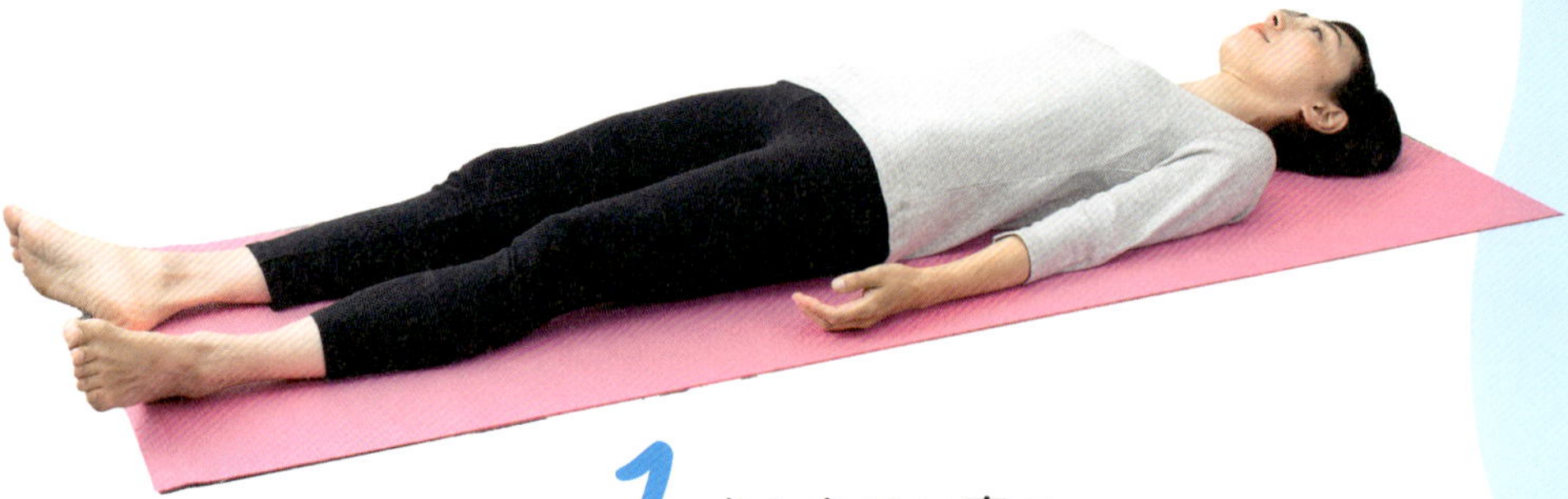

1 あおむけに寝る

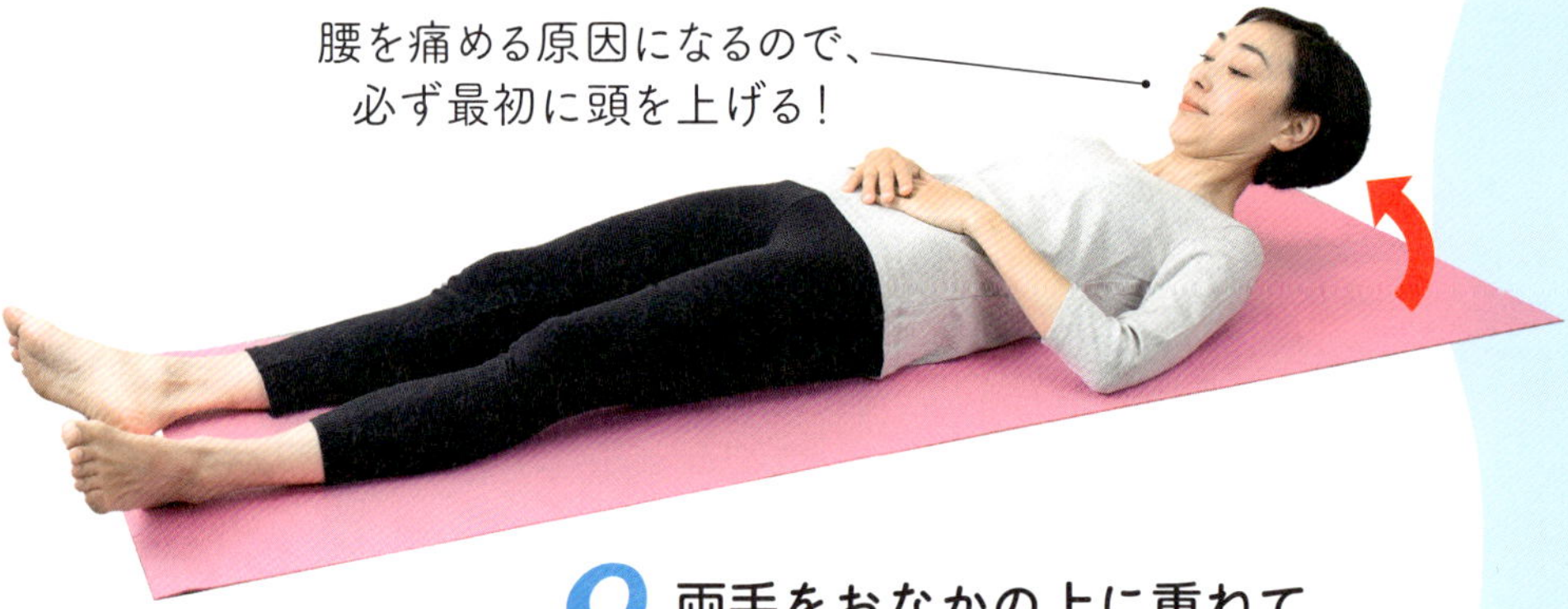
腰を痛める原因になるので、
必ず最初に頭を上げる！

2 両手をおなかの上に重ねて置き、頭を上げる

おなかを触って確認してみよう！

おなかが硬くなっているはず。**腹筋**が鍛えられるので、腰痛の予防・改善にも効果がある

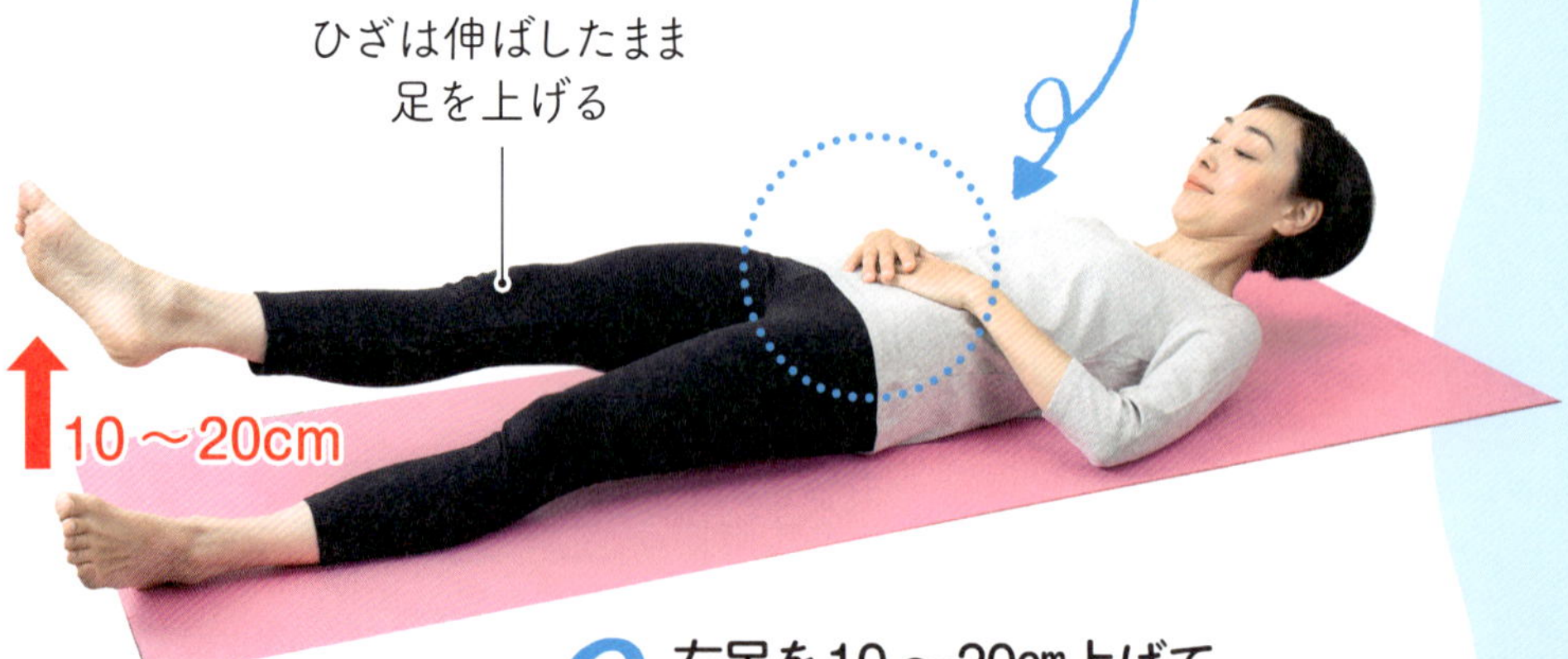
ひざは伸ばしたまま
足を上げる
10～20cm

3 右足を10～20㎝上げて30秒保つ

1日2セット
おこなう

連続でおこなうのが
きついときは、
1の姿勢に戻って
休んでOK！

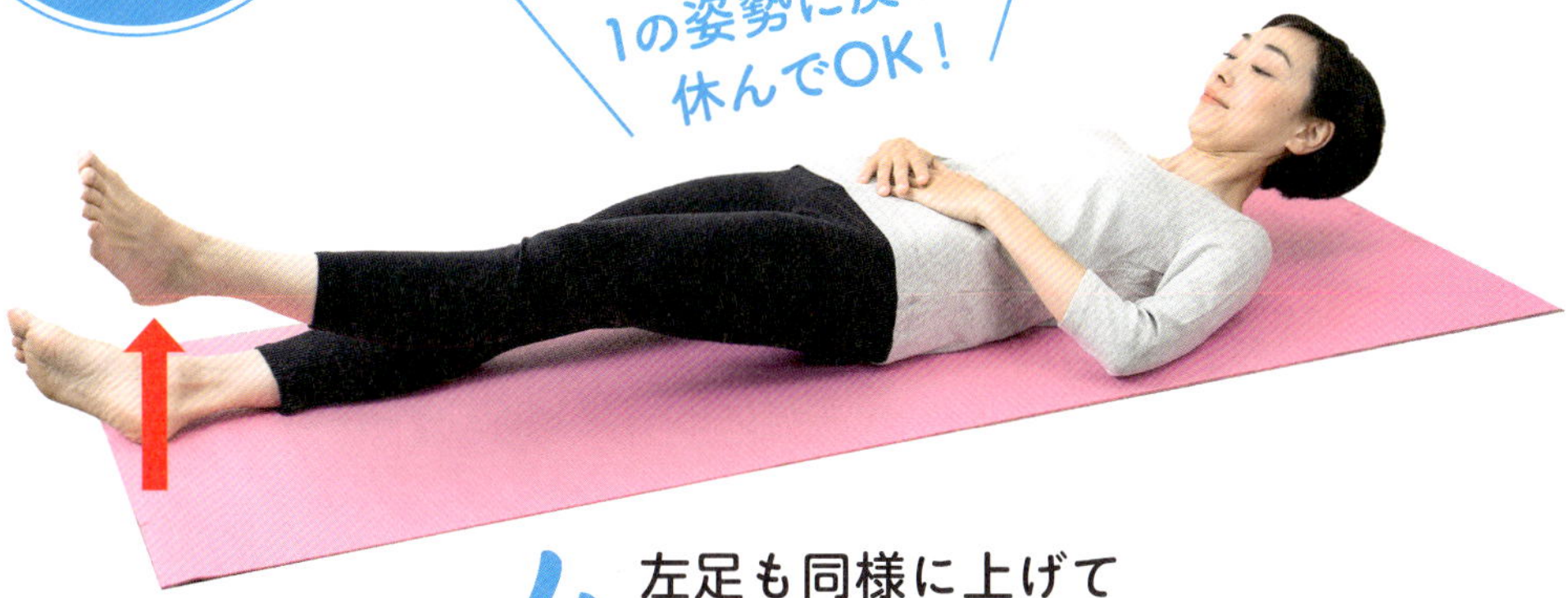

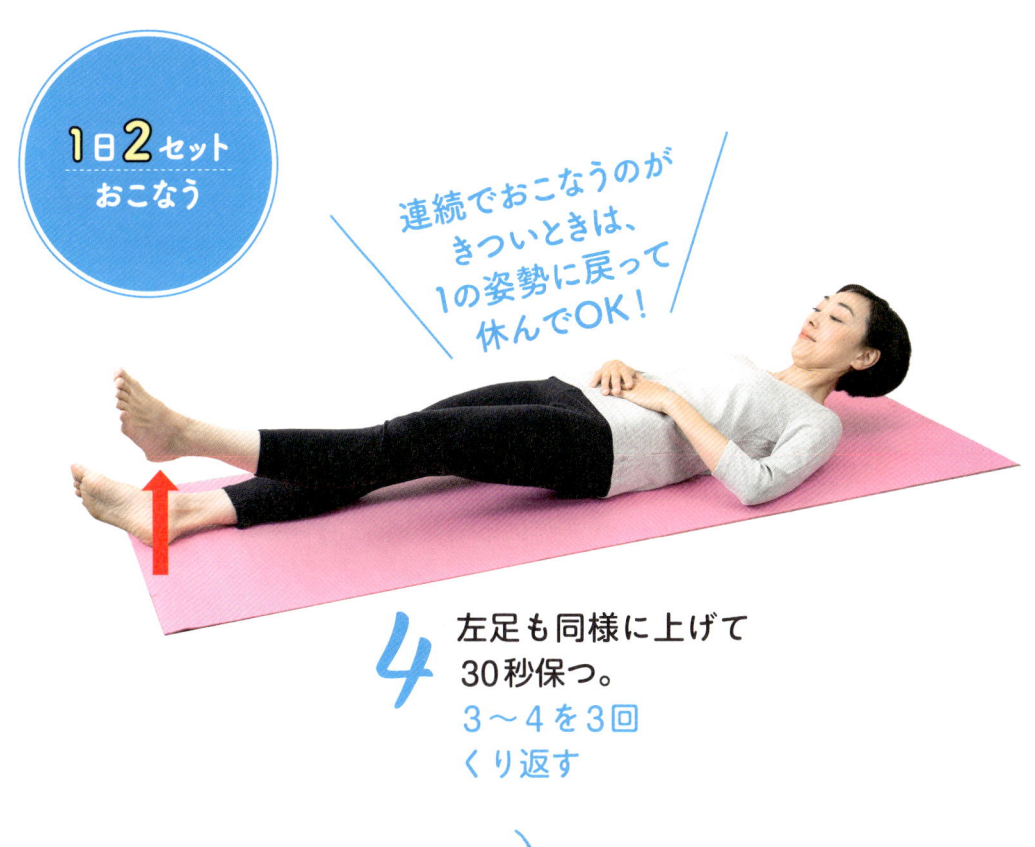

4 左足も同様に上げて
30秒保つ。
3～4を3回
くり返す

体力がある人は、
両足を上げてもOK！

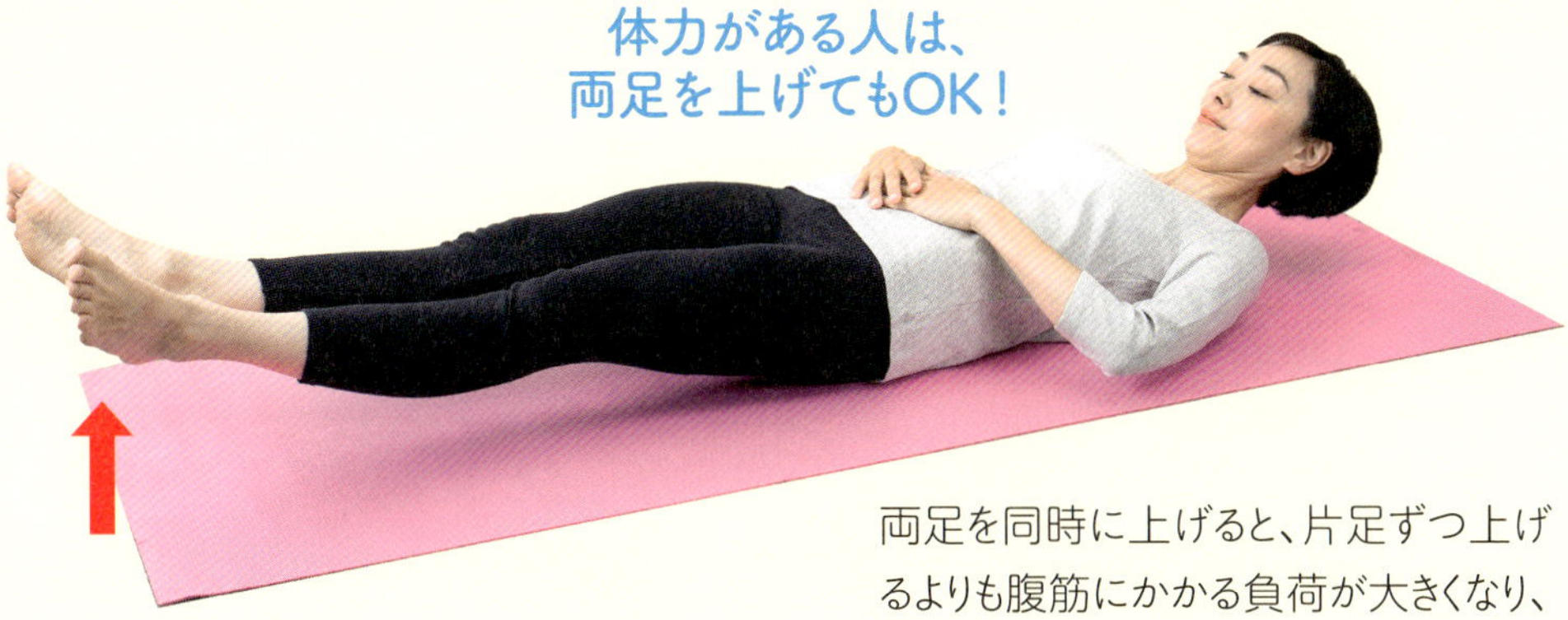

両足を同時に上げると、片足ずつ上げるよりも腹筋にかかる負荷が大きくなり、その分筋トレの効果がアップします。

脊柱起立筋をケアする

腰痛ケア①

「腰にやさしい寝方（あおむけ）」

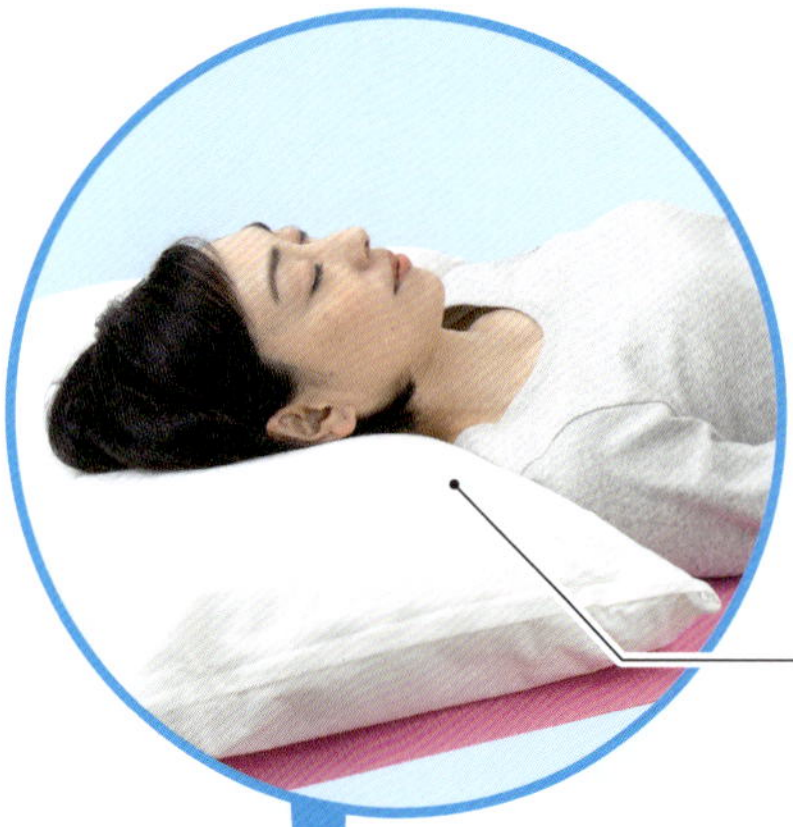

首の下に
隙間ができない
ようにする

1 枕には頭から
首全体をのせる

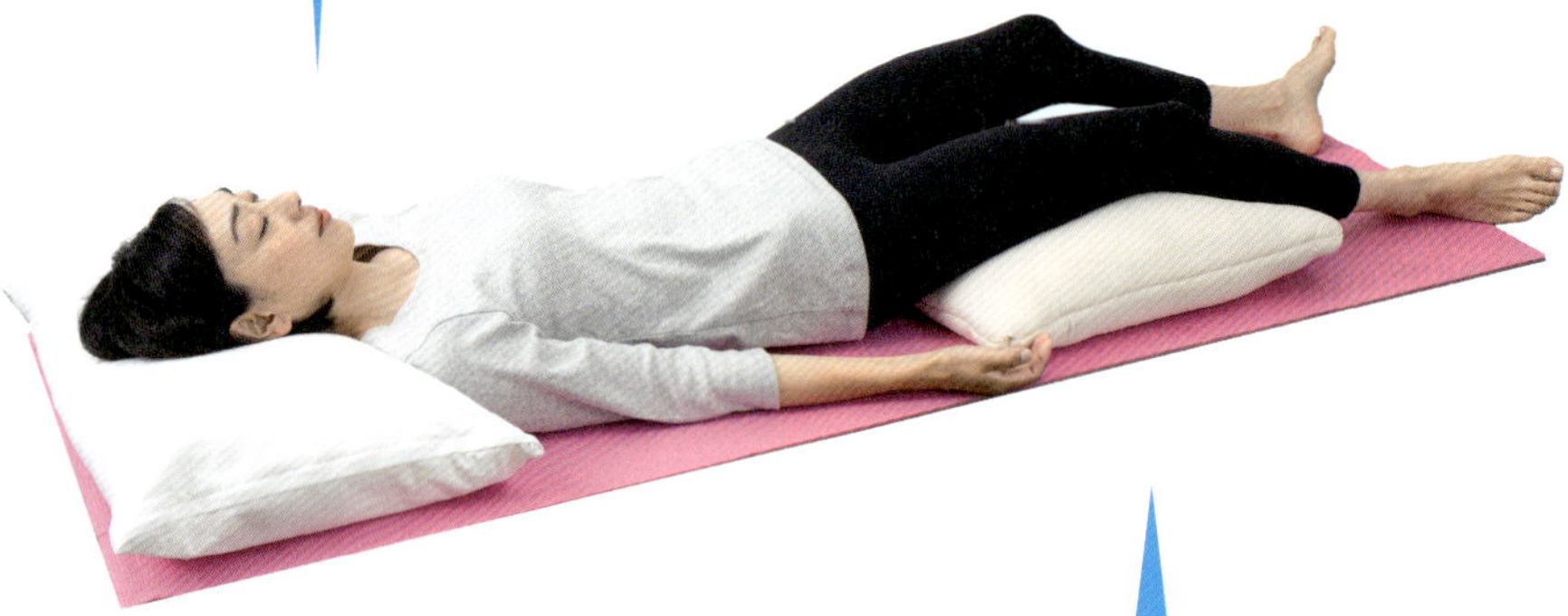

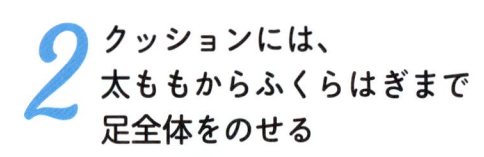

2 クッションには、
太ももからふくらはぎまで
足全体をのせる

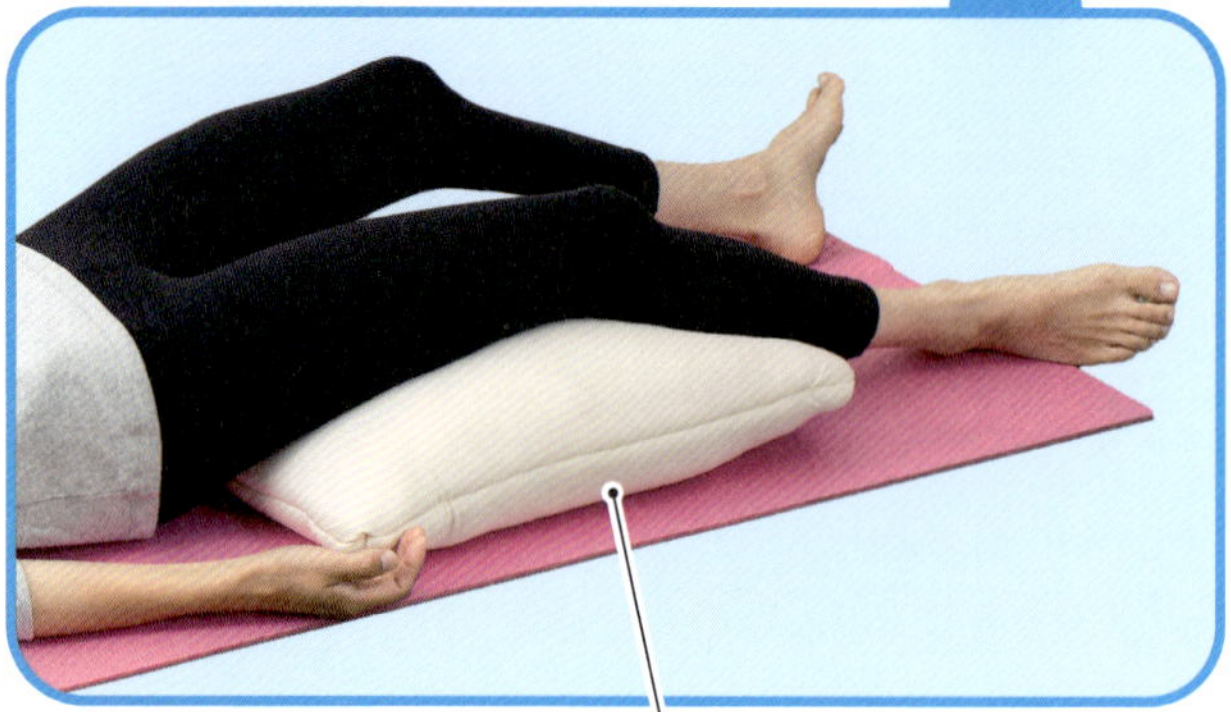

クッションは高反発のものなど、
硬めのものがよい

○

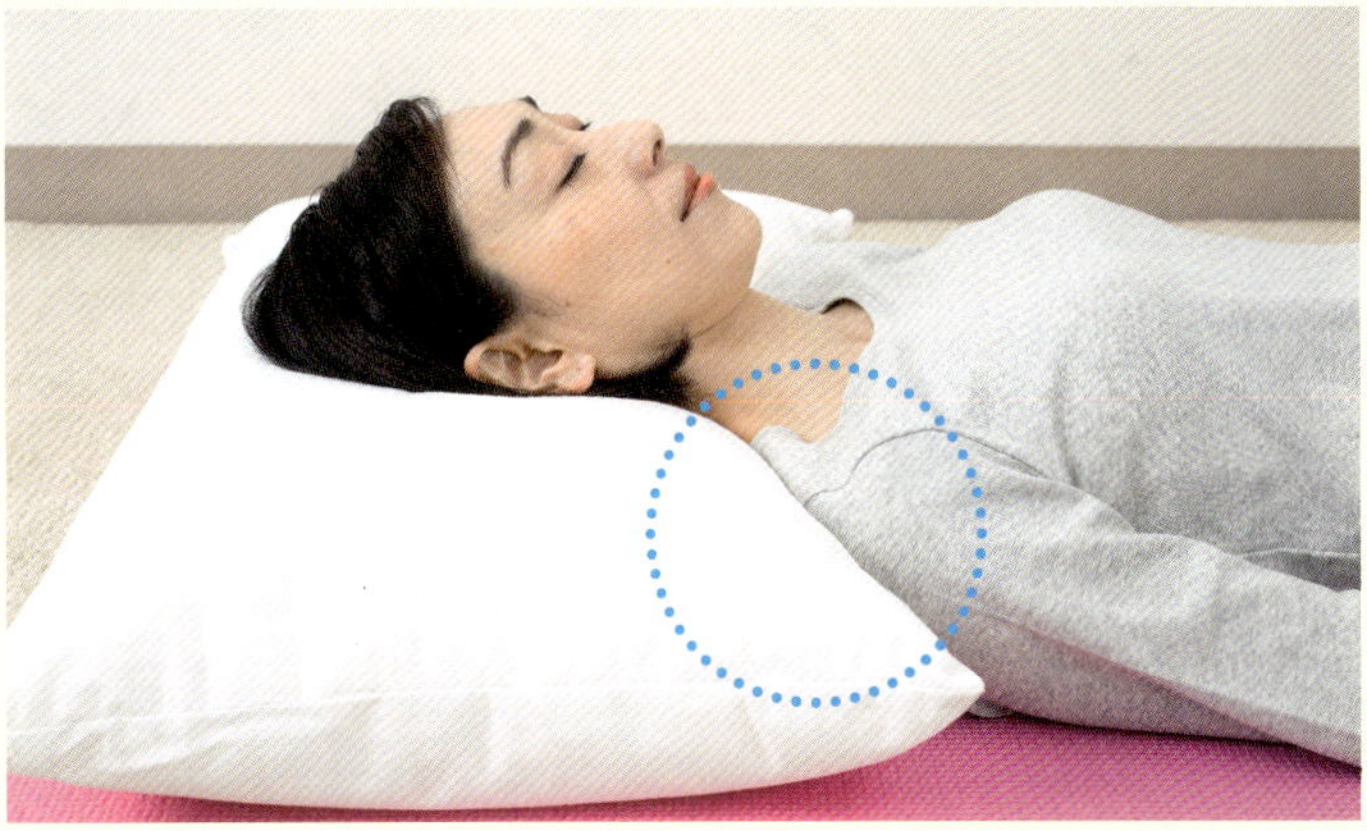

×

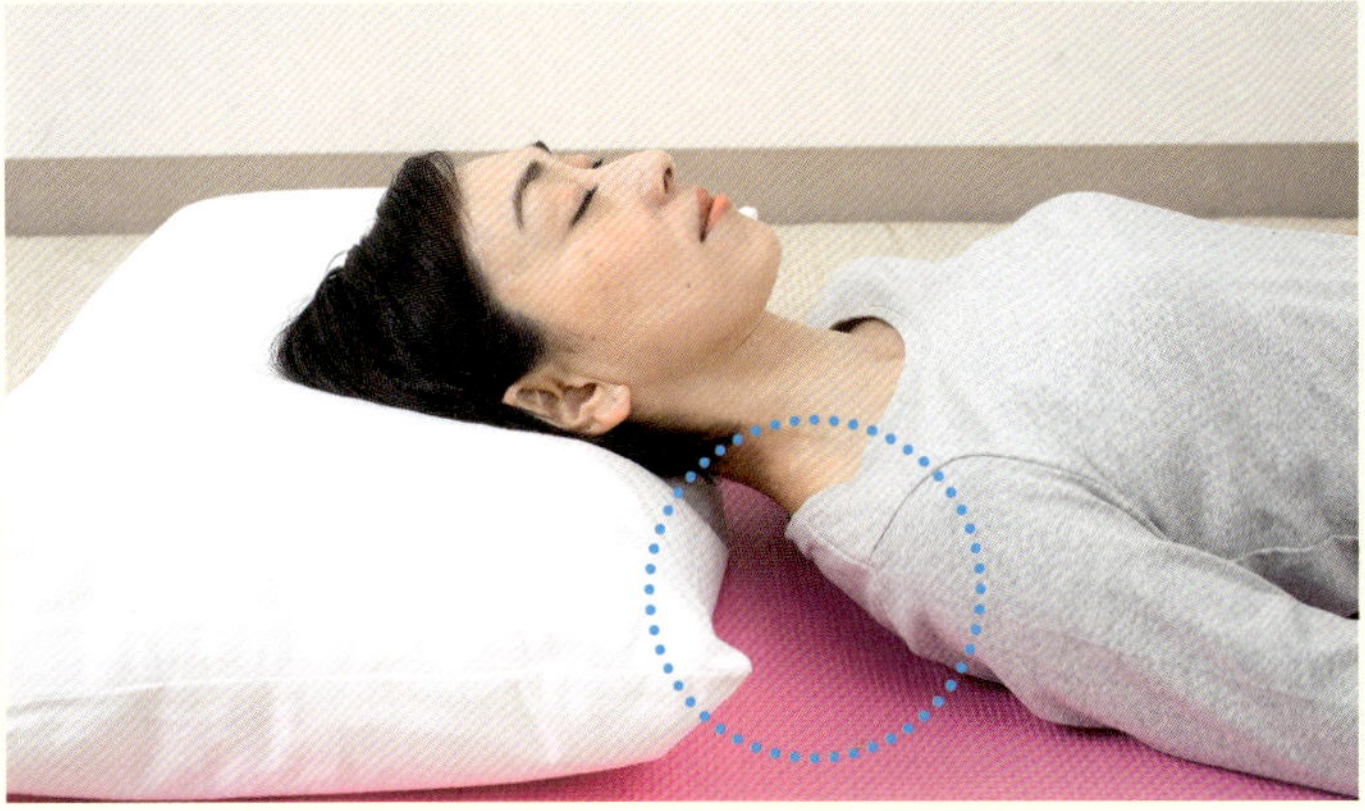

首の下に隙間ができるのはNG！

首の下に隙間があると、浮いた部分を支えるために周辺の筋肉が緊張します。就寝中ずっと緊張状態が続けば、首や肩の筋肉に疲労がたまって痛める原因になります。

なぜ枕とクッションを使うのか？

腰痛は、二足歩行をするようになったことが原因で人類が得た負の遺産です。四足歩行する動物には、腰痛は起こりません。頭の枕だけでなく、ひざの下にクッションを入れることで、骨盤が「四つん這い」の姿勢に近い状態になり、腰への負担が軽減されるのです。

脊柱起立筋をケアする

腰痛ケア②

「腰にやさしい寝方（うつぶせ）」

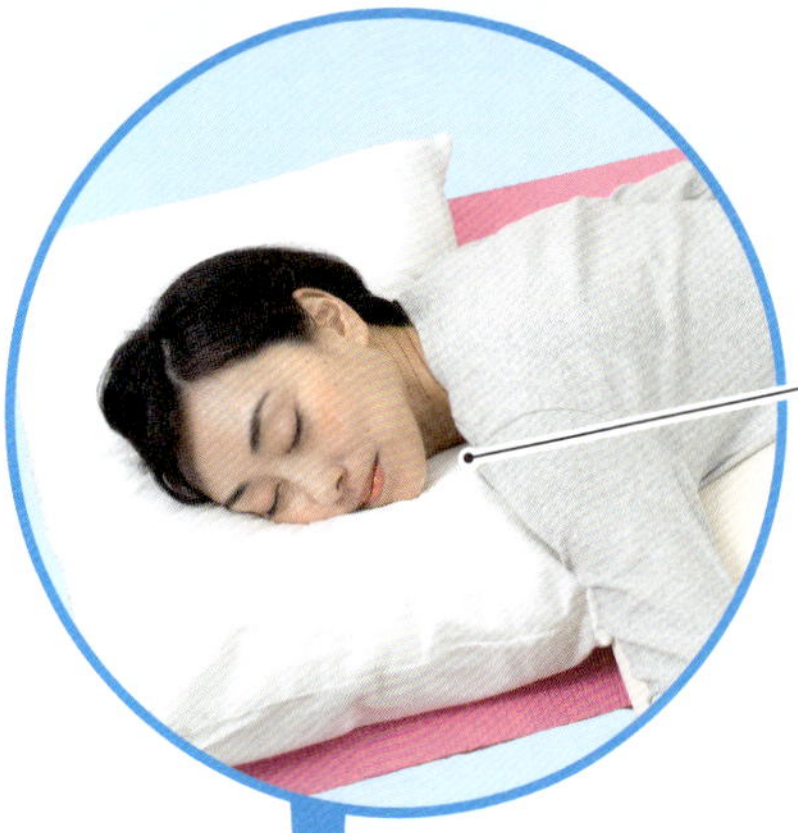

首の下に
隙間ができない
ようにする

1 枕には頭から
首全体をのせる

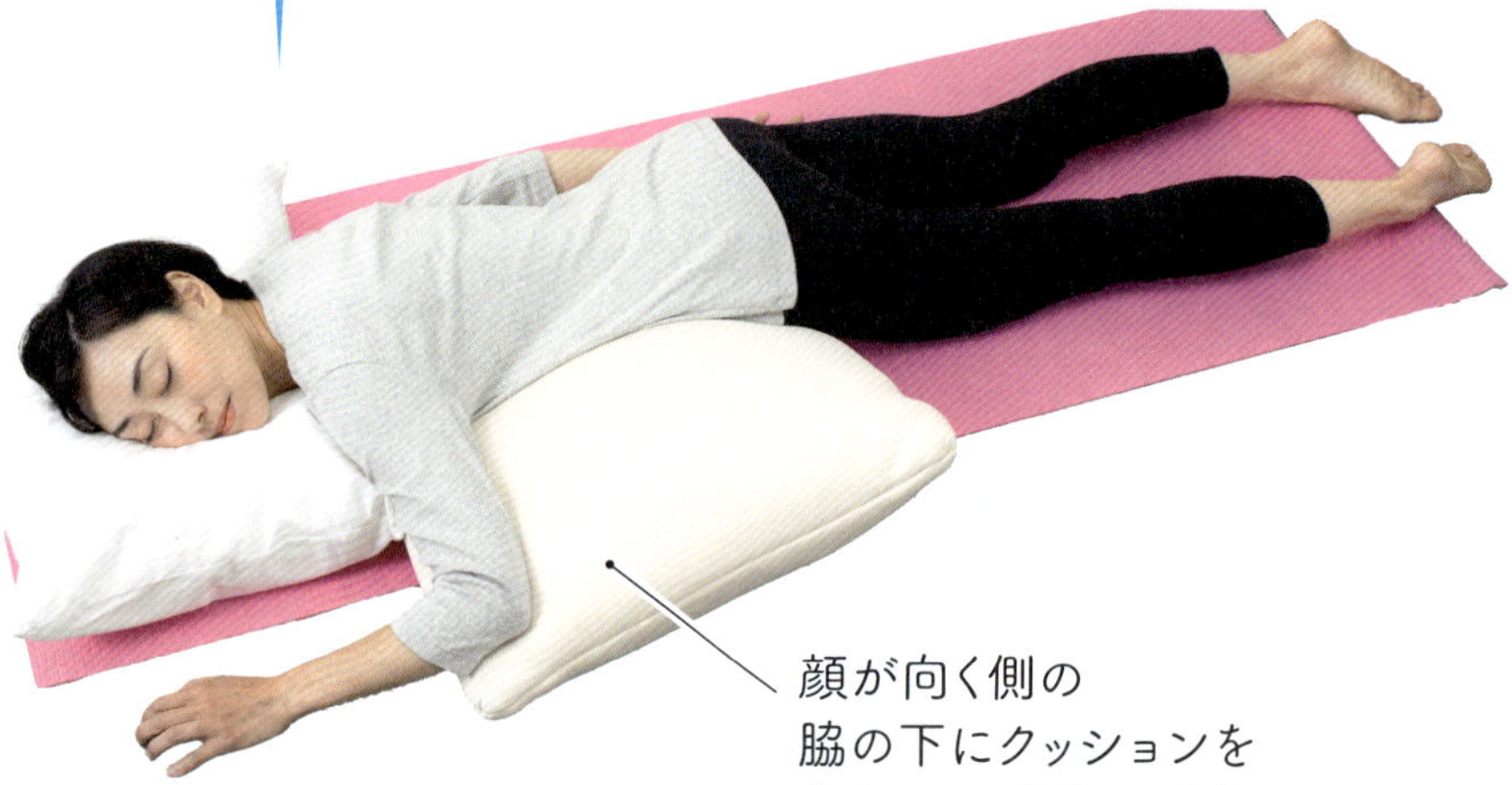

顔が向く側の
脇の下にクッションを
入れるのがポイント！

2 クッションには、
腕、脇から腰まで、
片側の上半身全体をのせる

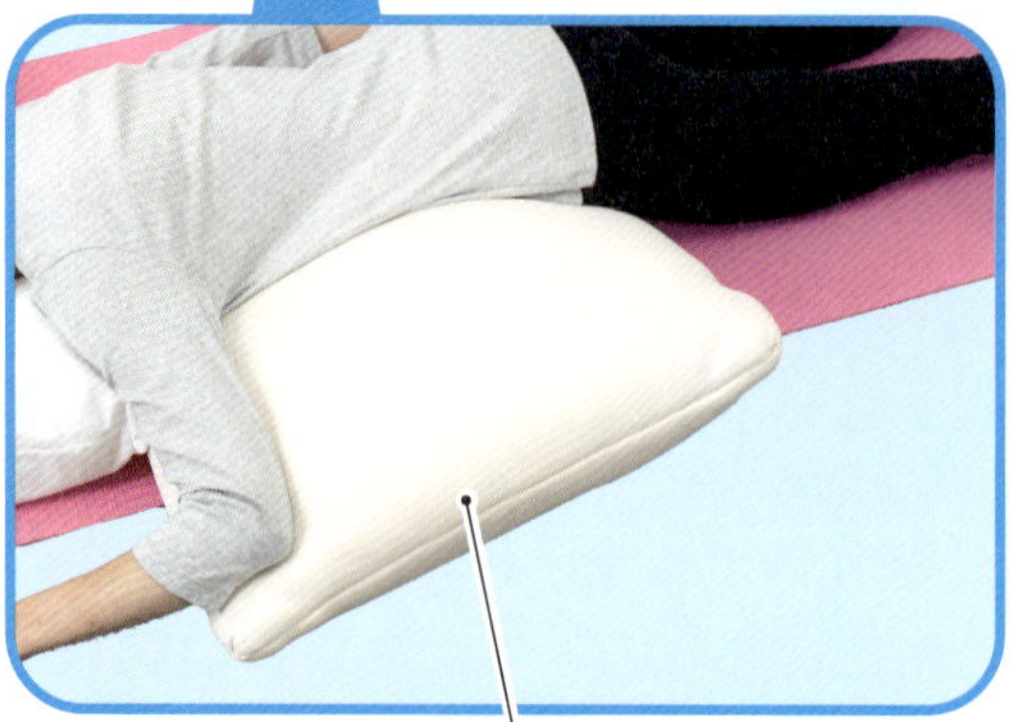

クッションは高反発のものなど、
硬めのものがよい

○

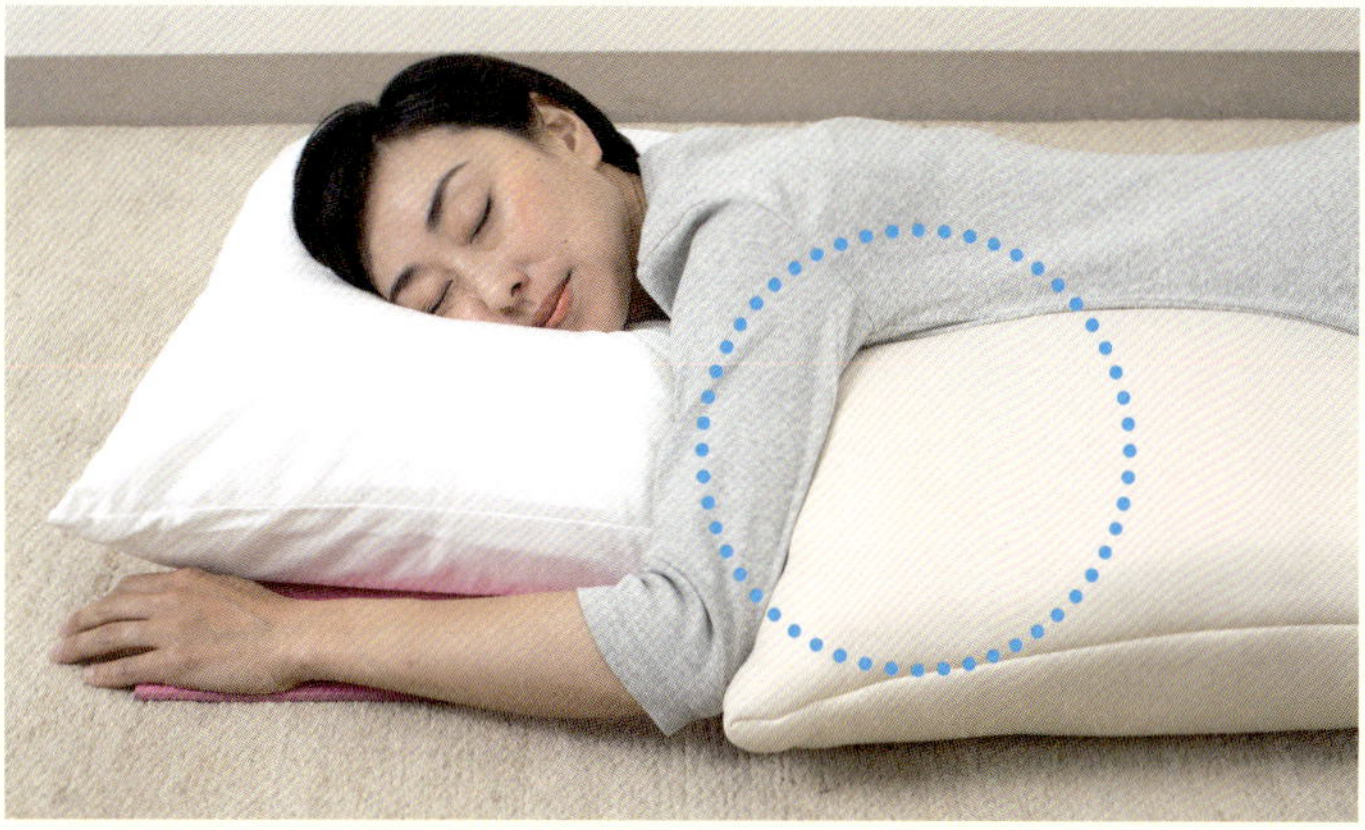

×

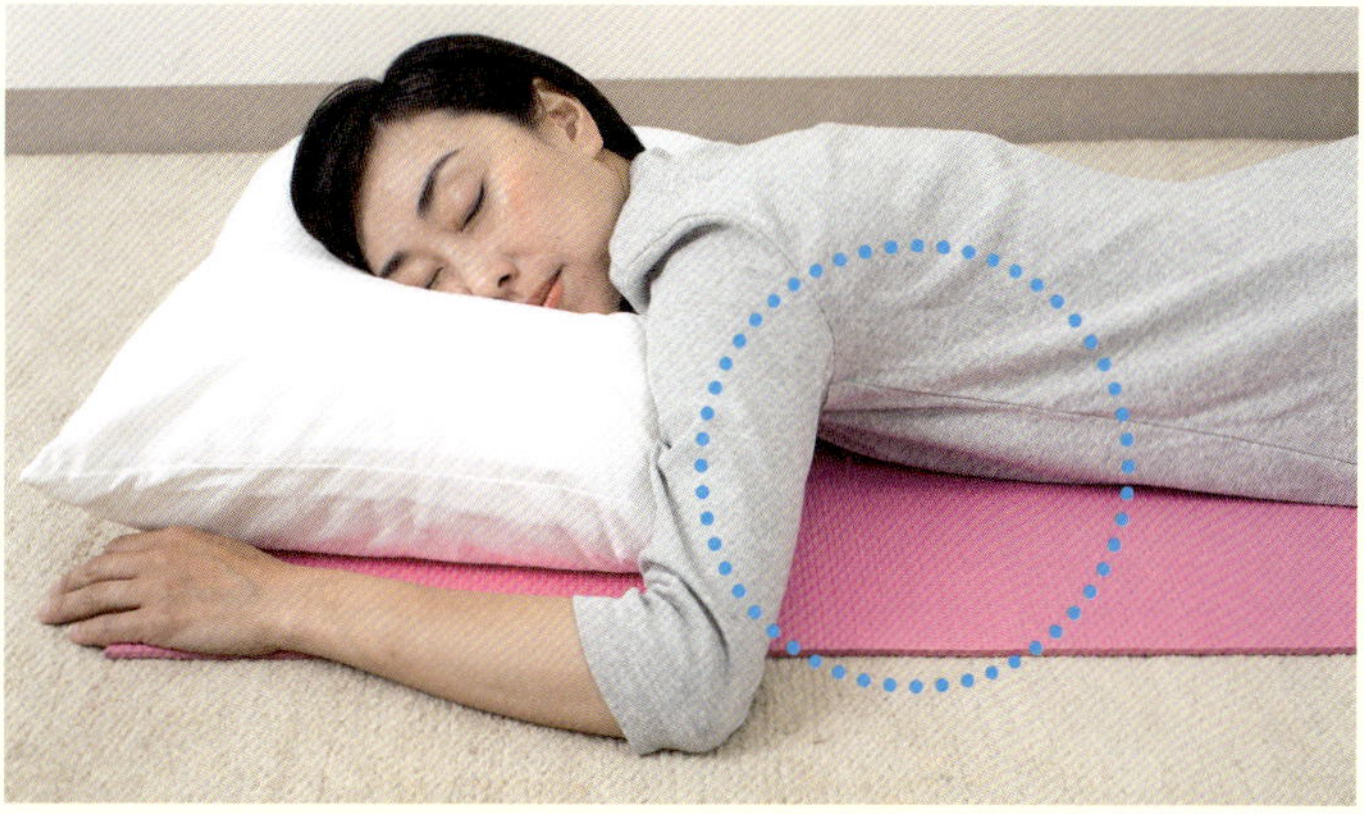

クッションを入れずに
脇の下に隙間ができるのはNG！

脇の下に隙間ができると、浮いた部分を支えるために周辺の筋肉が緊張します。眠っている間、緊張し続ければ、首や肩、腕などの筋肉を痛める原因になります。

なぜクッションを脇の下に入れるのか？

枕だけでなくクッションも使うのは、59ページで解説したとおり、骨盤を「四つん這い」の姿勢と近い状態にすることで、腰への負担を軽減するためです。うつぶせで寝るときは頭が横を向くため、顔側の脇の下にクッションを入れると体が浮くことなく休みやすくなります。

脊柱起立筋をケアする

腰痛ケア③

「腰にやさしい起き上がり方」

この姿勢からスタート！
よ〜い、ドン！

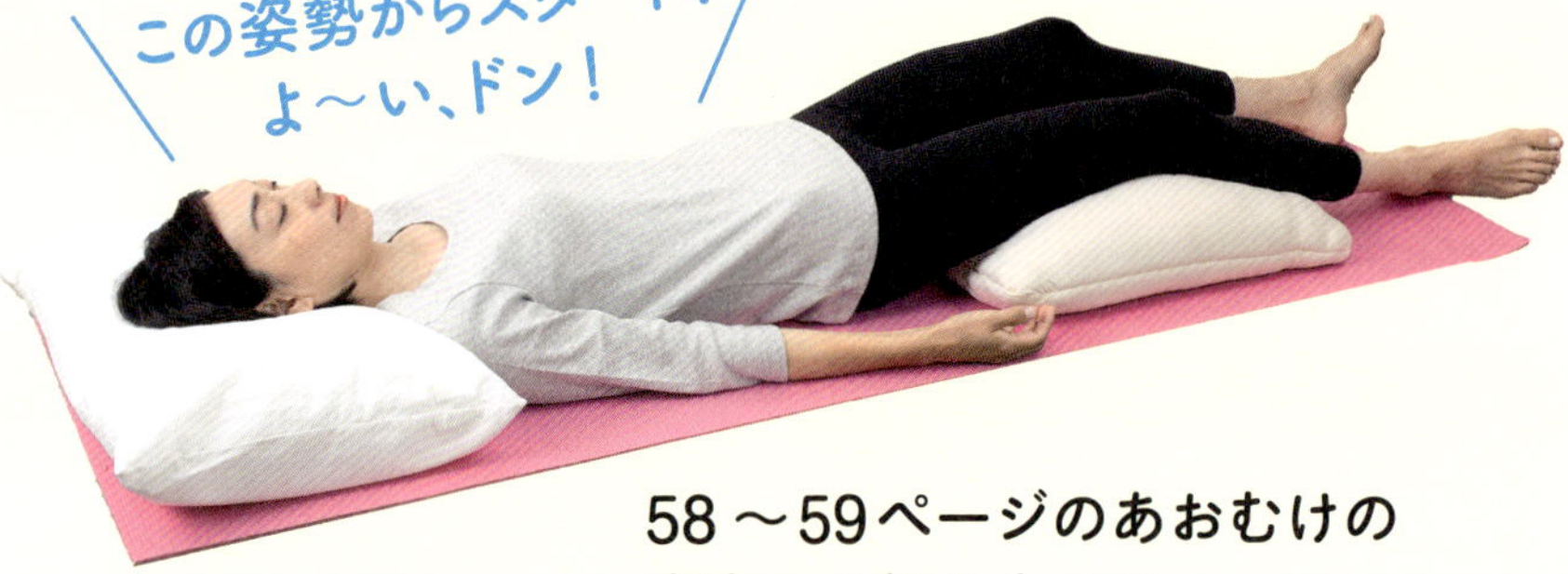

58〜59ページのあおむけの
寝方から起き上がる

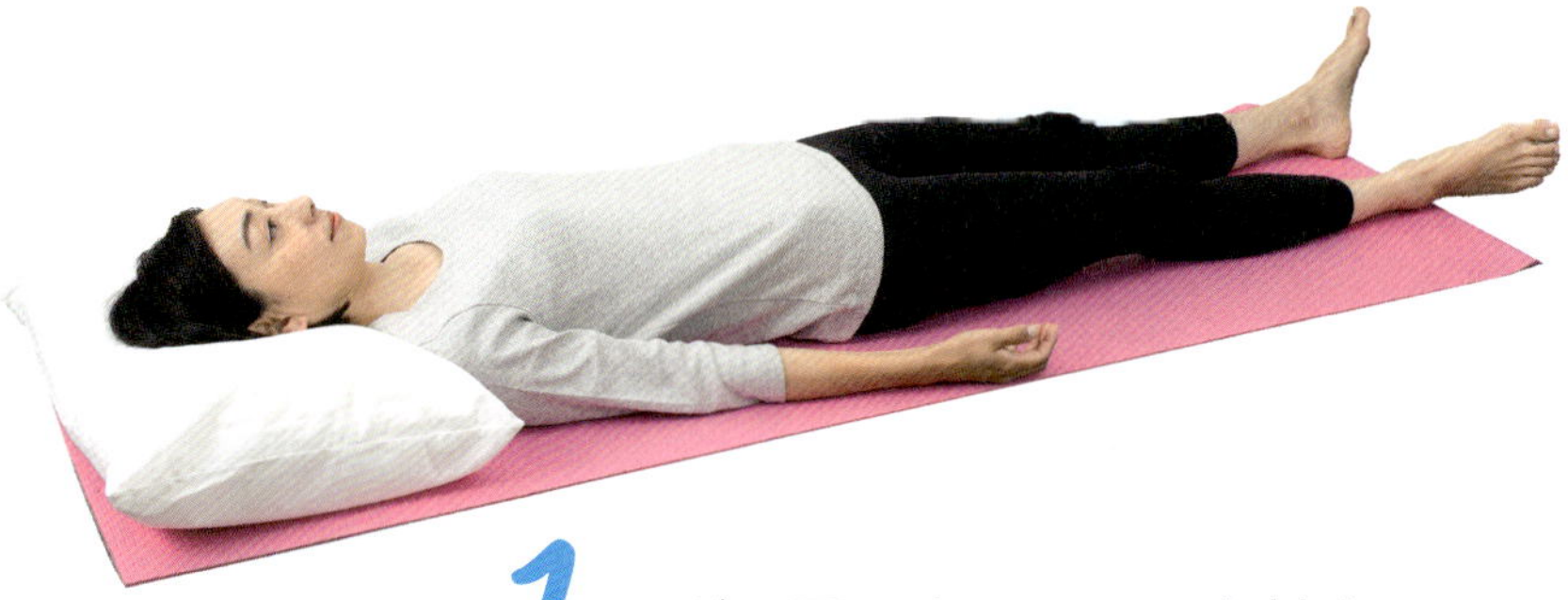

1 ひざの下のクッションを外す

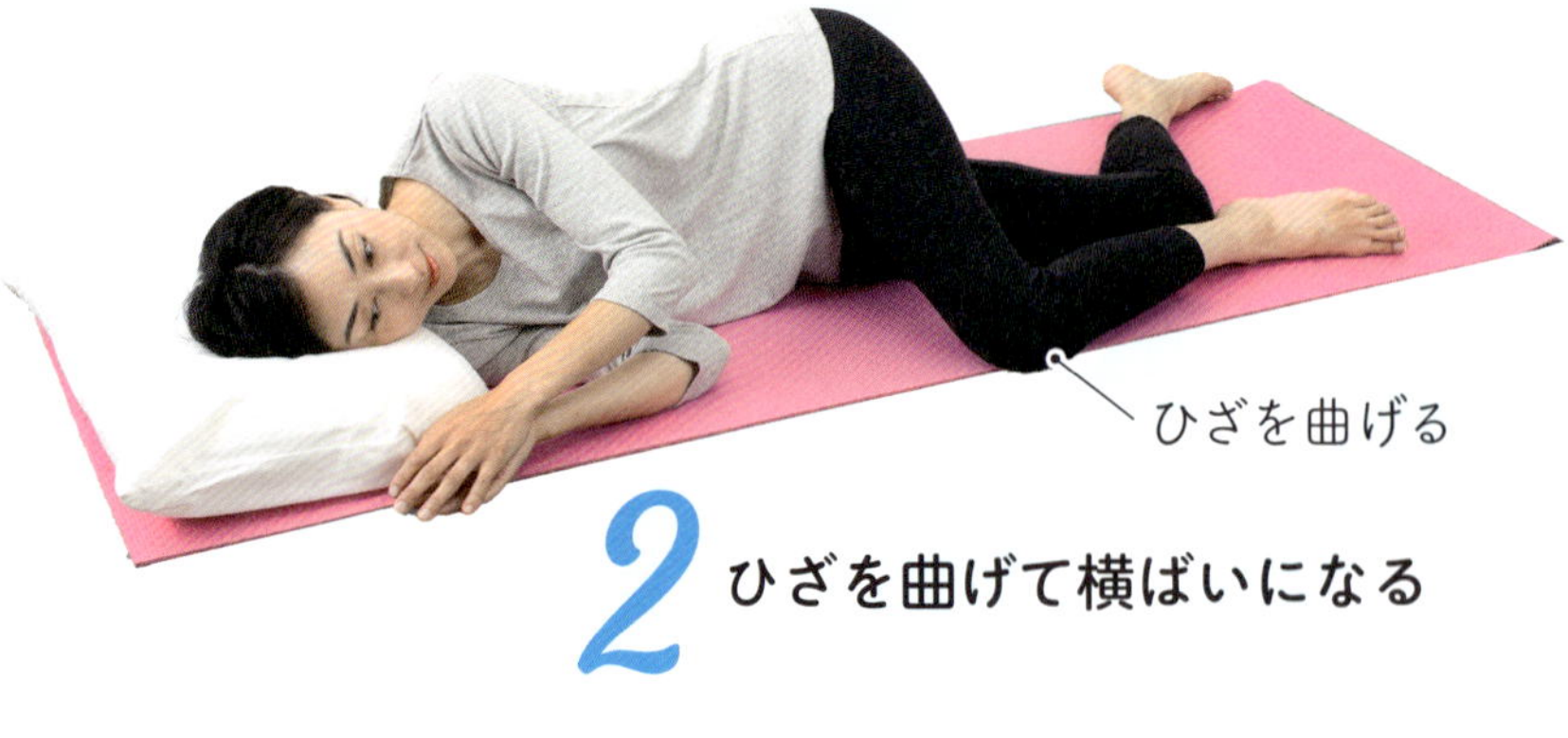

2 ひざを曲げて横ばいになる

ひざを曲げずに横ばいになると、
腰に大きな負担がかかるので注意！

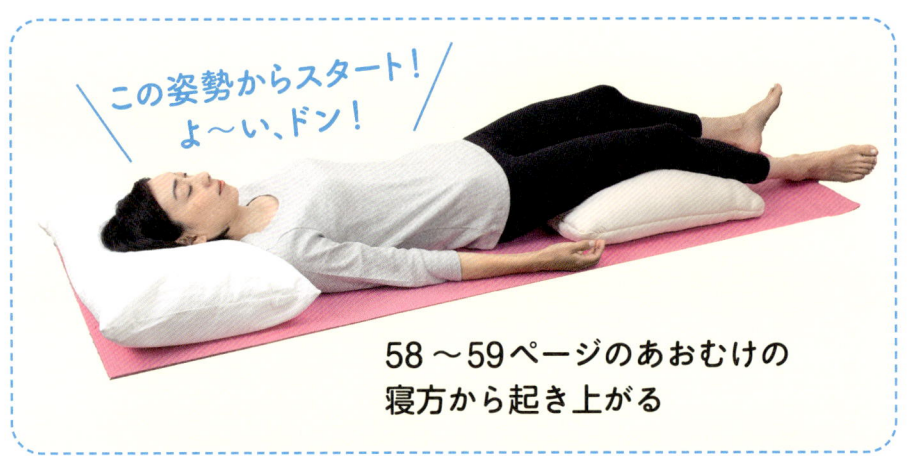

3 うつぶせになり、両手を床について脇を軽く締める

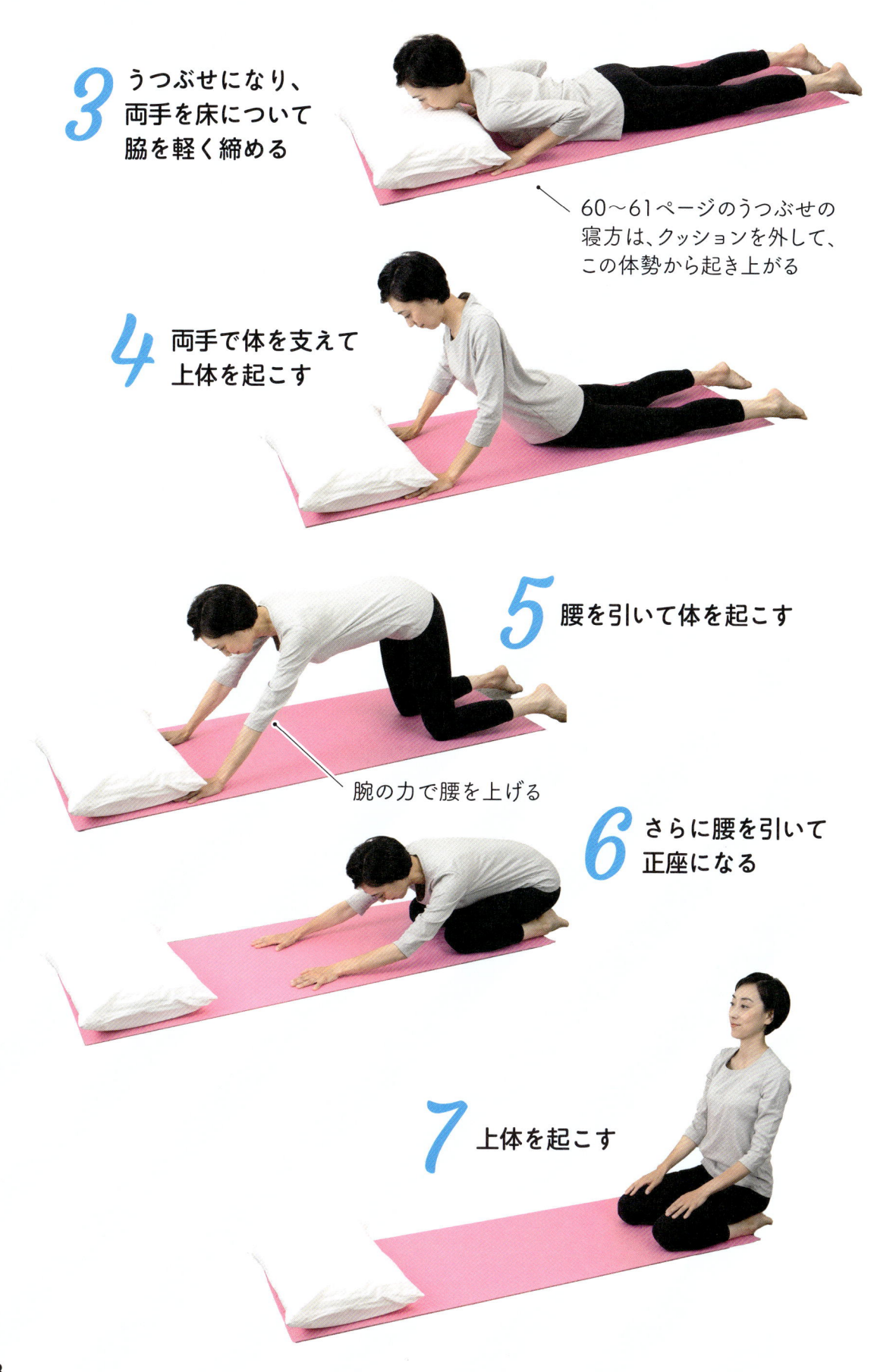

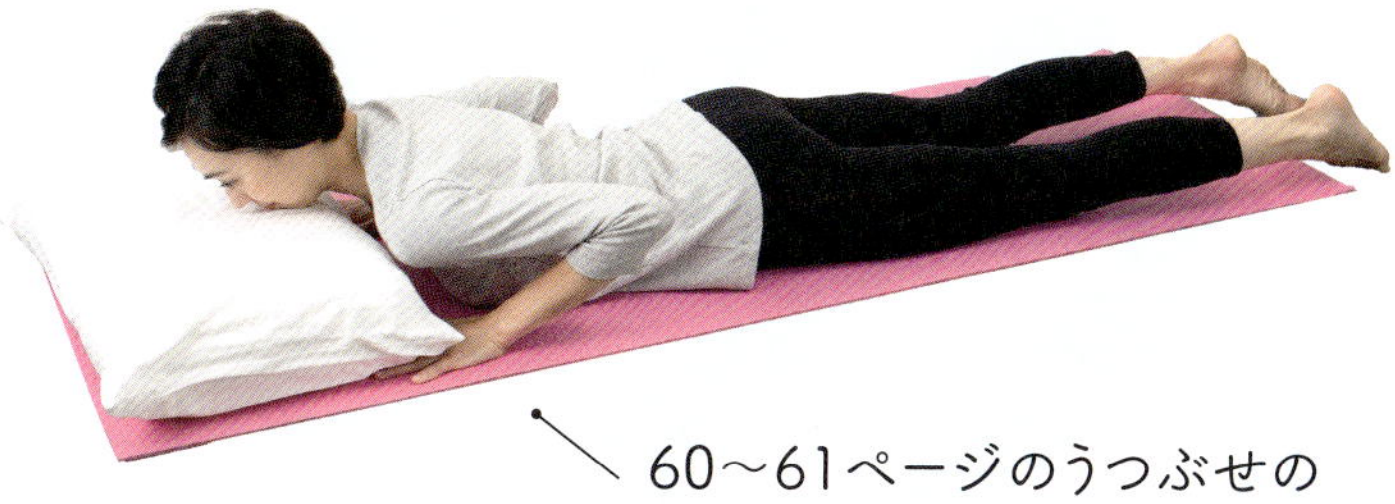

60～61ページのうつぶせの寝方は、クッションを外して、この体勢から起き上がる

4 両手で体を支えて上体を起こす

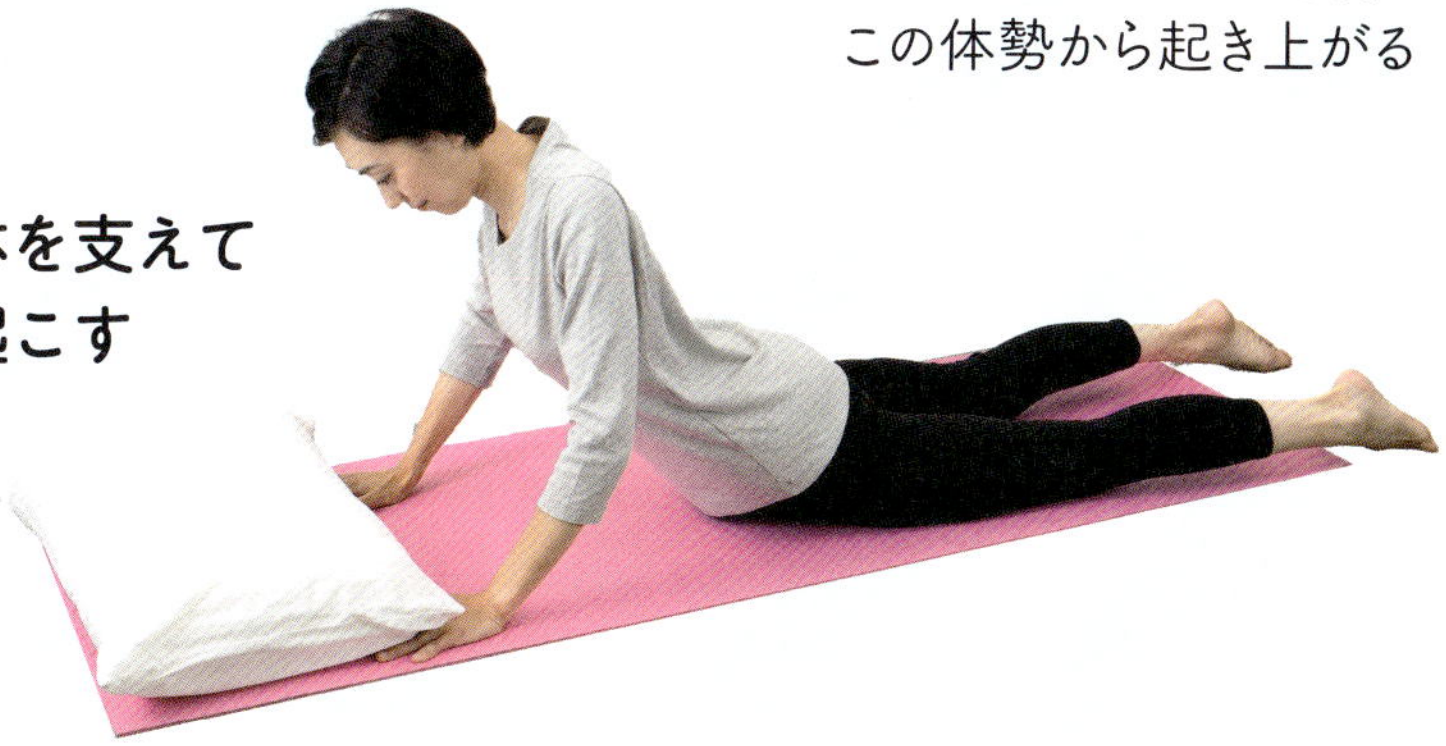

5 腰を引いて体を起こす

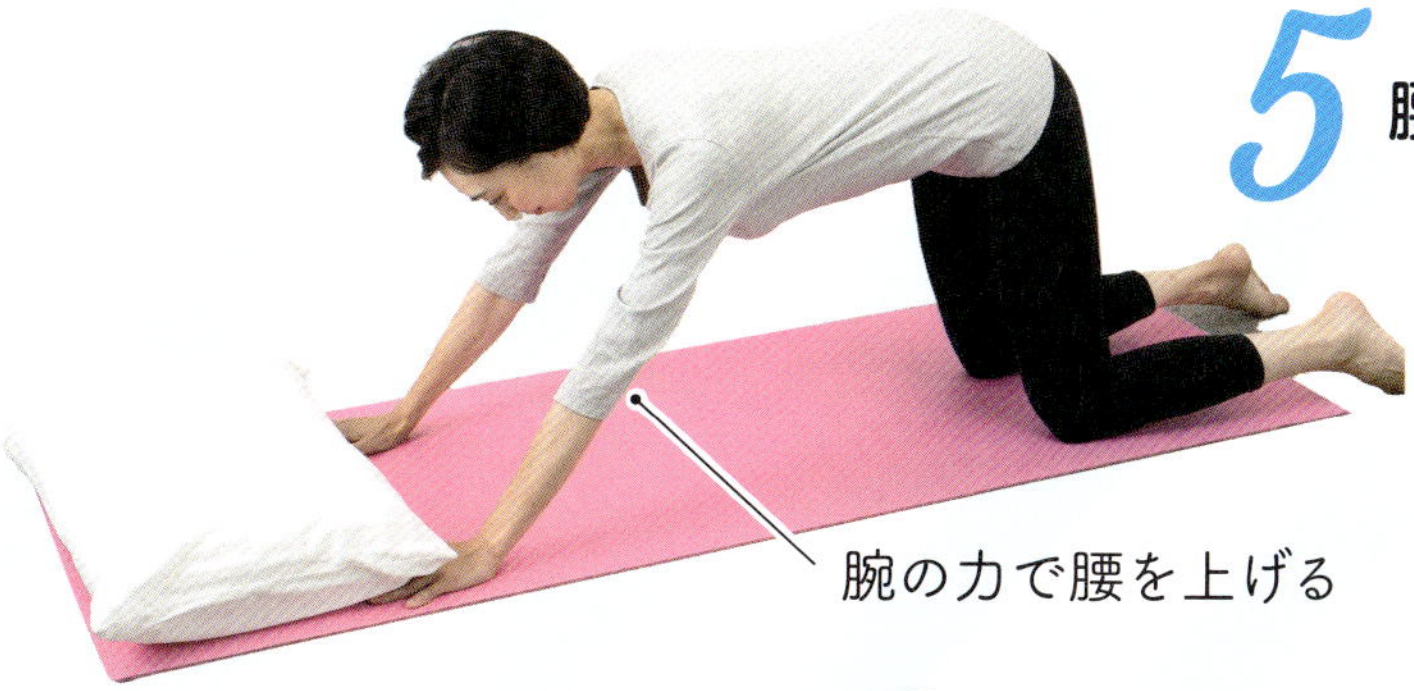

腕の力で腰を上げる

6 さらに腰を引いて正座になる

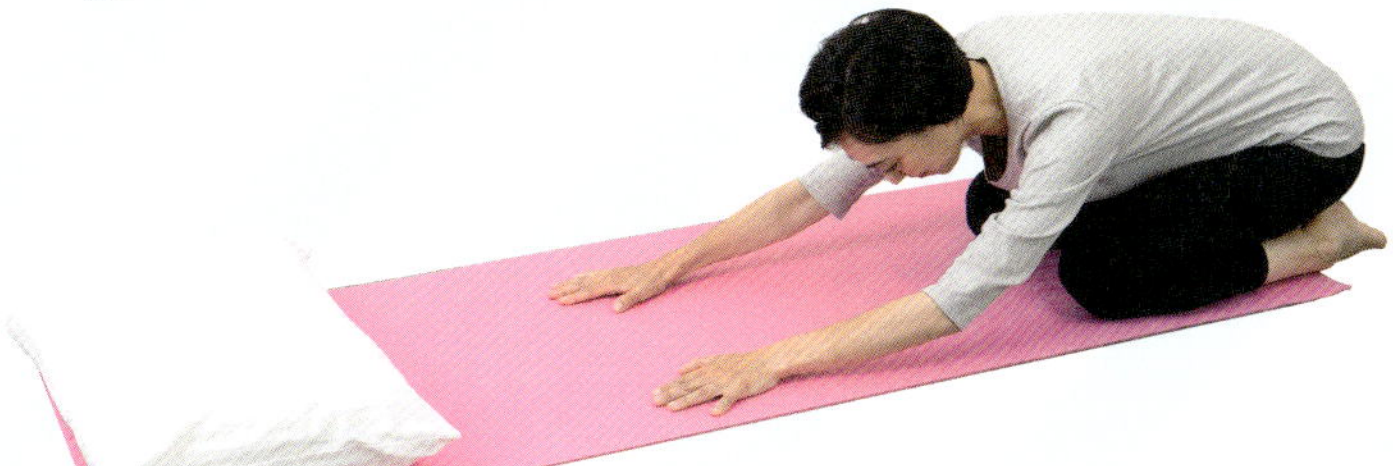

7 上体を起こす

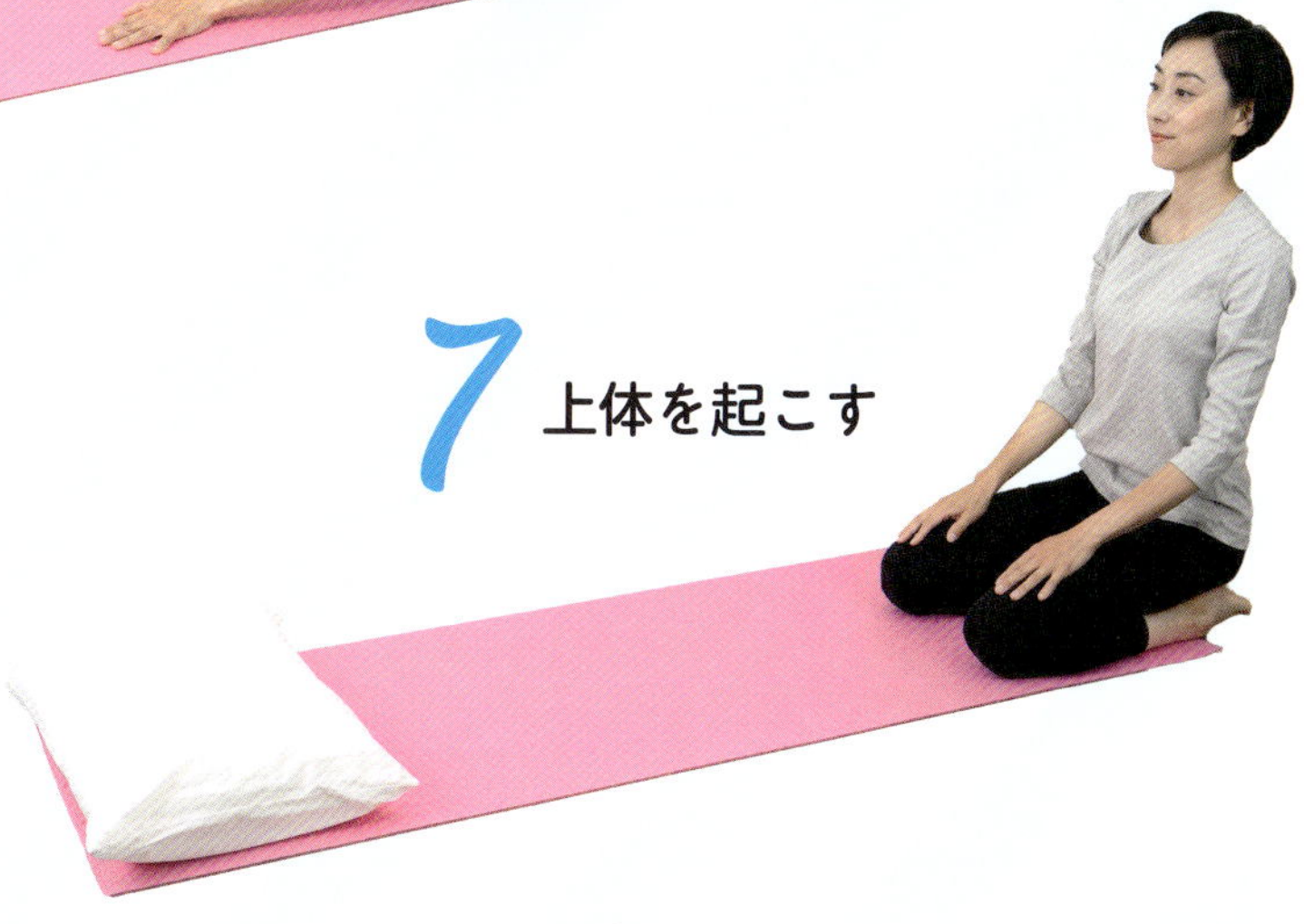

column
2

多くの腰痛は診断が難しい！
特異的腰痛《とくいてきようつう》・非特異的腰痛《ひとくいてきようつう》とは？

腰痛とは、単に「腰が痛い」ことを示す言葉であり、病名ではありません。腰痛を分類すると、①**特異的腰痛**②**非特異的腰痛**の2種類に大別されます。

①**特異的腰痛**とは、医師による診断やレントゲン、MRIなどの画像検査によって原因が特定できる腰痛をいいます。代表的なものは、腰部脊柱管狭窄症・すべり症・腰椎椎間板ヘルニアなどです。その他にも、腰部の圧迫骨折・すい臓がん・がんの脊椎への転移・感染性の脊椎炎・解離性大動脈瘤《かいりせいだいどうみゃくりゅう》・尿路結石などの病気の場合もあります。

②**非特異的腰痛**は、医療機関を受診しても原因不明とされるものです。24～25ページで解説した筋・筋膜性腰痛やぎっくり腰などを含む多くの腰痛が該当し、全腰痛の約85%を占めています。原因不明とされる大きな要因は、患部がレントゲン、MRIなどの画像検査によって特定できないことによります。

特異的腰痛　約15％

医療機関で
診断が出る腰痛

- 腰部脊柱管狭窄症
- すべり症
- 腰椎椎間板ヘルニア
- 腰部の圧迫骨折
- すい臓がん
- がんの脊椎への転移
- 感染性の脊椎炎
- 解離性大動脈瘤
- 尿路結石 など

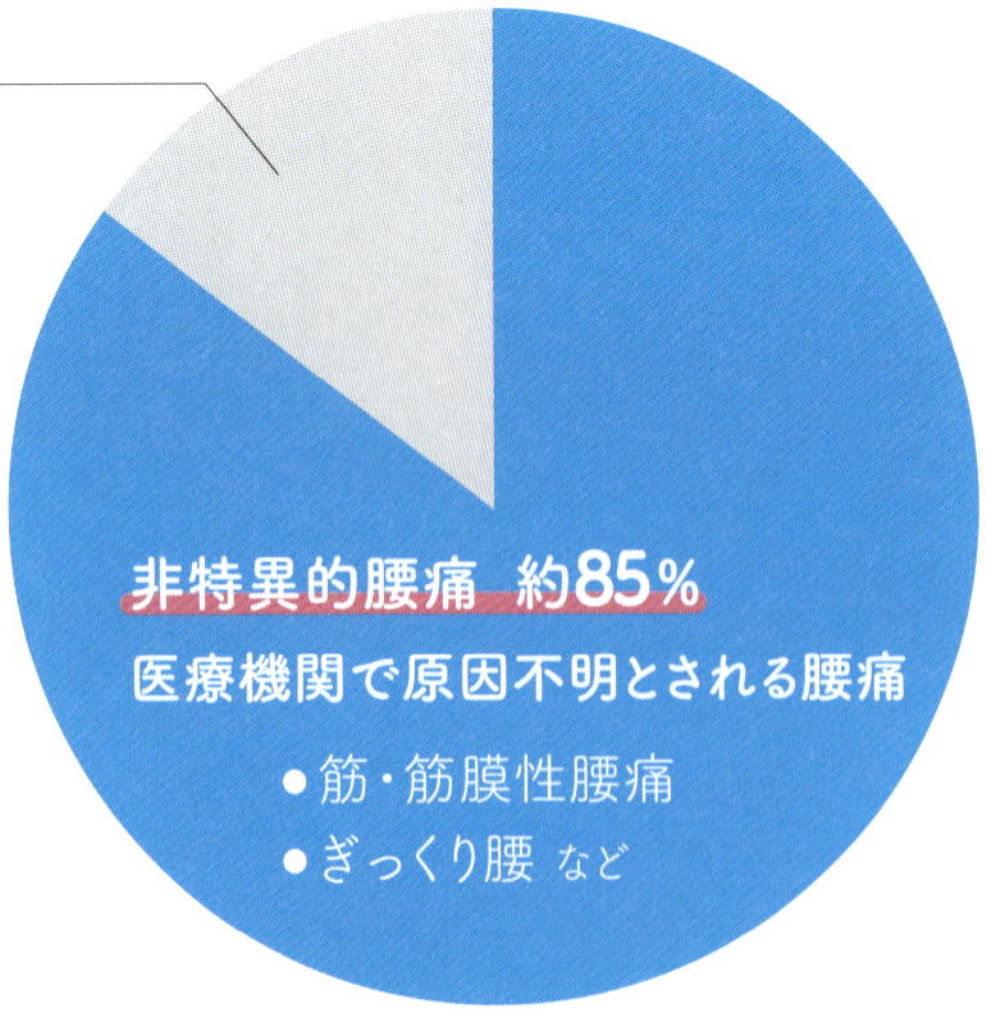

腰痛の約85％は、病院などの医療機関では診断が難しい

第3章

肩まわりの筋肉を鍛える
筋トレ＆ストレッチ

しつこい痛みがつらい肩こりは、肩甲骨や肩関節をしっかり動かして
肩の筋肉の血行を促進すればすぐにラクになります。

この章で鍛える主な筋肉

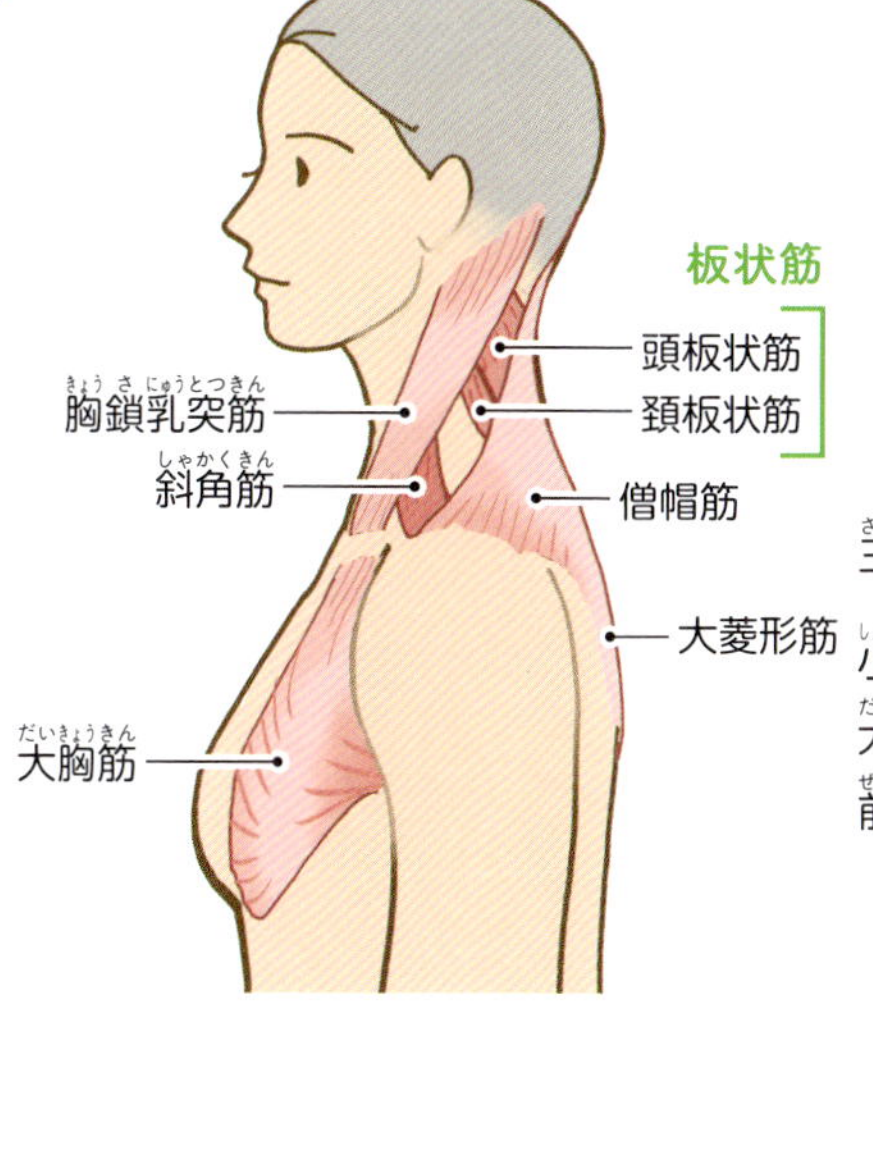

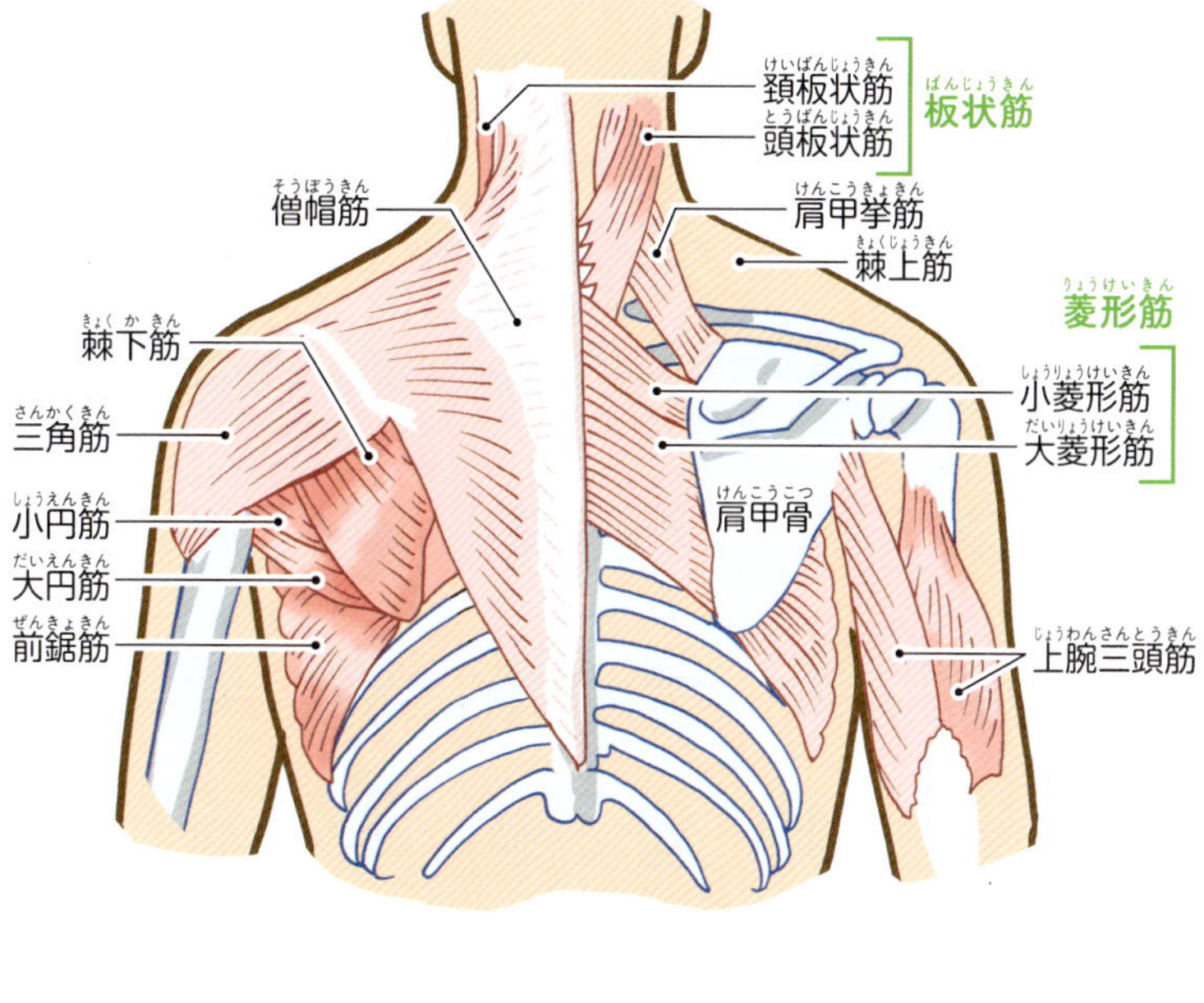

トレーニング⑨

ボールを使って「乗って伸ばす」運動

こわばった肩をほぐして肩こり解消!

肩と首、後頭部全体に
ボールをしっかり密着させる

※オモリの準備は
37ページ参照

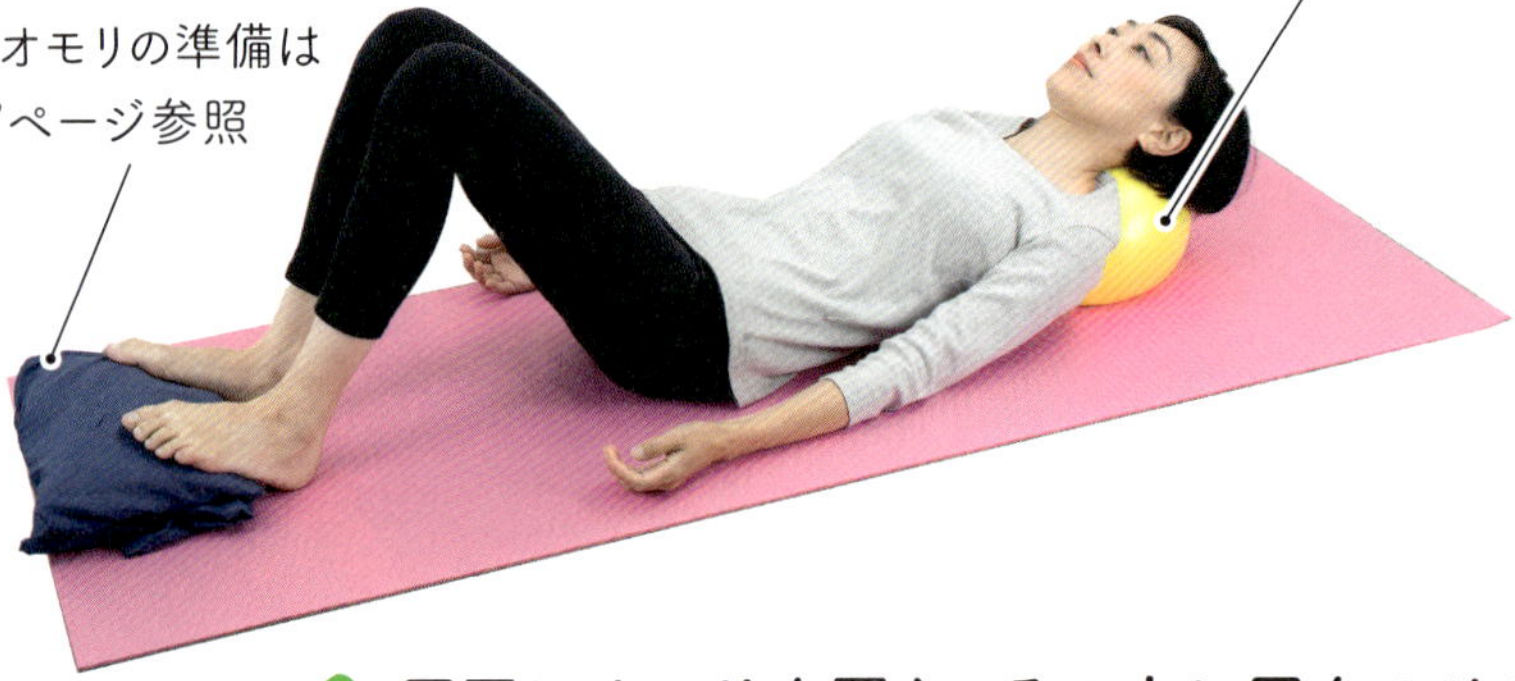

1 足元にオモリを置き、その上に足をのせる。
ひざを曲げ、あおむけに寝て、
ボールを首の下に入れる

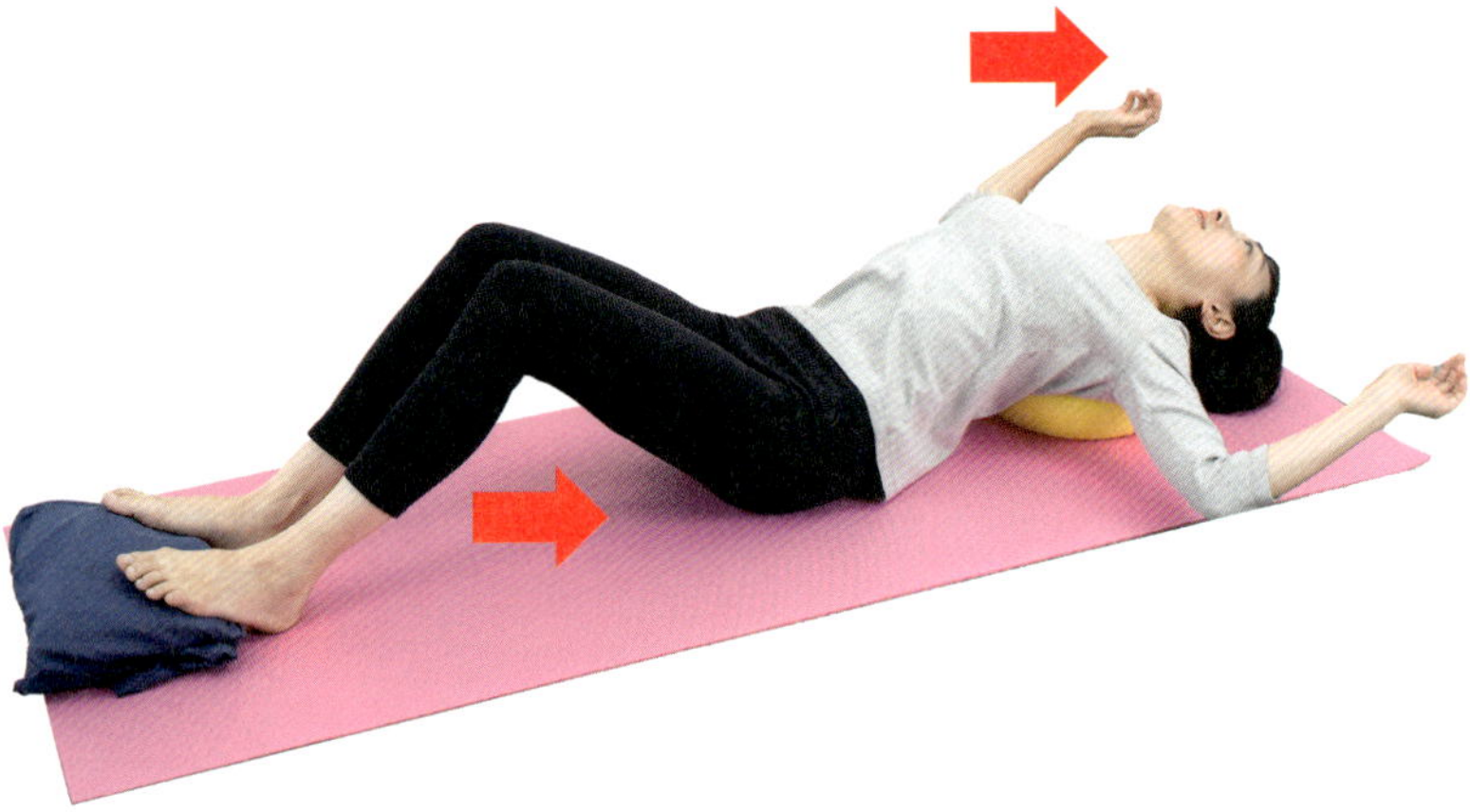

2 両腕を頭の横で開き、ひざを軽く伸ばしながら上半身をボールに乗せるように重心を移動する

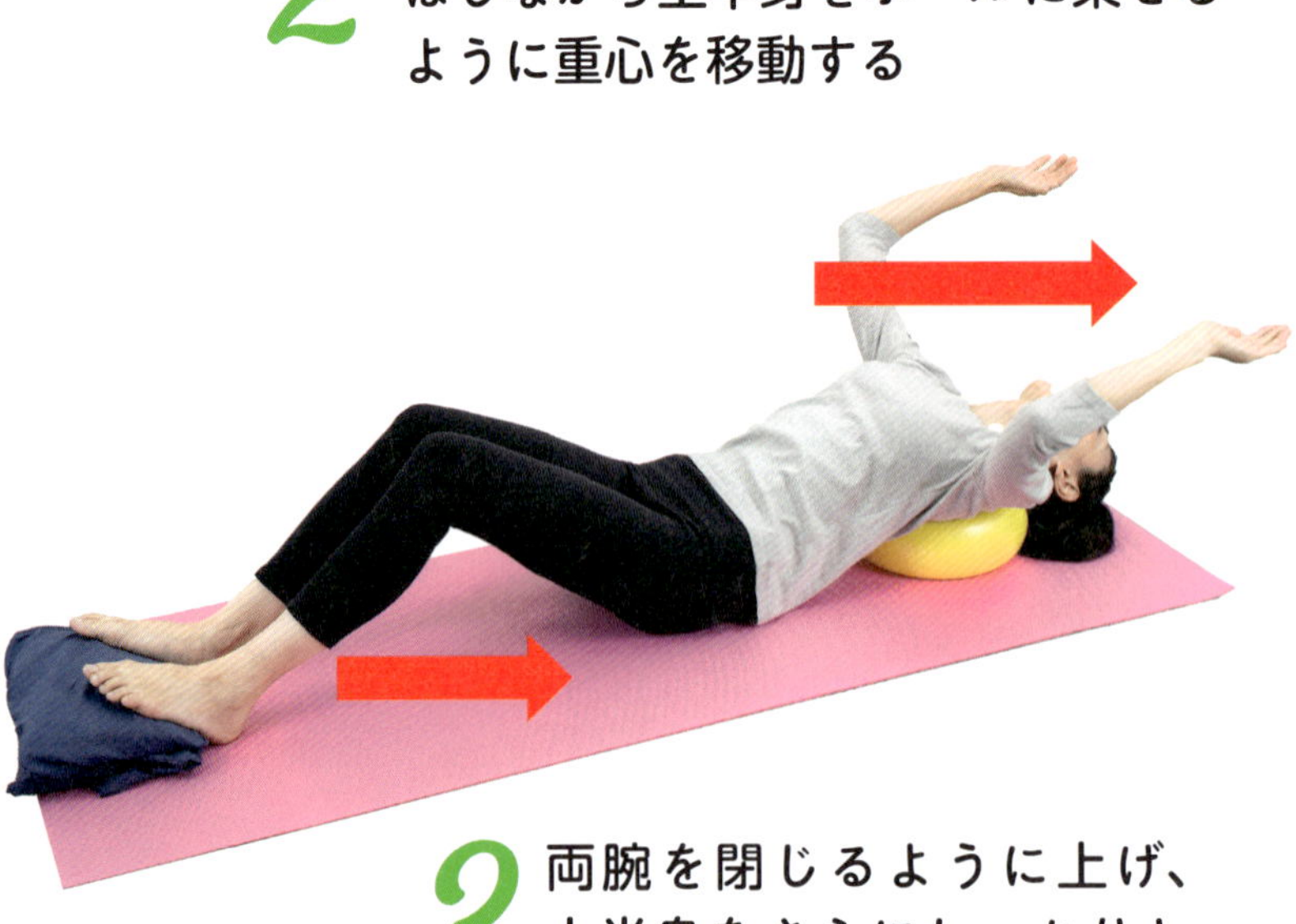

3 両腕を閉じるように上げ、
上半身をさらにしっかりと
ボールに乗せる

疲労や肩こりがあるときにおこなう

4 ボールを転がすようにひざを伸ばしながら、上半身の位置を動かす。同時に両腕を下げて、肩甲骨が開くのを実感する。今度はひざを曲げながら両腕を閉じるように上げる。

5分間くり返しおこなう

肩甲骨が開くのをしっかり実感しよう！

肩甲骨とともに周囲の筋肉が連動して動くことで、血行が促進されて肩こりが改善される

猫背の解消にも効果あり！

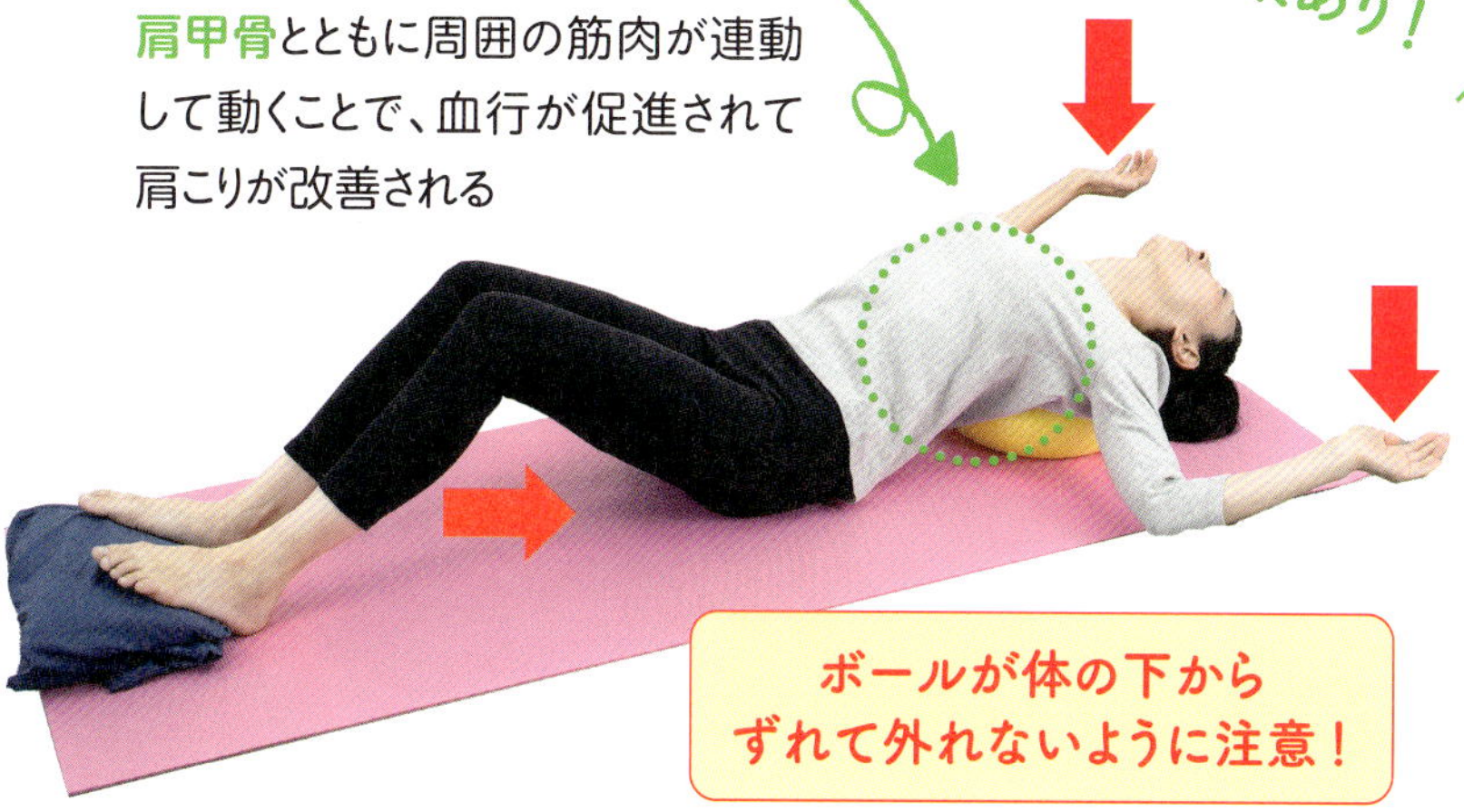
ボールが体の下からずれて外れないように注意！

5分間くり返す

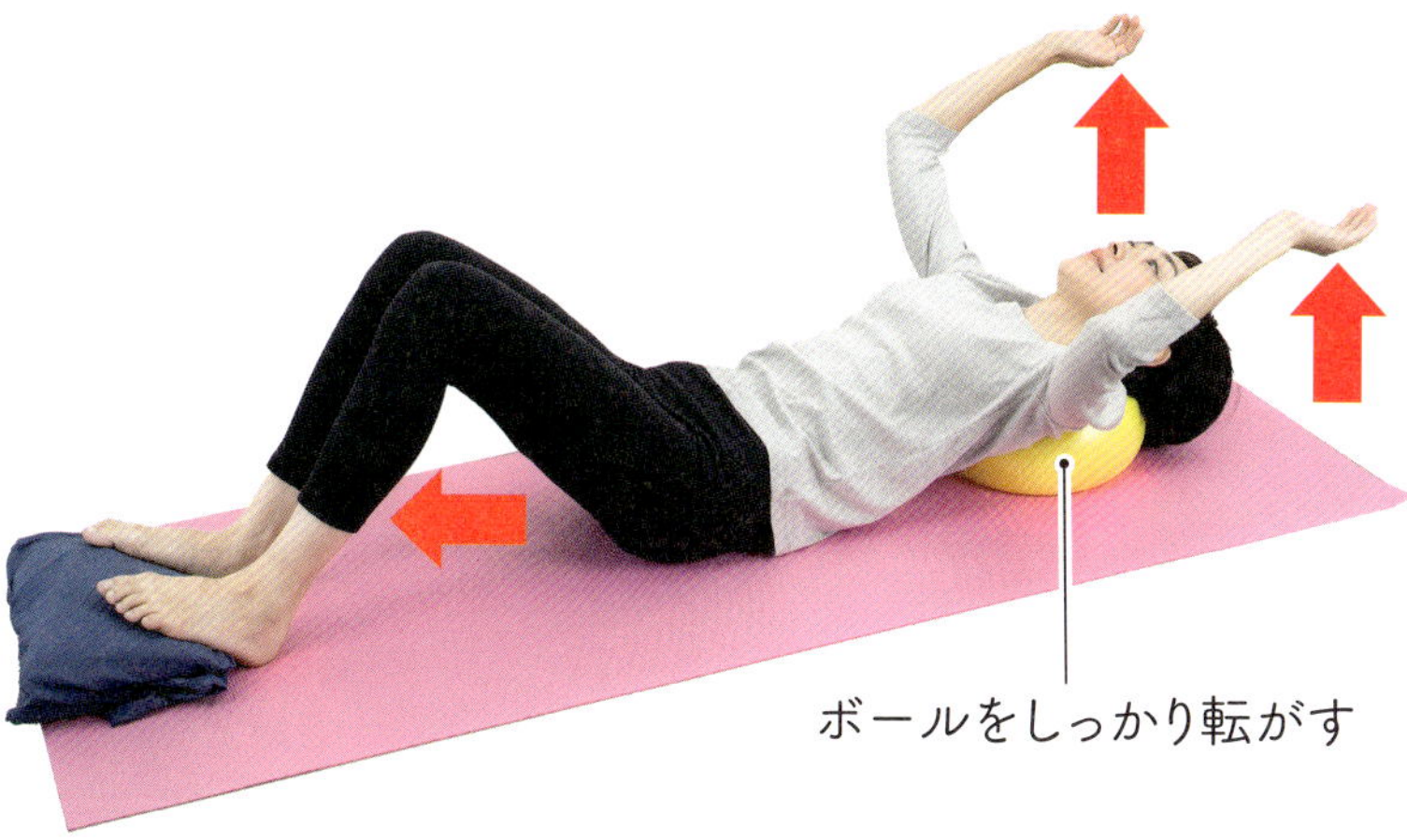
ボールをしっかり転がす

トレーニング⑩ 肩甲骨を動かして猫背を改善

ボールを使って「肩甲骨動かし」運動

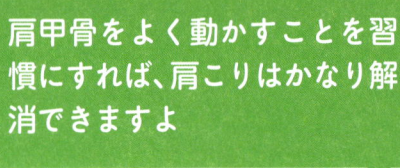

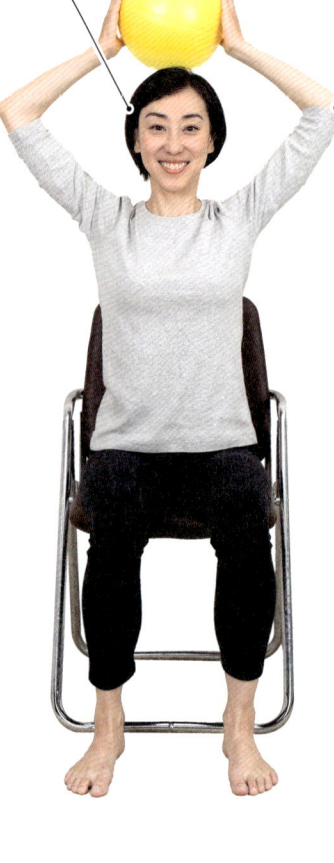

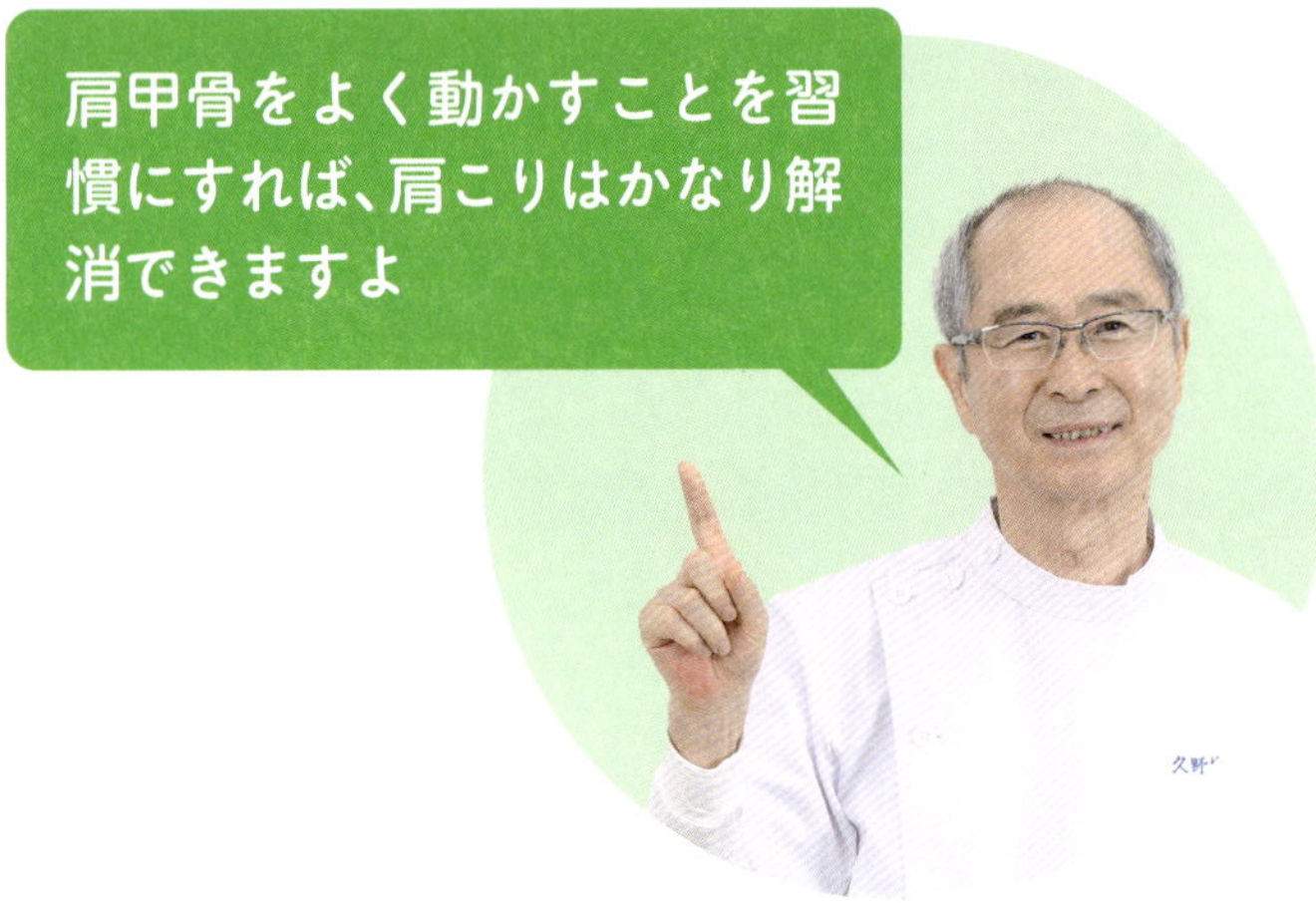

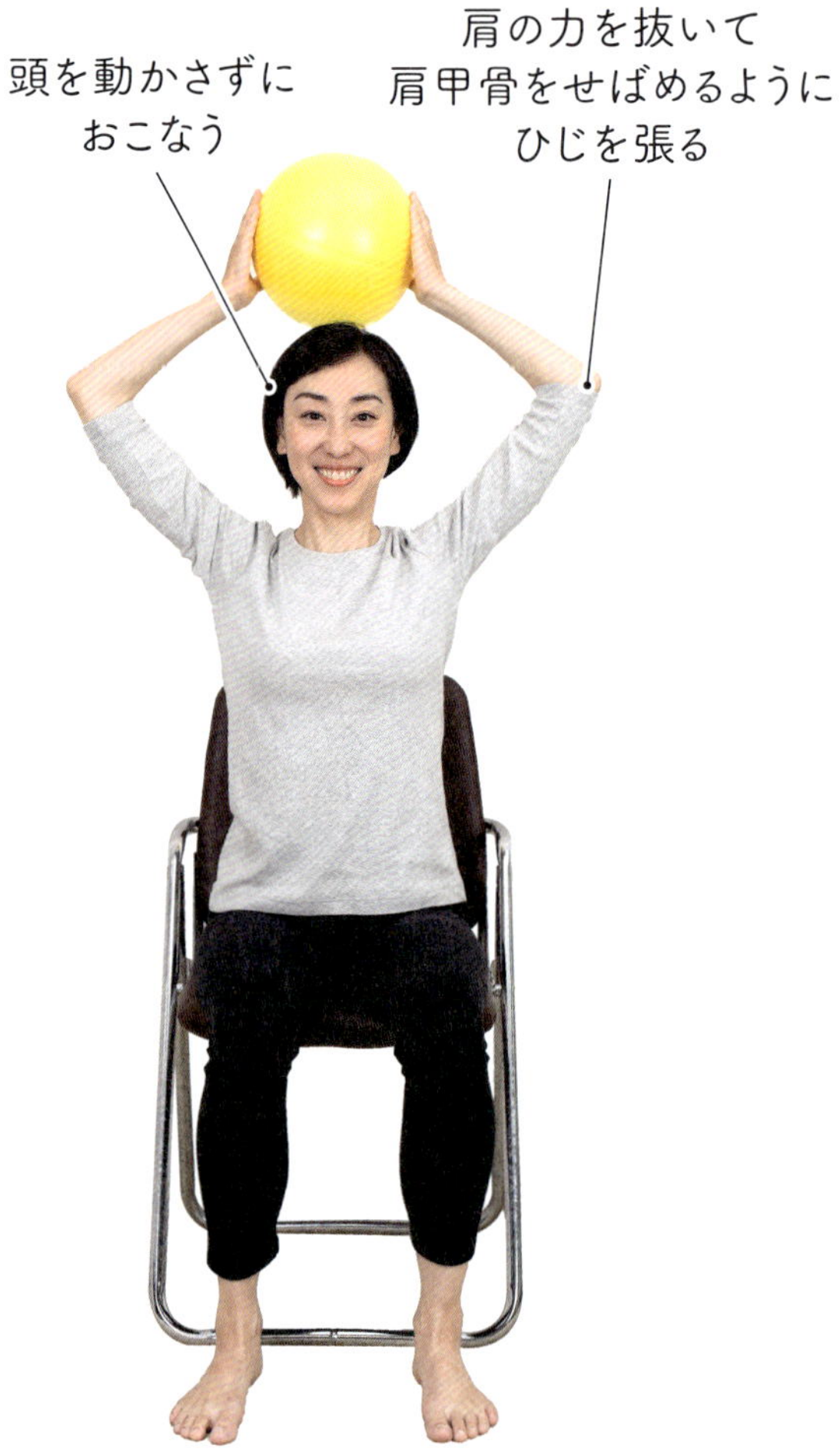

肩甲骨をよく動かすことを習慣にすれば、肩こりはかなり解消できますよ

頭を動かさずにおこなう
肩の力を抜いて肩甲骨をせばめるようにひじを張る

1 **イスに座って、ボールを両手ではさみ、頭の後ろまで上げる**

※四十肩などで腕が上がらない人は、76〜77ページの「ダンベル上げ」運動をおこなうとよい

1日2セット
おこなう

なぜボールを頭の後ろまで上げるのか？

1でボールをしっかりと頭より後ろまで上げないと、肩甲骨が十分に動きません。また、肩甲骨をよく動かすためには、頭を動かさないことも重要です。

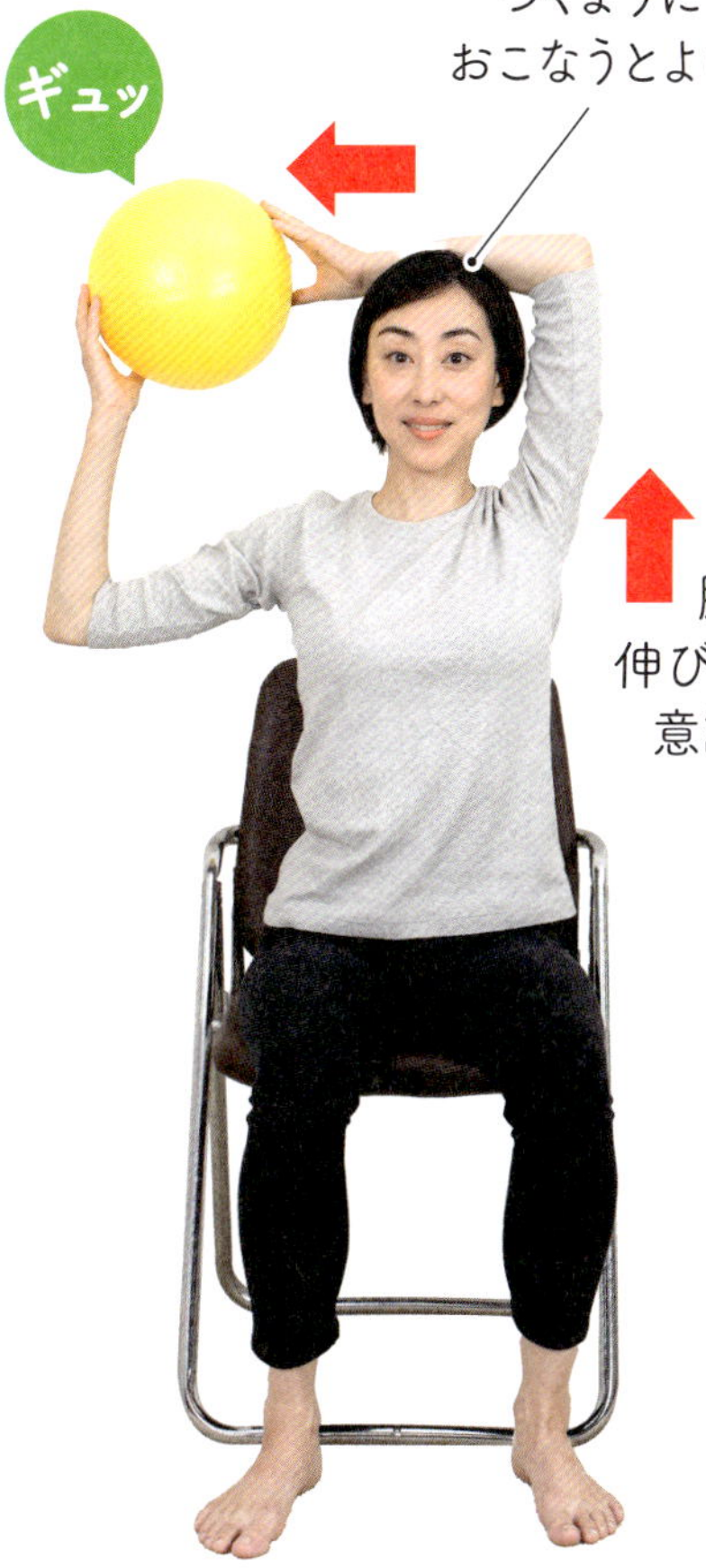
左腕が後頭部に
つくように
おこなうとよい
ギュッ
脇が
伸びるように
意識する

2 ボールに力を込めて しっかり持ちながら 右後方に。10秒保つ

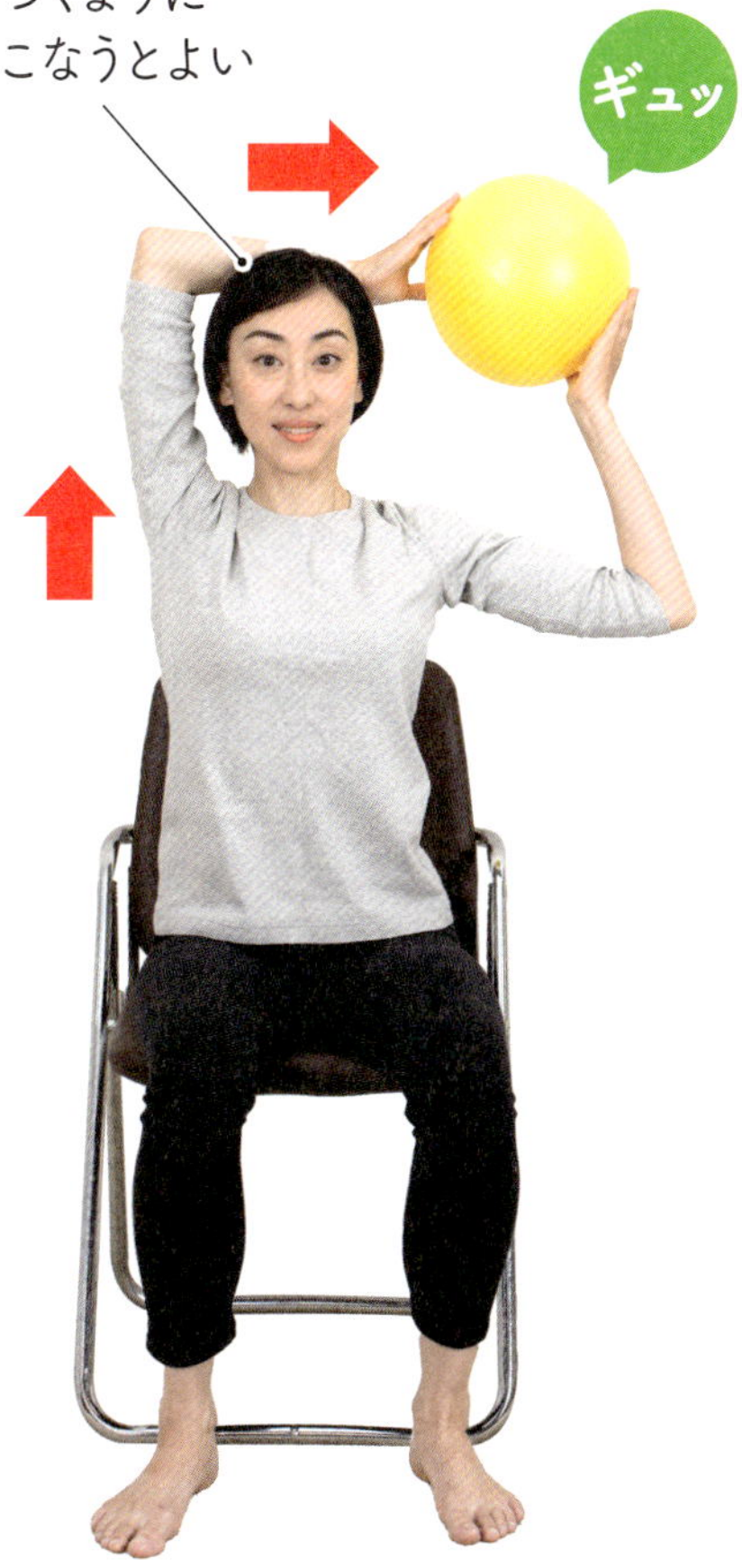
右腕が後頭部に
つくように
おこなうとよい
ギュッ

3 同じように ボールに力を込めて しっかり持ちながら 左後方に。10秒保つ。

2～3を10回
くり返す

頭板状筋・
頸板状筋の
こりをほぐす

肩こりケア①

ボールを使って「頭あてケア」

右の肩がこっている場合のやり方。
左の肩の場合は、左側でおこなう

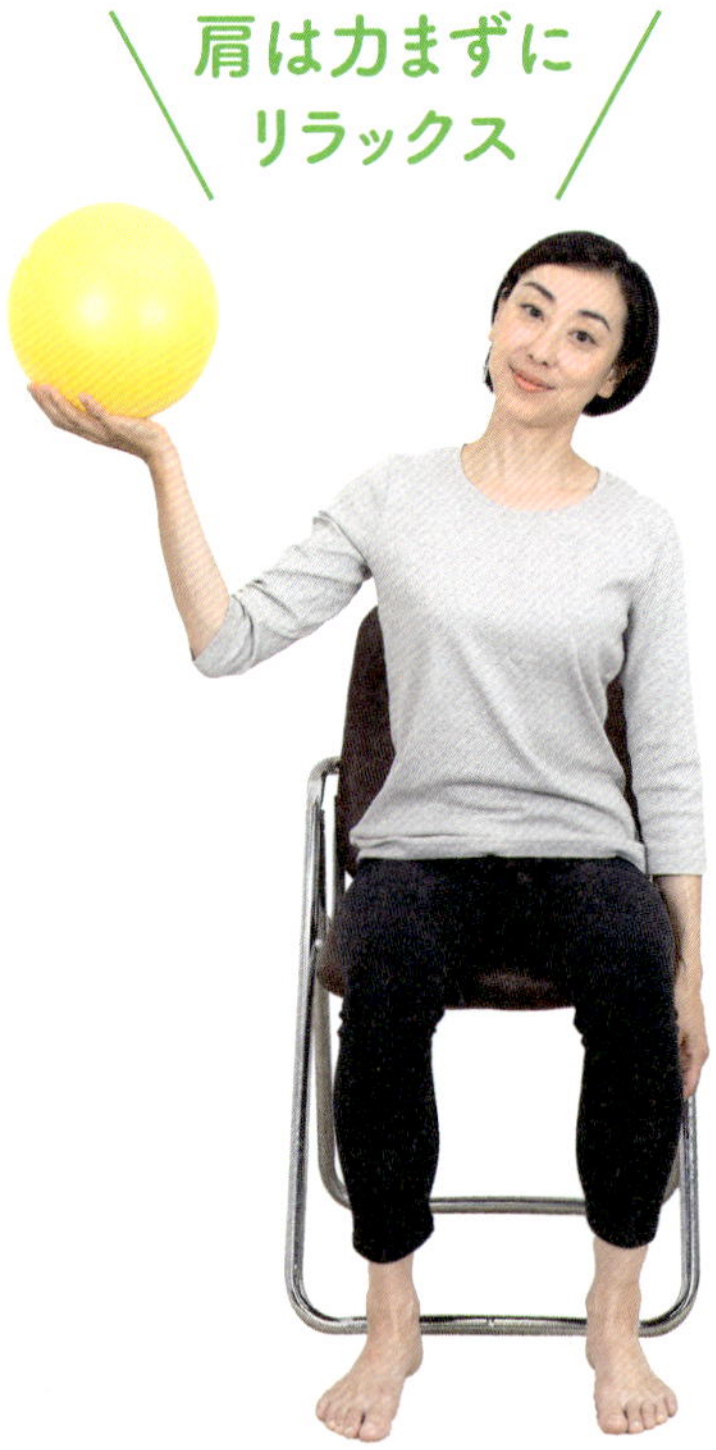
肩は力まずに
リラックス

1 イスに座って、
右手でボールを持つ。
頭を左にやや傾ける

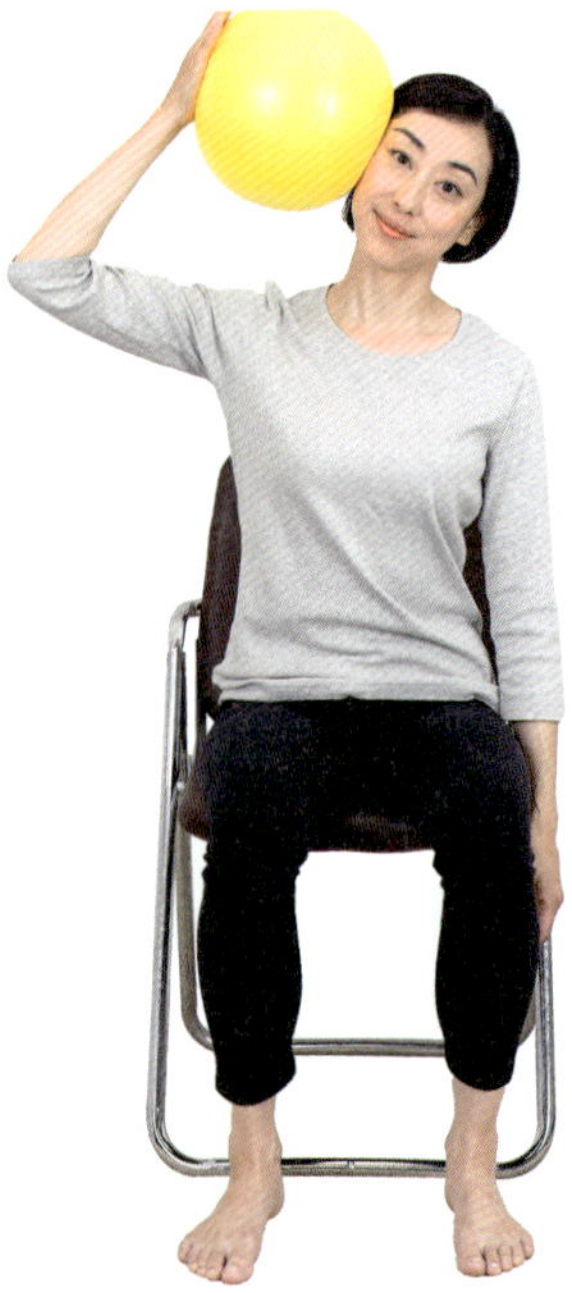

2 右側頭部に
軽くボールを
当てる

血行が悪い筋肉を圧迫してから、一気にゆるめることで血液の流れを促します。この肩こりケアは「操体法《そうたいほう》」と呼ばれる医学的な理論を応用した方法です

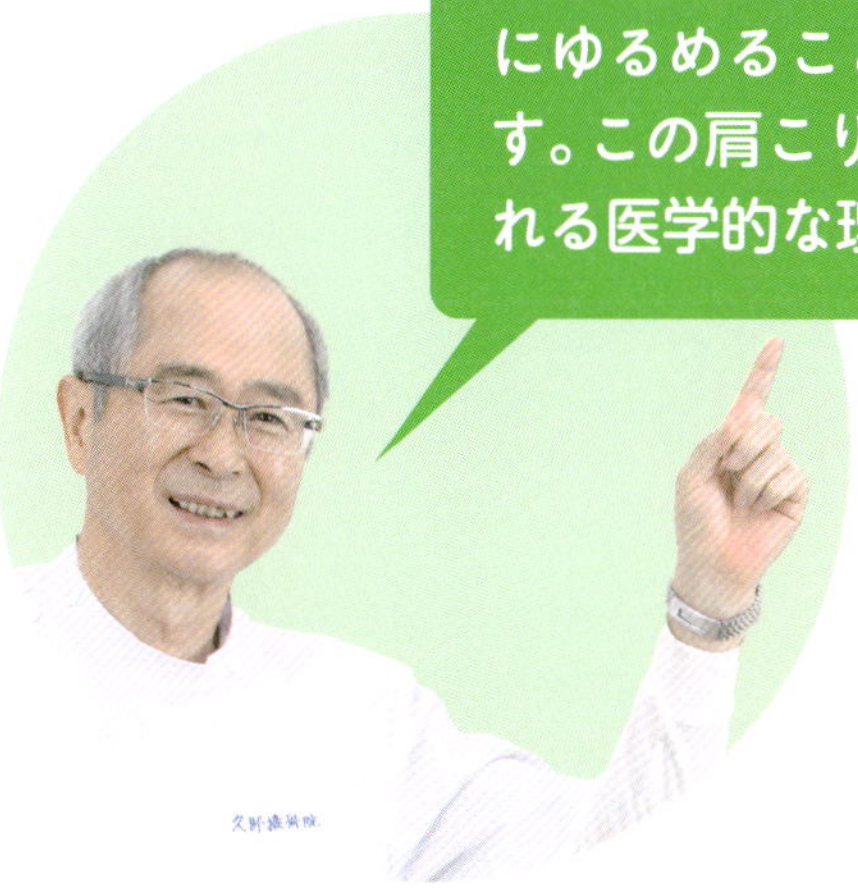

1日2セット おこなう

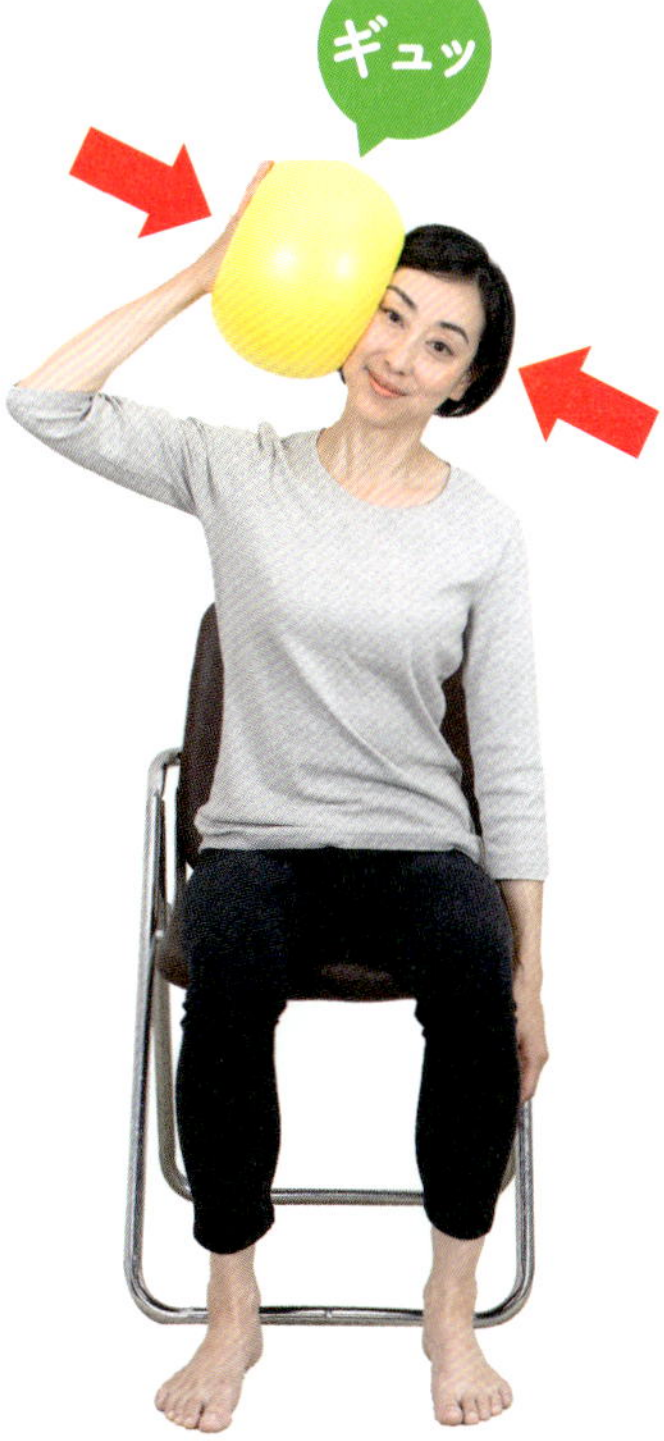

3 右手と頭でボールを押し合って圧迫し、10秒保つ

10秒圧迫したら
一気にゆるめる

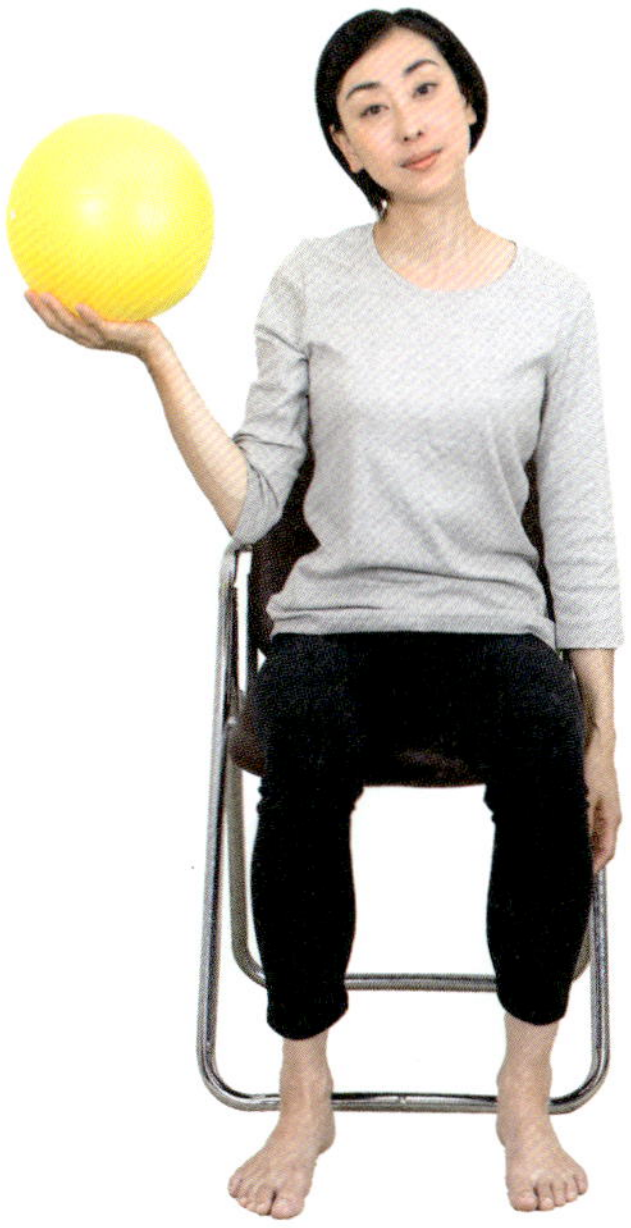

4 一気にゆるめる。
2～4を10回くり返す

頭板状筋・
頸板状筋の
こりをほぐす

肩こりケア②

ボールを使って「首あてケア」

体重をかけられる
頑丈な壁際でおこなう

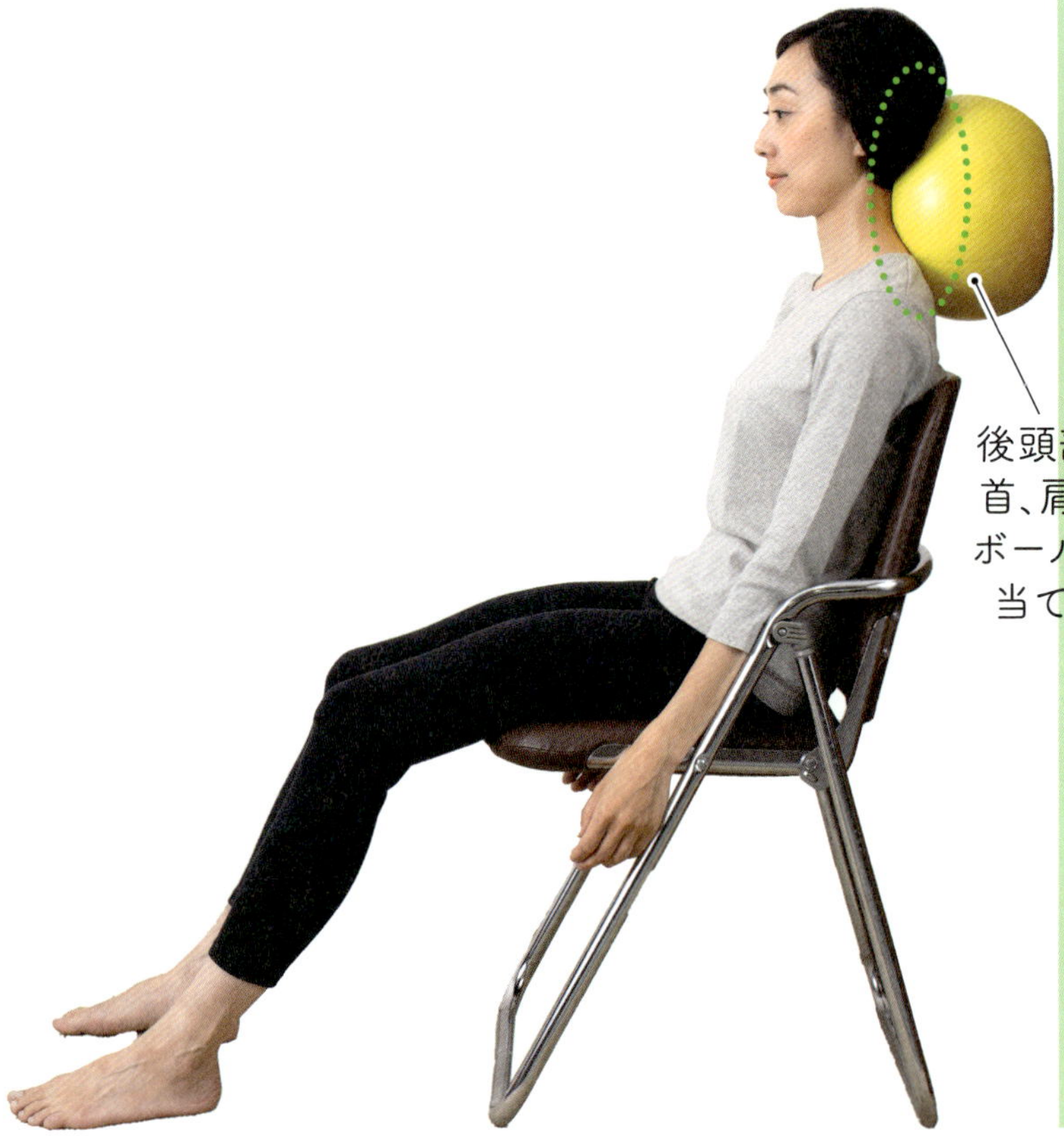

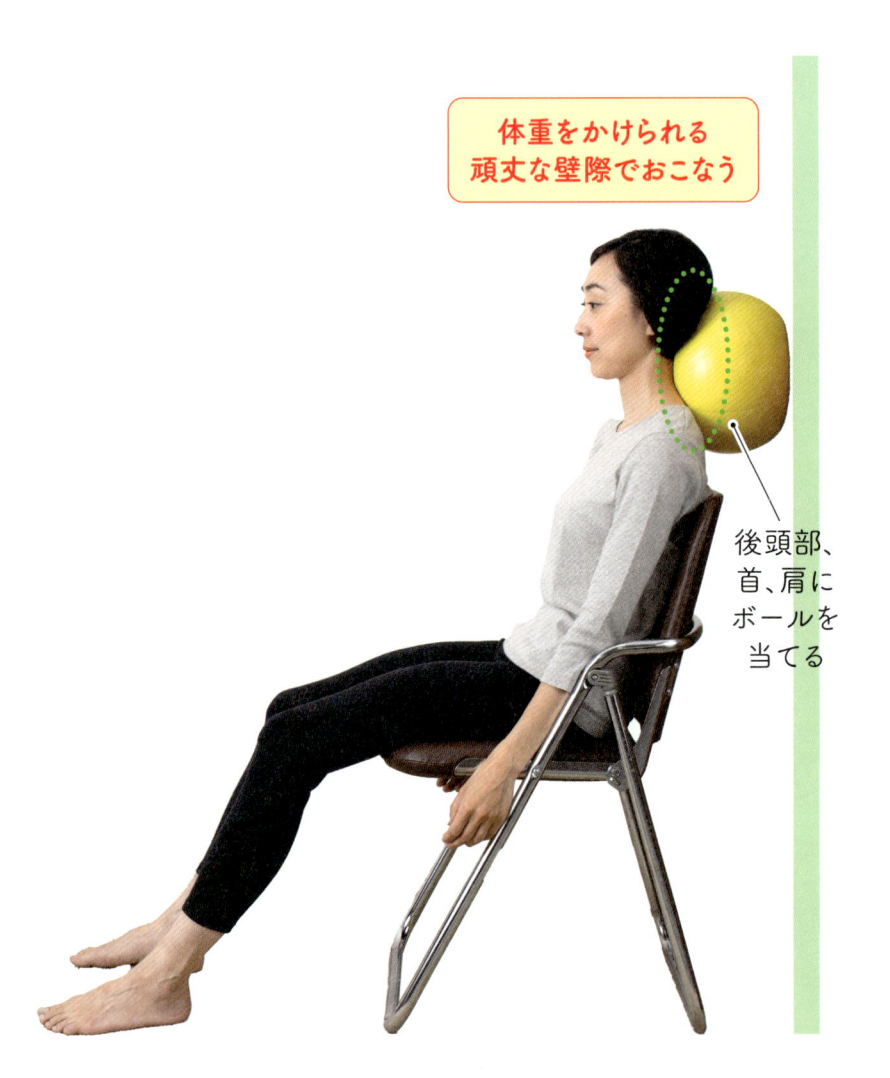

後頭部、
首、肩に
ボールを
当てる

1 壁からボール1個分離れて
イスに深く座る。
後頭部、首、肩に当たるように
ボールをはさむ

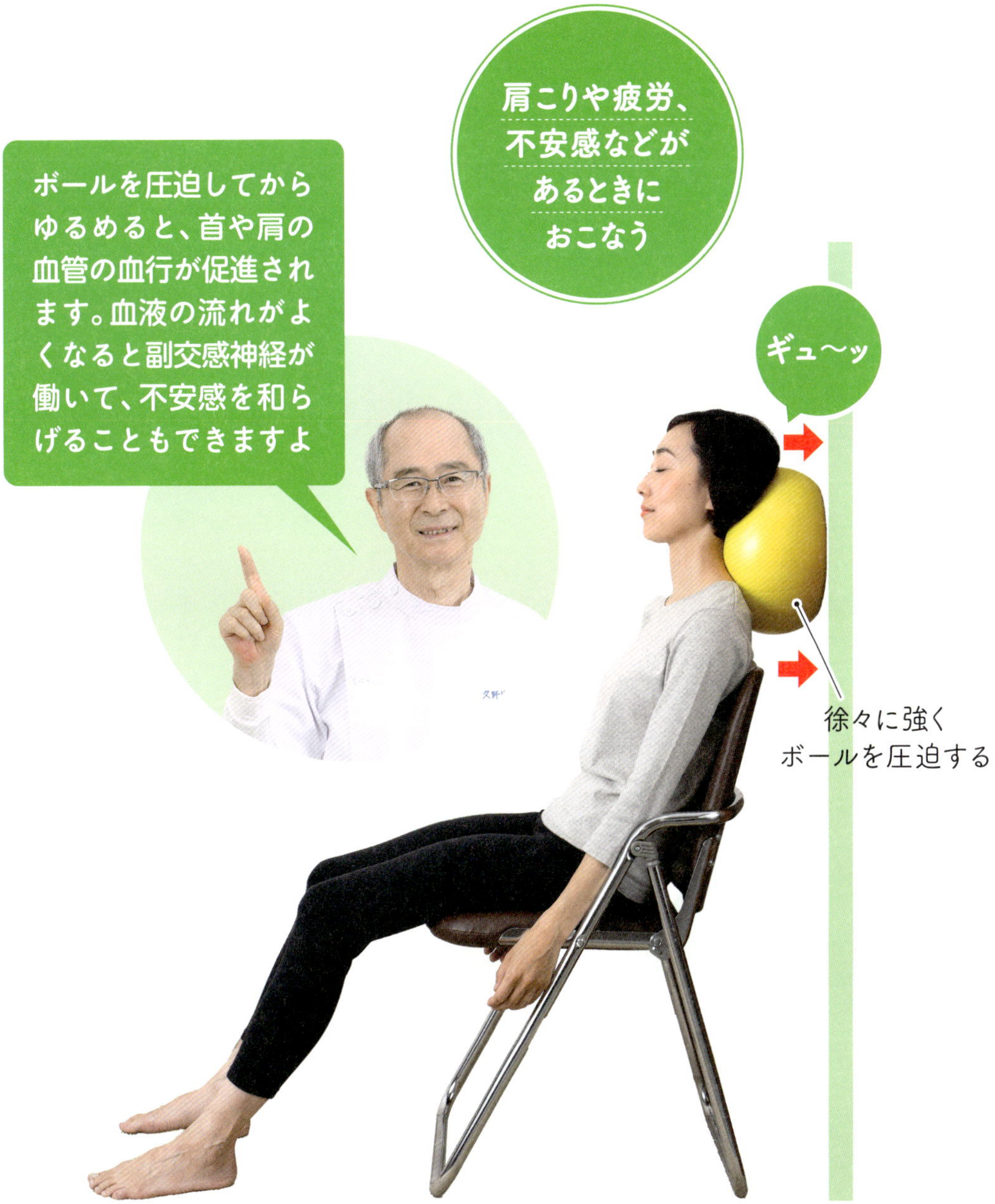
肩こりや疲労、
不安感などが
あるときに
おこなう
ボールを圧迫してからゆるめると、首や肩の血管の血行が促進されます。血液の流れがよくなると副交感神経が働いて、不安感を和らげることもできますよ
ギュ〜ッ
徐々に強く
ボールを圧迫する

2 頭を倒すようにボールを圧迫する。
上半身の体重を全部かけるイメージで、
徐々に強く圧迫する。
10秒保ったら、ゆるめる。
圧迫〜ゆるめるを10回くり返す

トレーニング⑪

ガチガチ肩を伸ばしてやわらかくする

ボールを使って「ボールハグ」運動

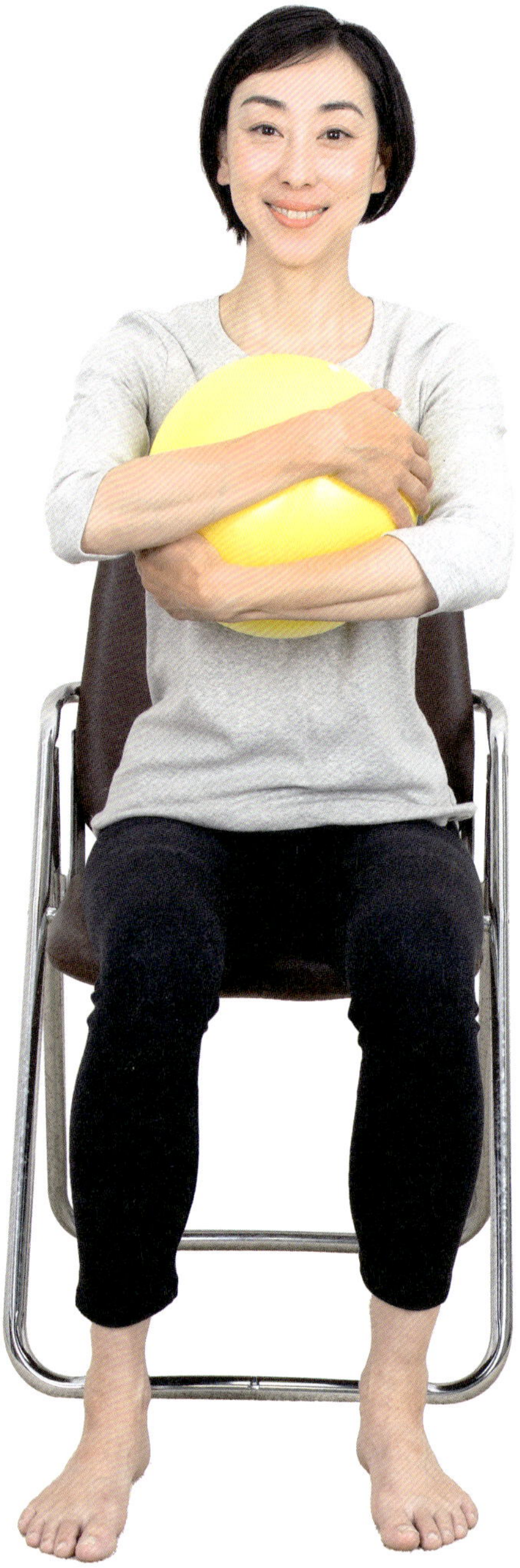

1 イスに座って、
ボールを抱く

1日3セット、
また疲労や
不安感が
あるときに
おこなう

身も心もラクに構えて
とにかくギュ〜ッと
ボールをハグしよう

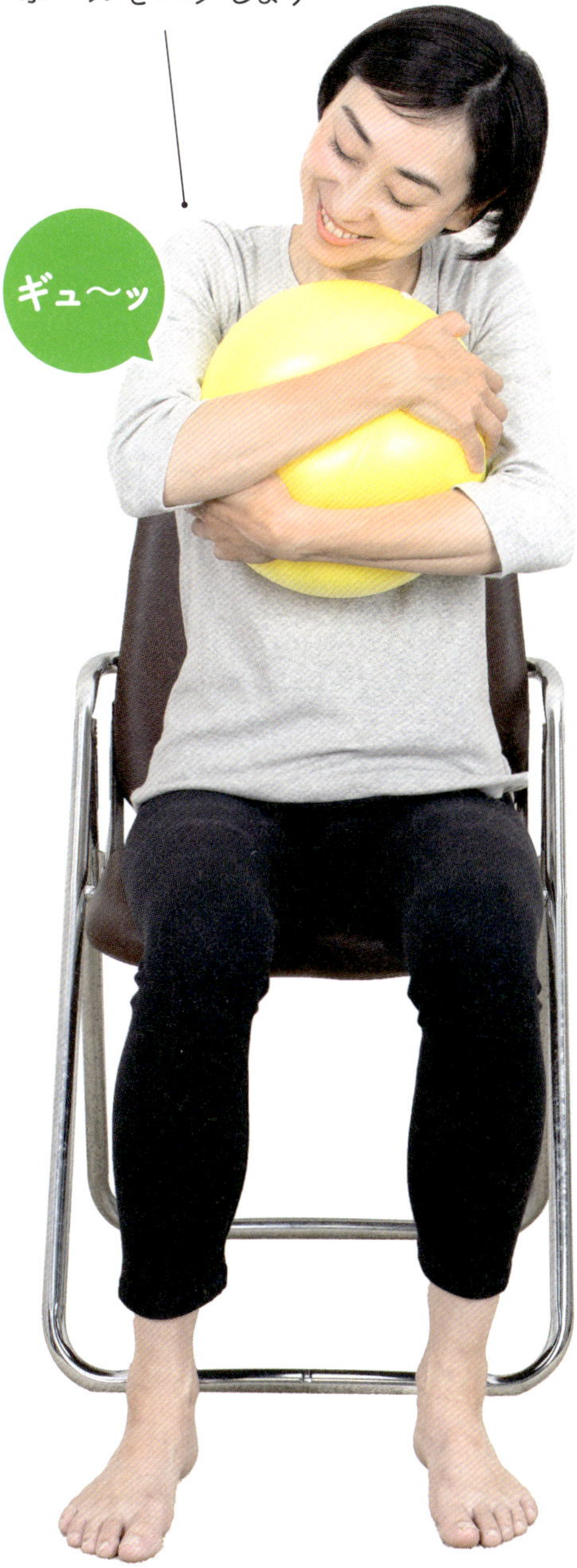

2 両腕でボールを抱きしめて30秒保つ。
30秒経ったらゆるめる。
10回くり返す

抱擁するとオキシトシンという幸せホルモンが分泌されます。このホルモンには、血圧の上昇を抑えて、心身の緊張を解き、幸福感や安心感を抱かせる効果があります。

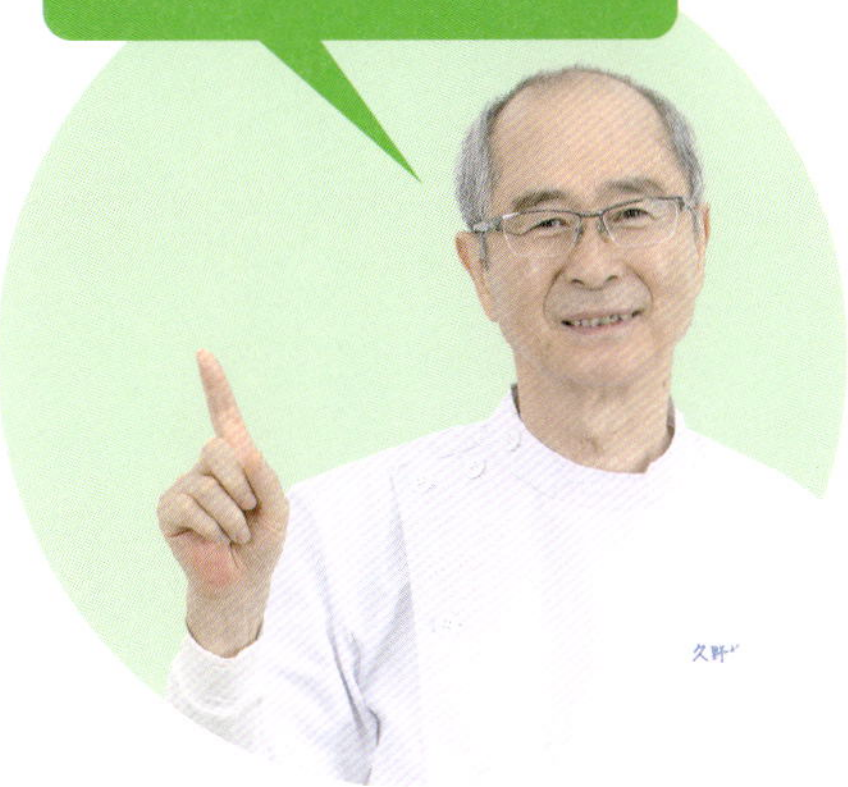

トレーニング⑫

ペットボトルを使って「ダンベル上げ」運動

肩関節の可動域を広げる！

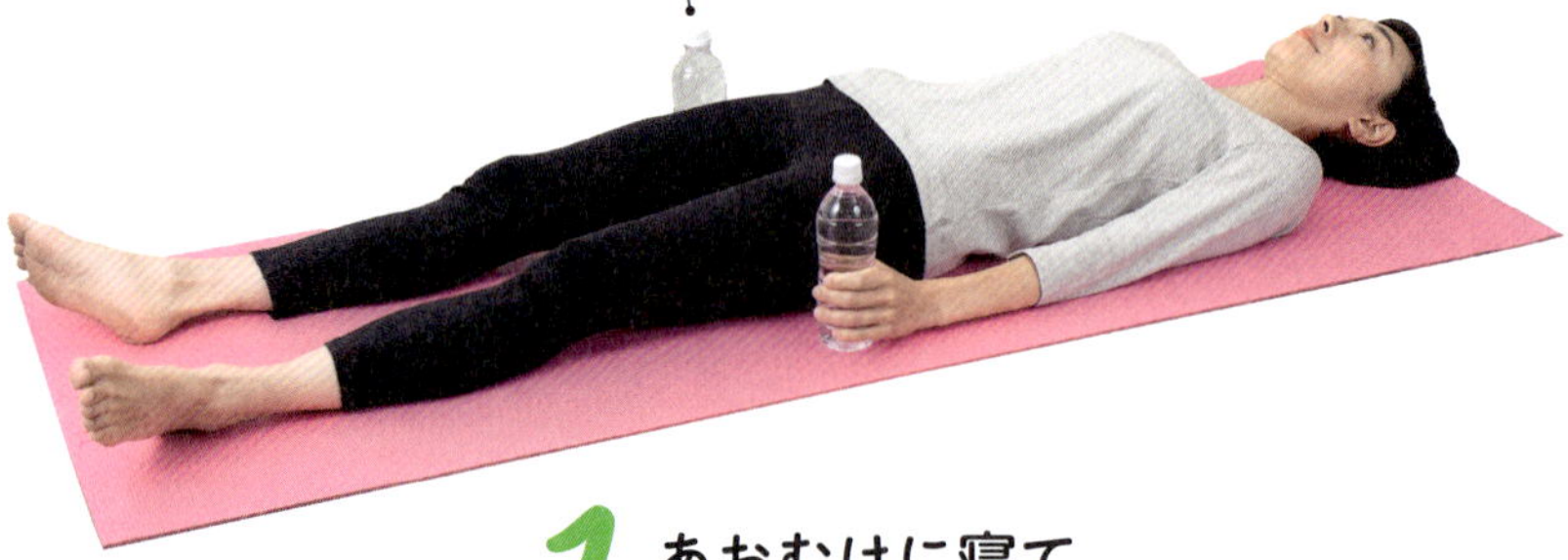
水を満たした500ml入りのペットボトルを使用する。
重過ぎるときは、水を減らしてOK！

1 あおむけに寝て、
ペットボトルを両手に持つ

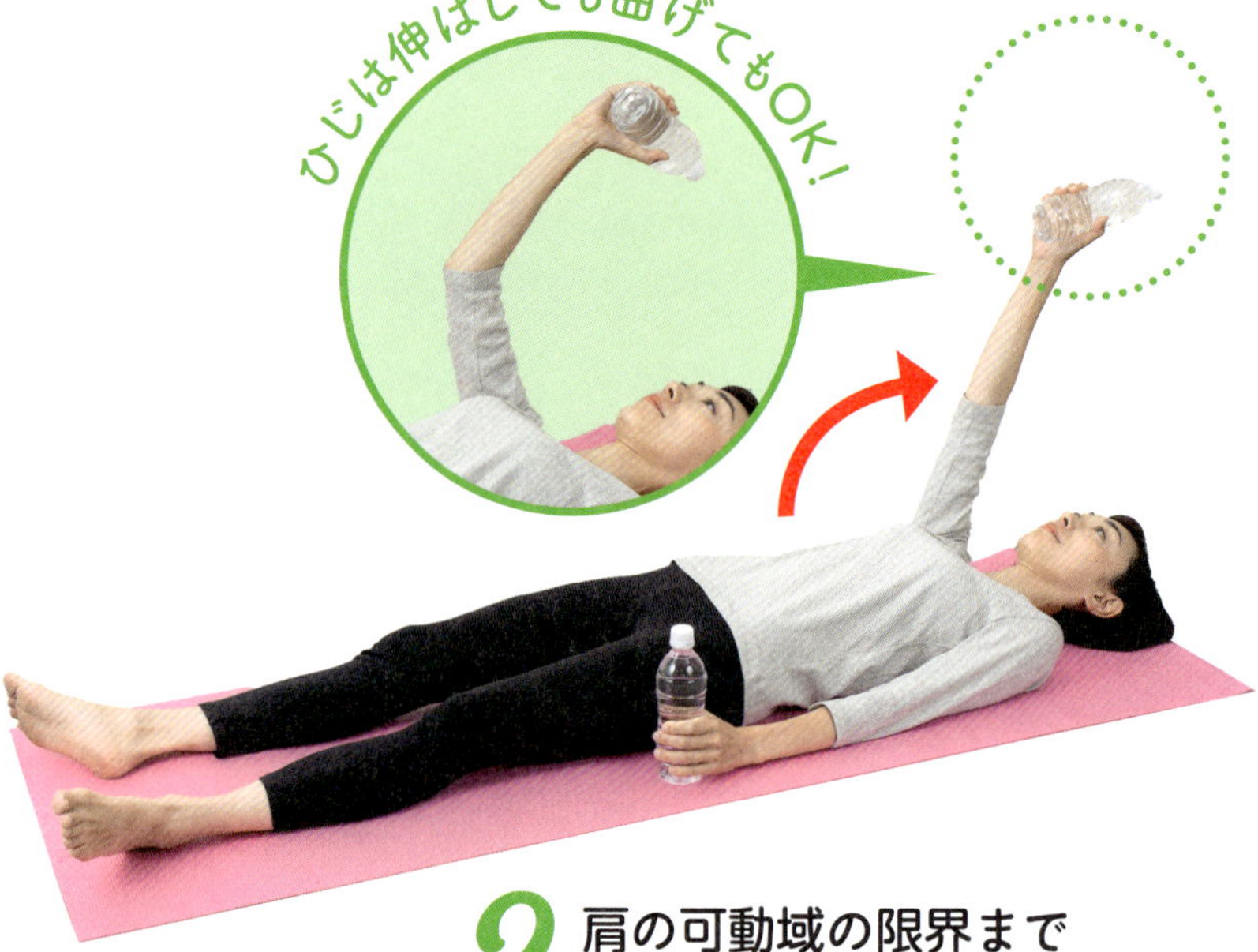
ひじは伸ばしても曲げてもOK！

2 肩の可動域の限界まで
腕を上げて１分保つ

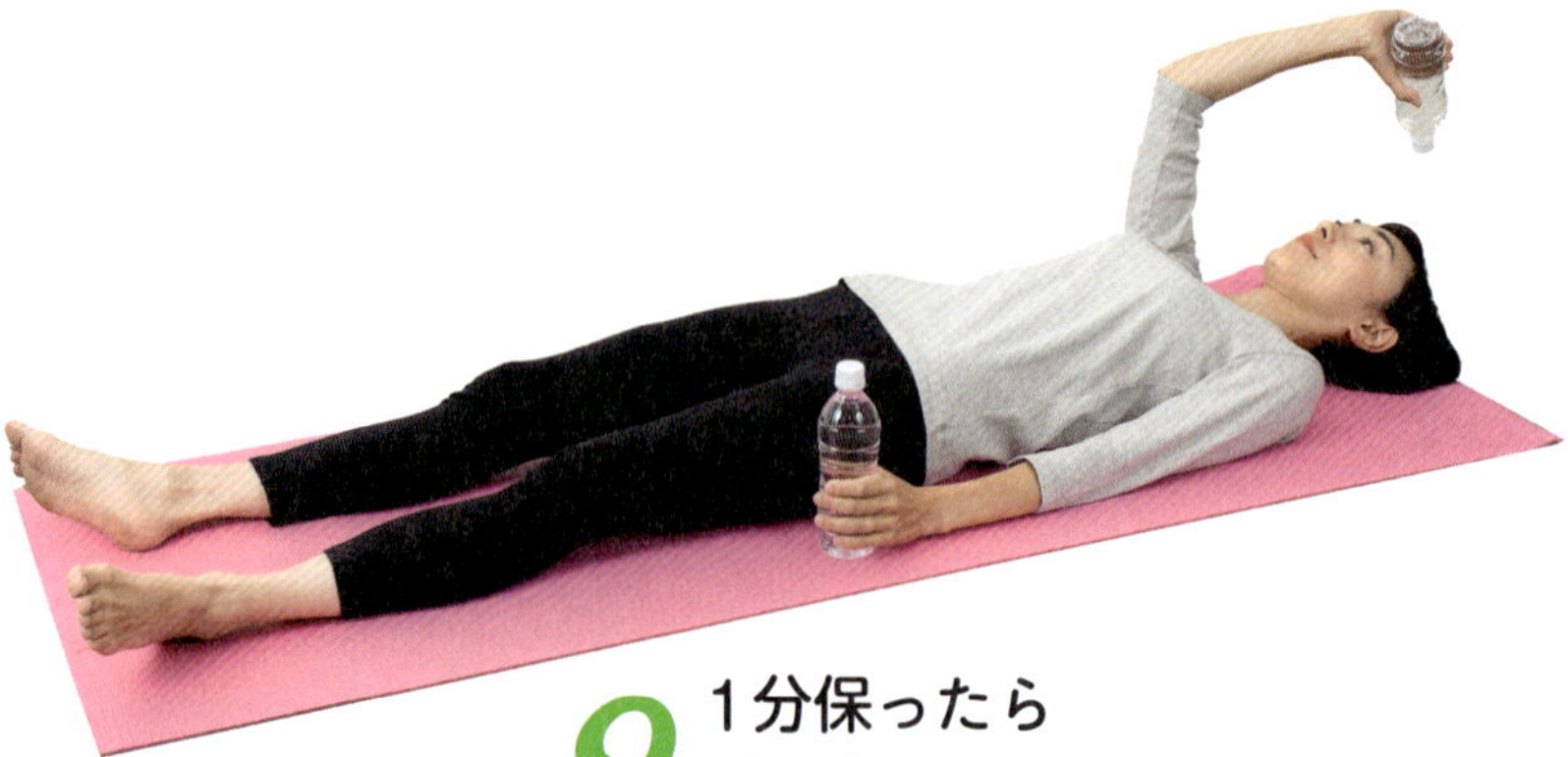

3 １分保ったら
腕の力をゆるめ、
１の姿勢に戻る

1日2セット
おこなう

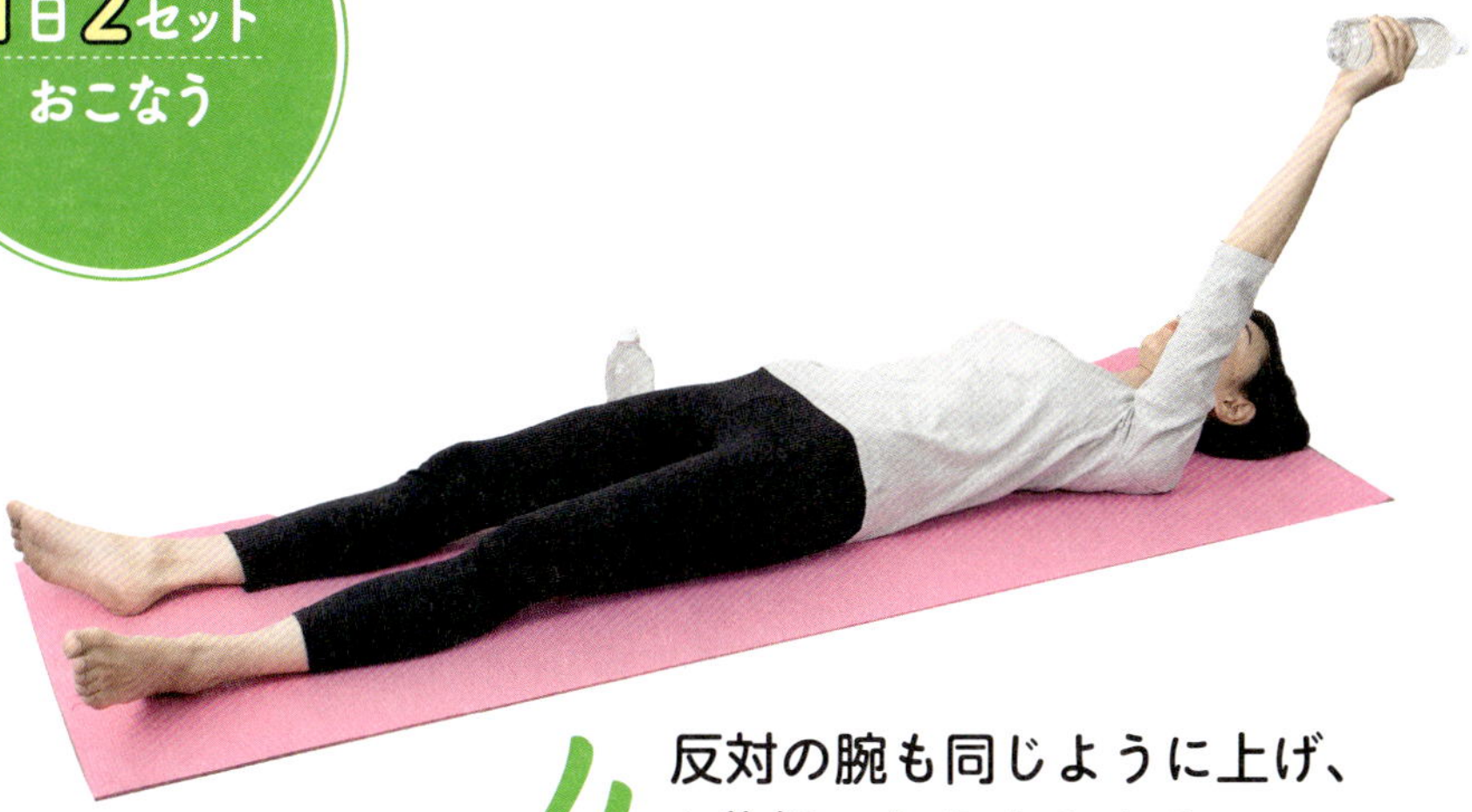

4 反対の腕も同じように上げ、
1分保ったらゆるめる。
1～4を5回くり返す

毎日続けると
徐々に肩の可動域が広がる!

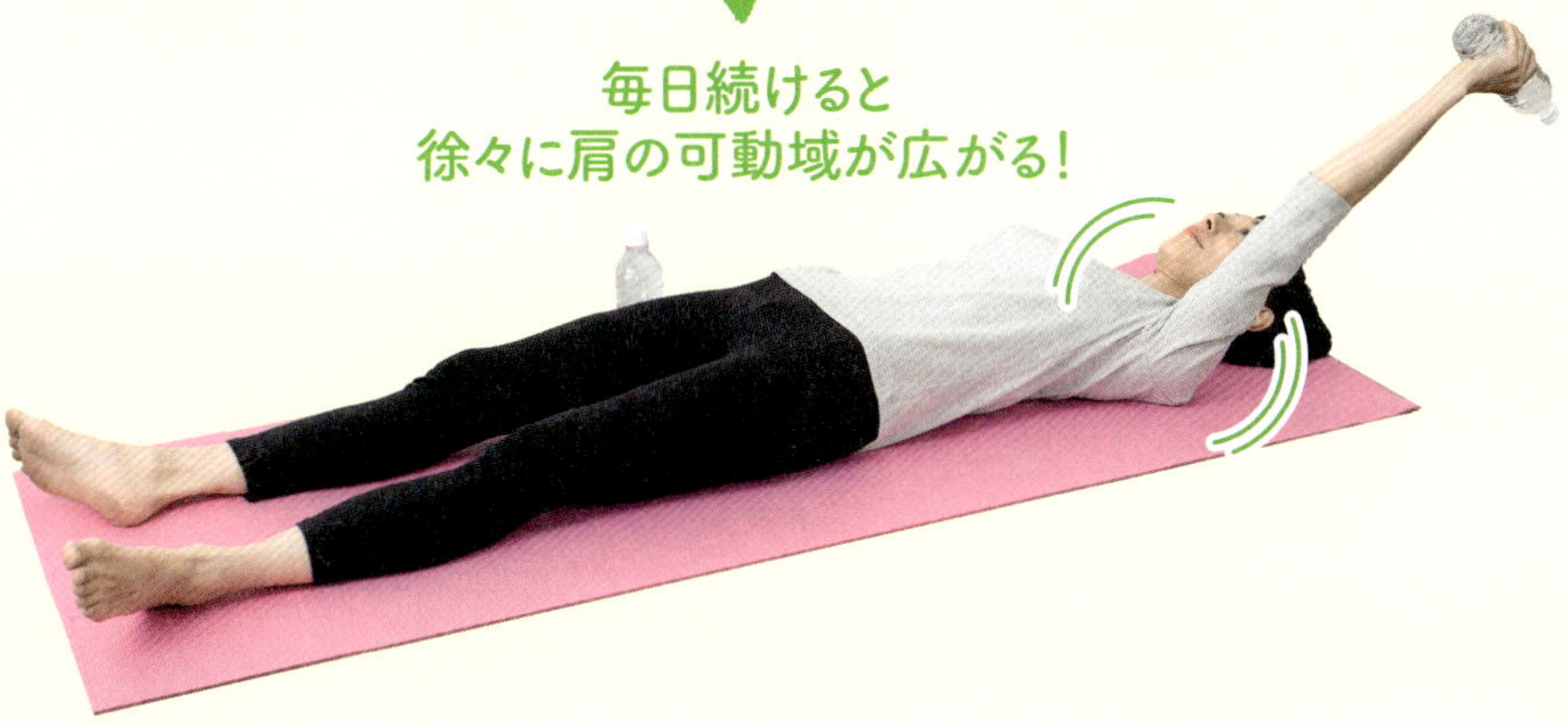

トレーニング⑬

四十肩の痛みを予防・改善する!

ペットボトルを使って「ダンベル回し」運動

スタートの姿勢

水を満たした500ml入りのペットボトルを使用する。重過ぎるときは、水を減らしてOK!

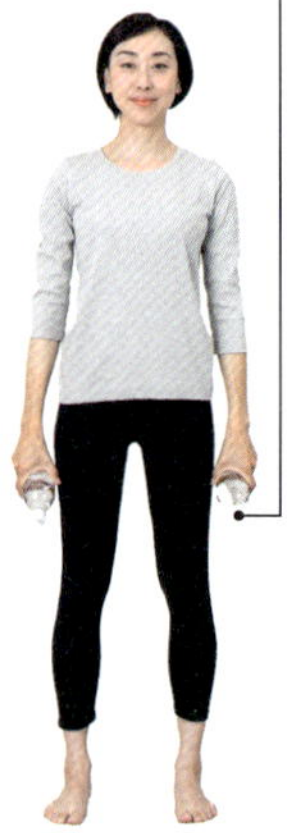

足を肩幅に開いて立ち、ペットボトルを両手に持つ

ひじを伸ばしたまま常に腕はまっすぐに

腕をまっすぐ前方に上げる

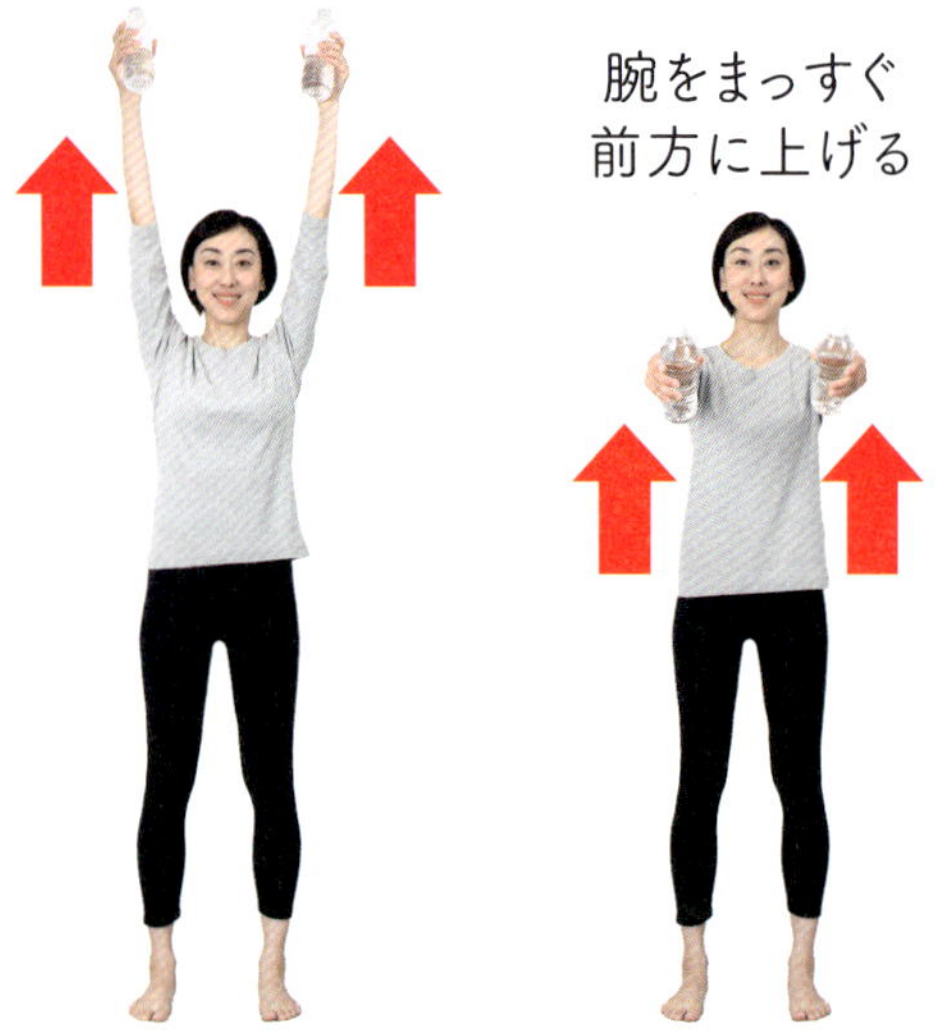

1 ひじを伸ばしてペットボトルを前方から真上に上げる

ひじが曲がるのはNG!

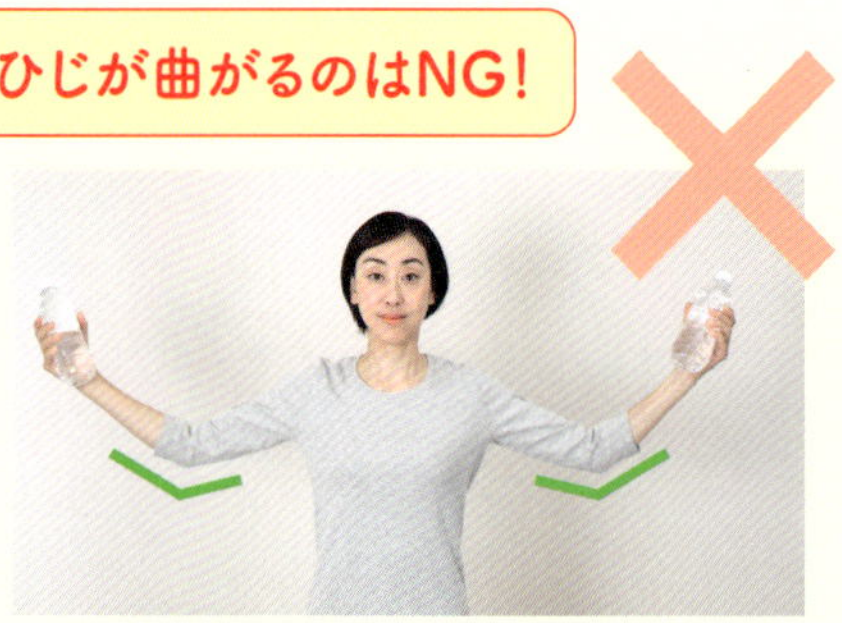

ひじが曲がると腕だけが回転して肩関節が動かない

肩関節は、日々動かしていないと可動域がどんどん小さくなります。このトレーニングで、毎日グルグル動かして四十肩を予防・改善しましょう

1日2セット
おこなう

後ろ回りにグルグル回す

一番高くまで上げたら後ろに大きく回す。
肩に痛みがあるときは、ゆっくり回すとよい。
多少痛くても続けることで肩関節の可動域が広がり、
痛みは改善する

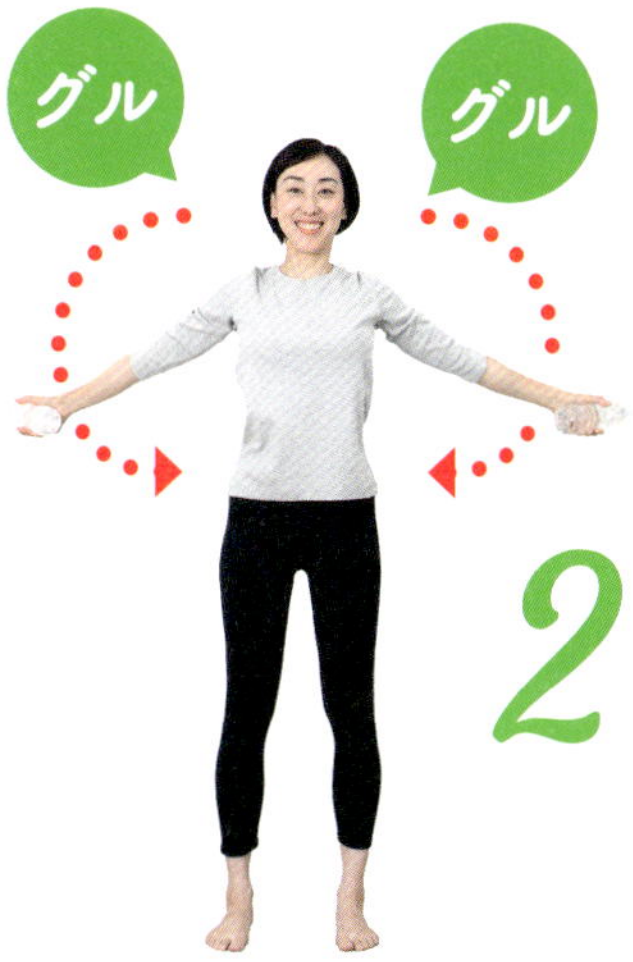

2 ひじを伸ばしたまま
ペットボトルを
後ろ回りに
30秒グルグル回す

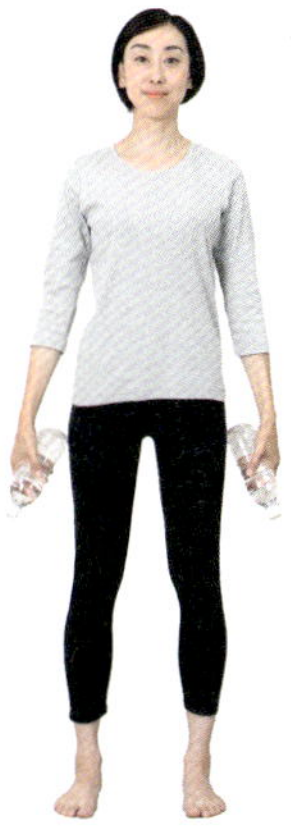

3 30秒回し
終えたら
腕を下げた
姿勢に戻る

前回りにグルグル回す

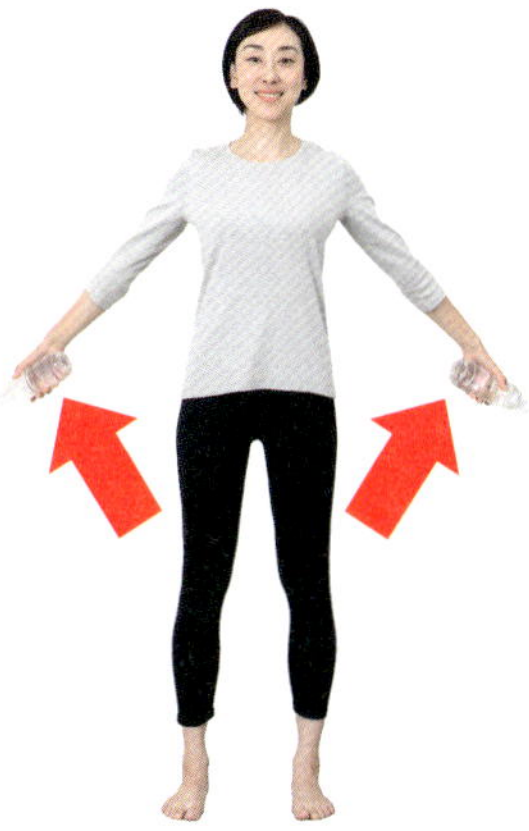

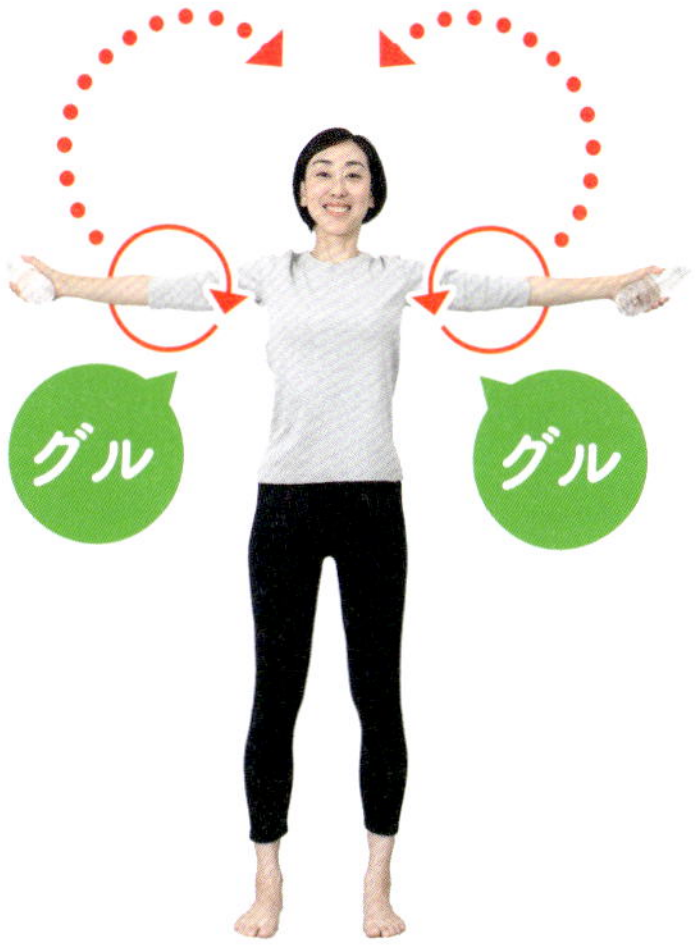

4 次は逆回転で回す。
3の姿勢からペットボトルを
後ろから前回りに30秒グルグル回す

トレーニング⑭

ボールを使って「腕はさみ」運動

転倒時に体を支える上腕三頭筋を鍛える

猫背にならないように注意！

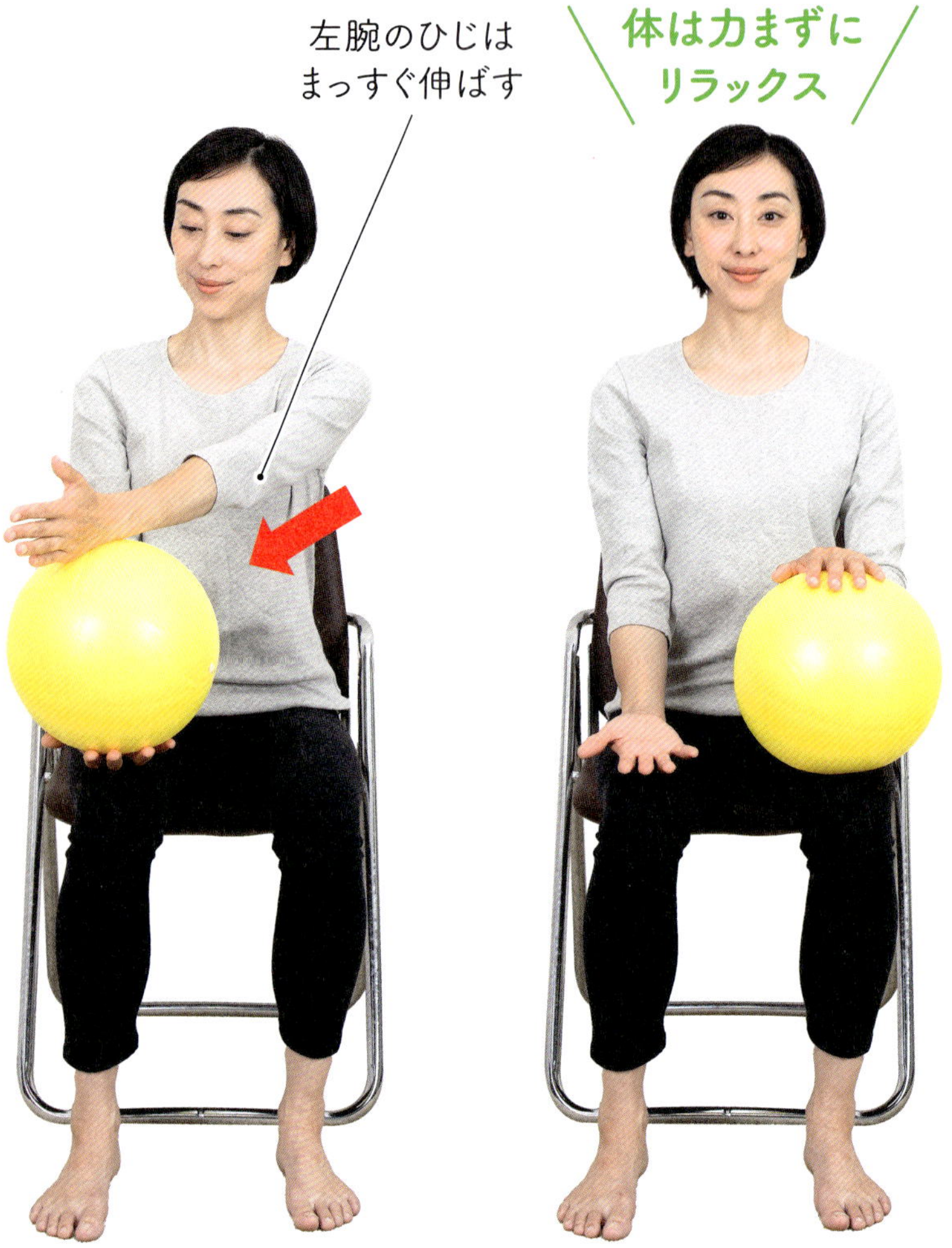

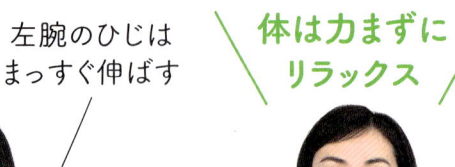

1 イスに座って、
右手の手のひらを
上にする

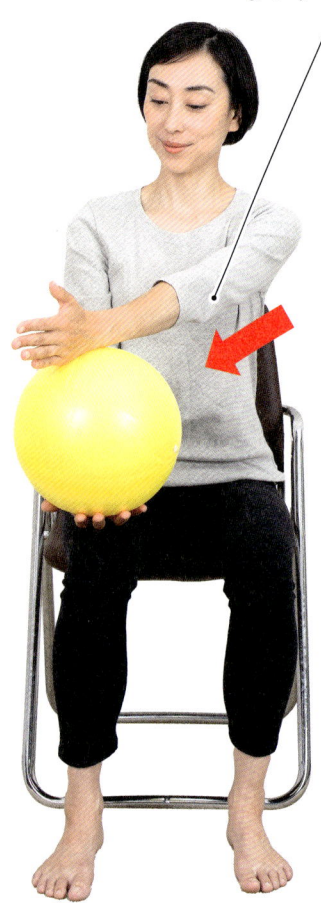

2 ボールを右手の
上におき、
左手を手刀にして、
ボールの上に乗せる。
左腕のひじは
まっすぐ伸ばす

1日2セット
おこなう

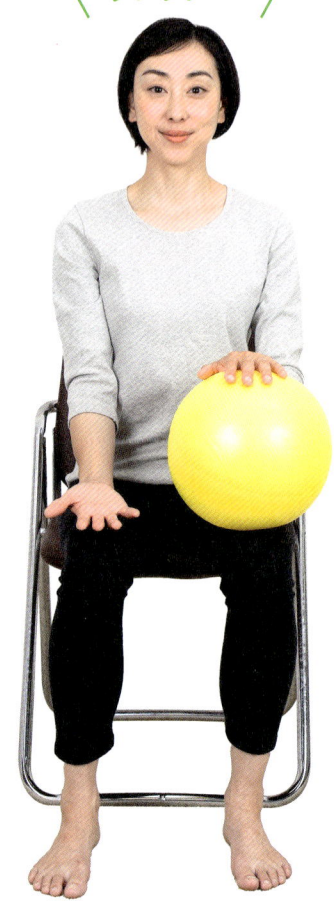

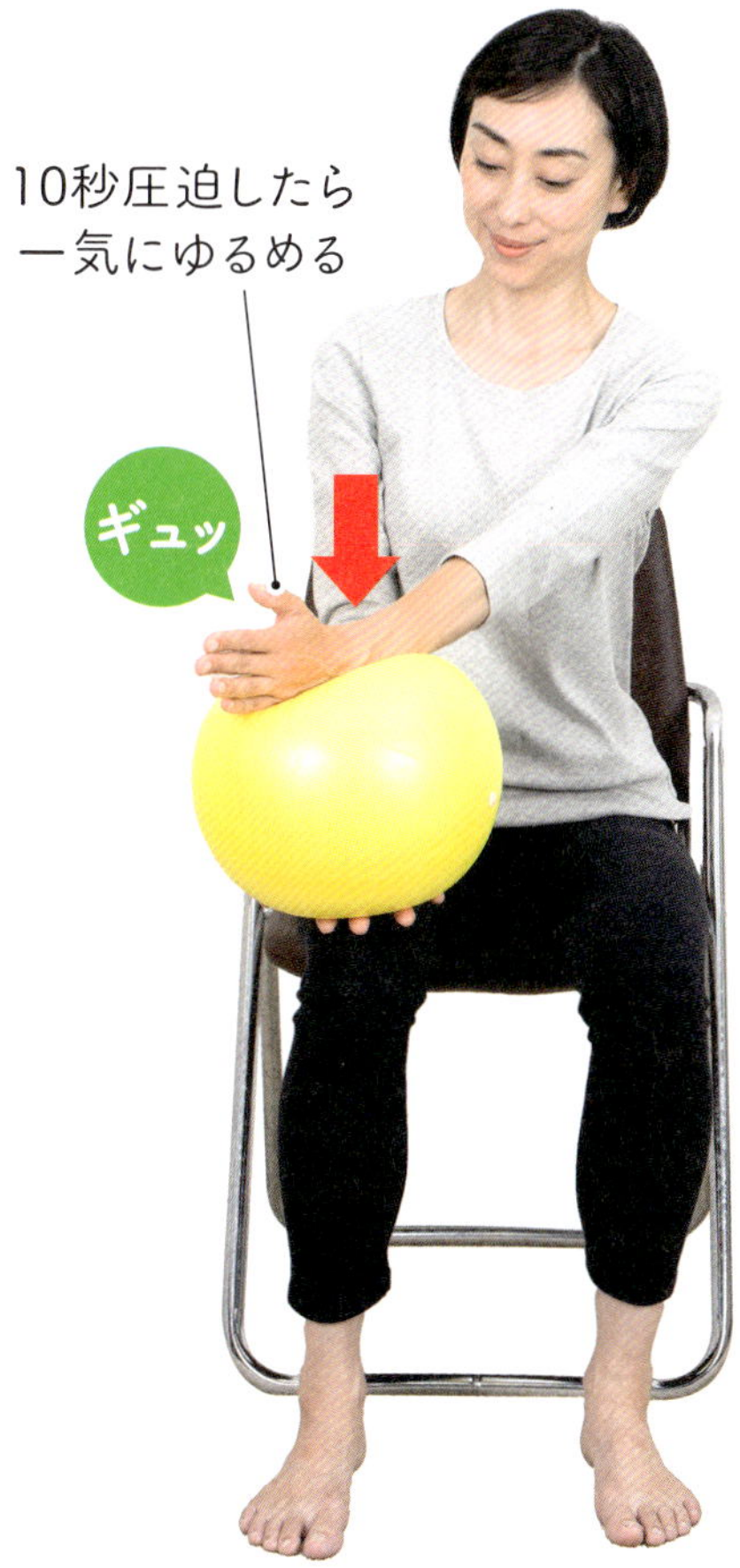

3 左手でボールを上から押さえて圧迫し、10秒保つ。その後、力を抜いてボールの圧迫をゆるめる

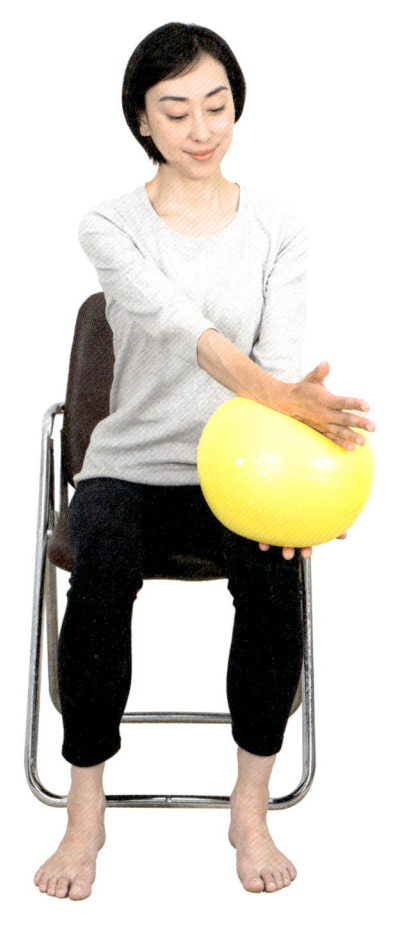

4 腕を入れ替えて、同様におこなう。

3～4を20回くり返す

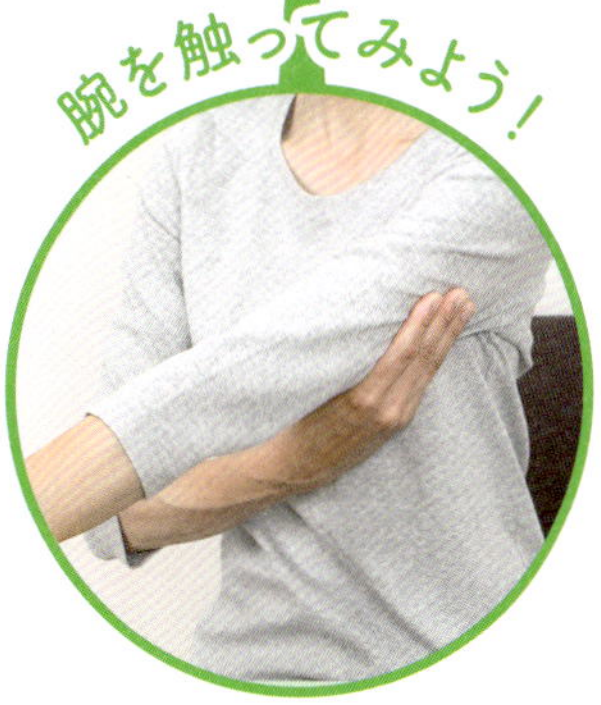

ときどきボールの下の手を外して、ボールを圧迫中の二の腕を触ってみる。二の腕の**上腕三頭筋**が硬くなっているはず。上腕三頭筋は、転倒して手をついたときに体を支える筋肉なので、しっかり鍛えよう！

トレーニング⑮

肩がしっかり動くようになる

ボールを使って「はさんで持ち上げる」運動

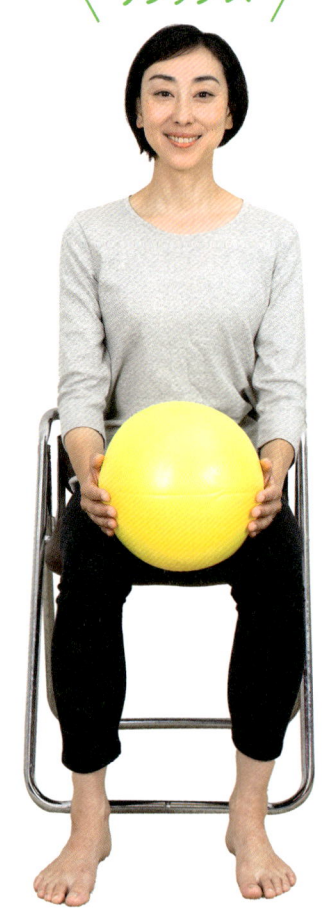

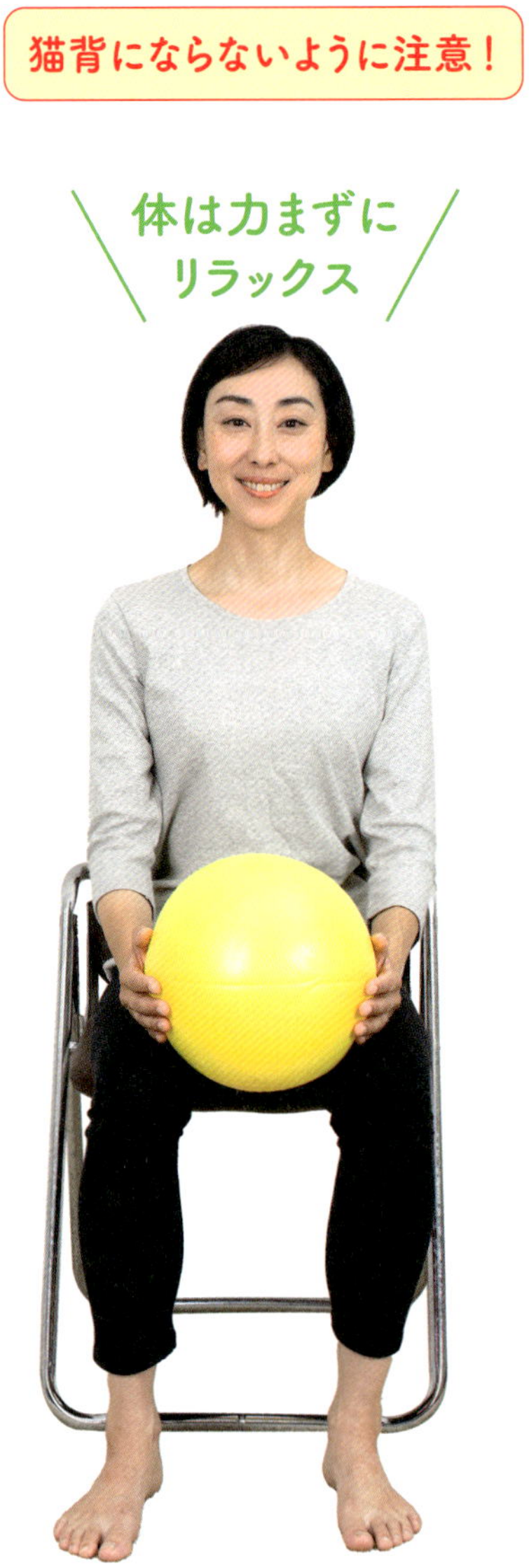

1 イスに座って、両手でボールを持つ

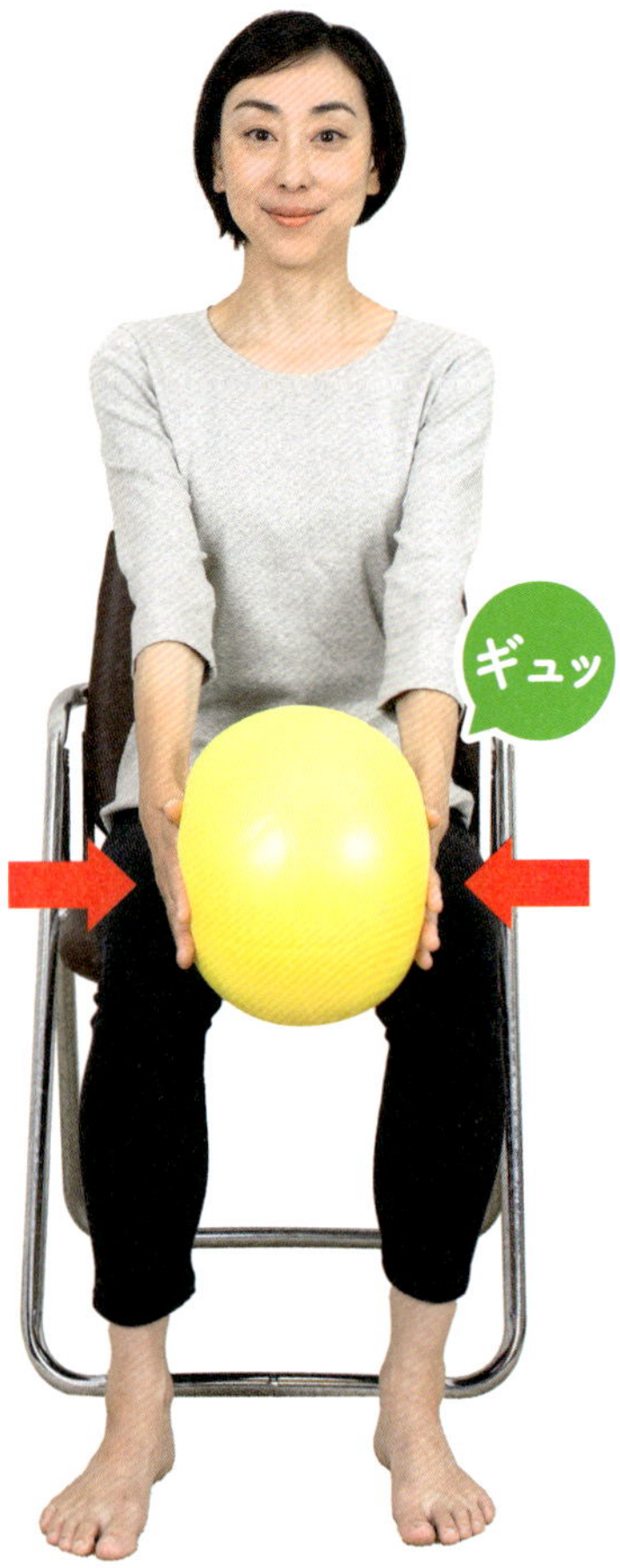

2 両手ではさんでボールを圧迫する

1日2セット
おこなう

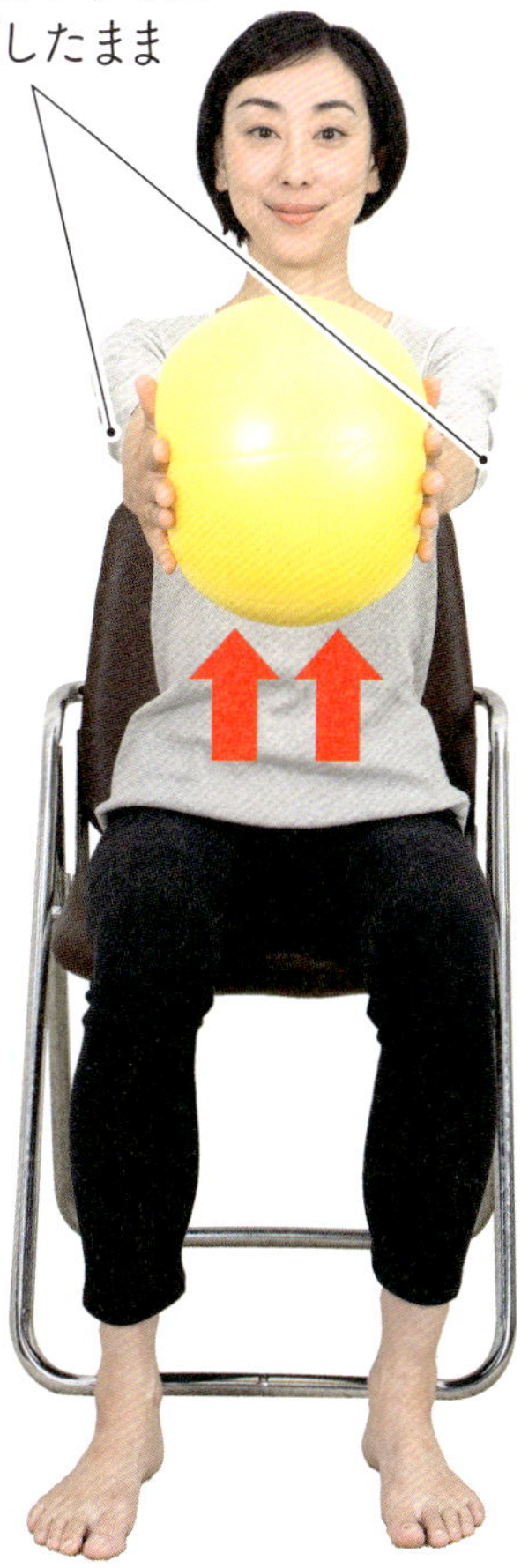
ひじはまっすぐに
伸ばしたまま

3 ボールを圧迫したまま、
ゆっくり持ち上げる

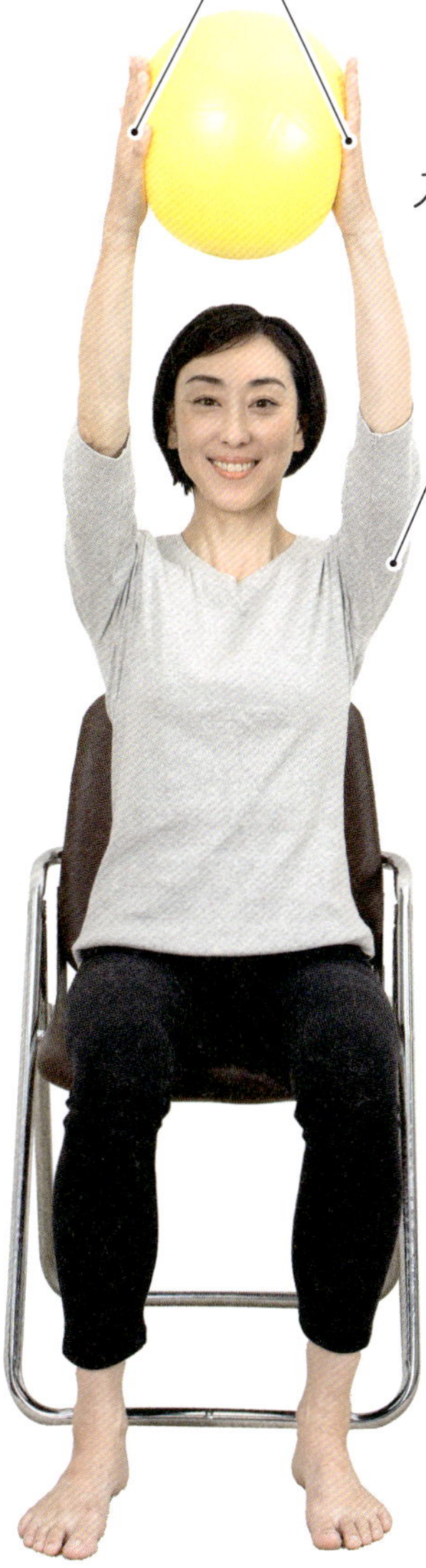
10秒圧迫したら
一気にゆるめる
肩に力が
入らないように

4 頭の前まで上げて、
10秒保つ。その後、
ボールの圧迫をゆるめる。
2～4を10回くり返す

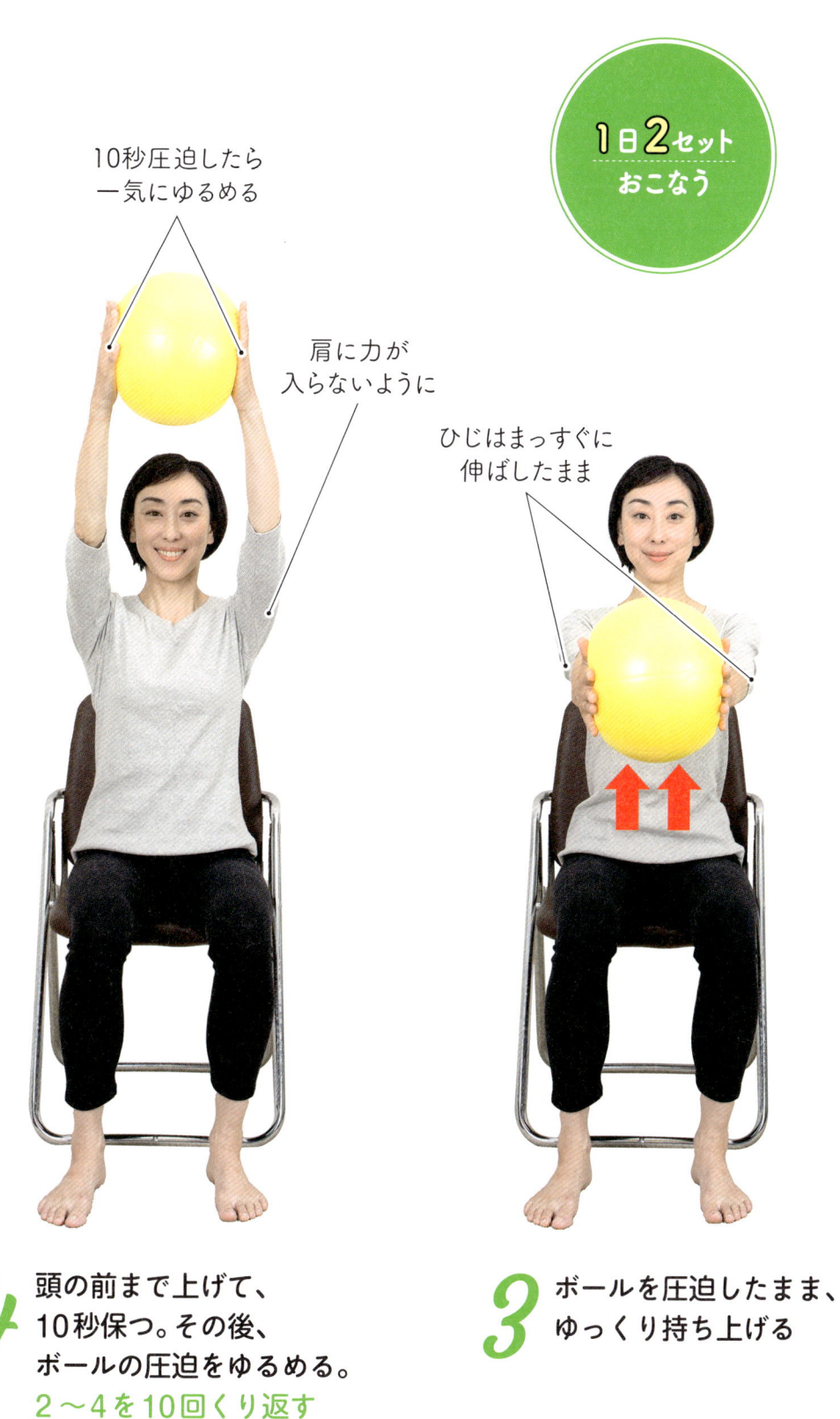

トレーニング⑯

二の腕を鍛えてスムーズに起き上がる

いつでもできる「上腕ひきしめ」運動

足首は立てずに
つま先までまっすぐ伸ばす

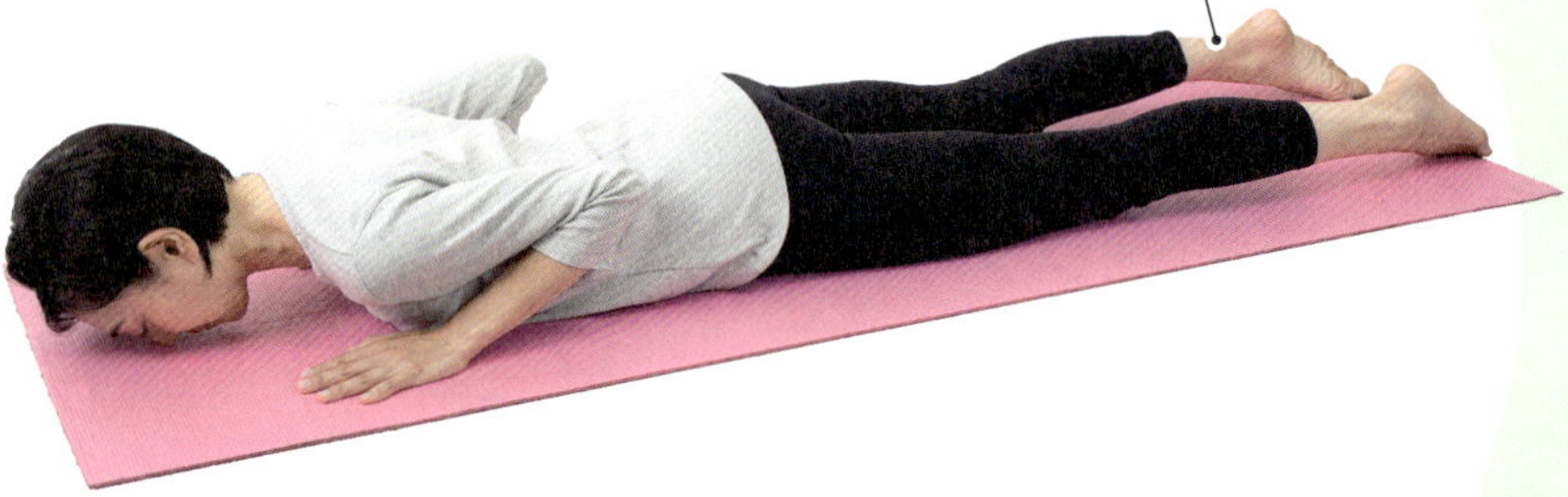

1 うつぶせに寝て、両手を床につく。
ひじを閉じて、脇をしっかり締める

無理のない程度に頭を上げる。
無理に上げると腰を痛めるので注意！

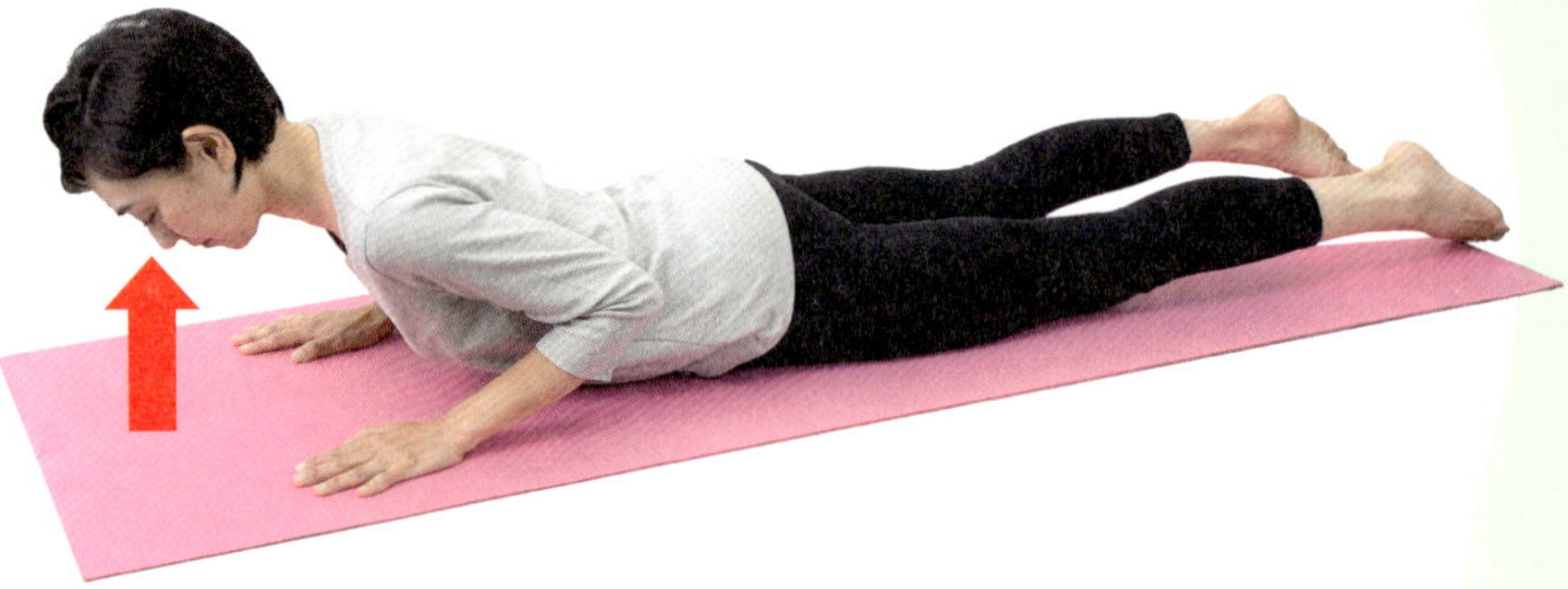

2 ひざを床につけたまま、
腕の力だけで上半身を上げる

1日1セット
おこなう

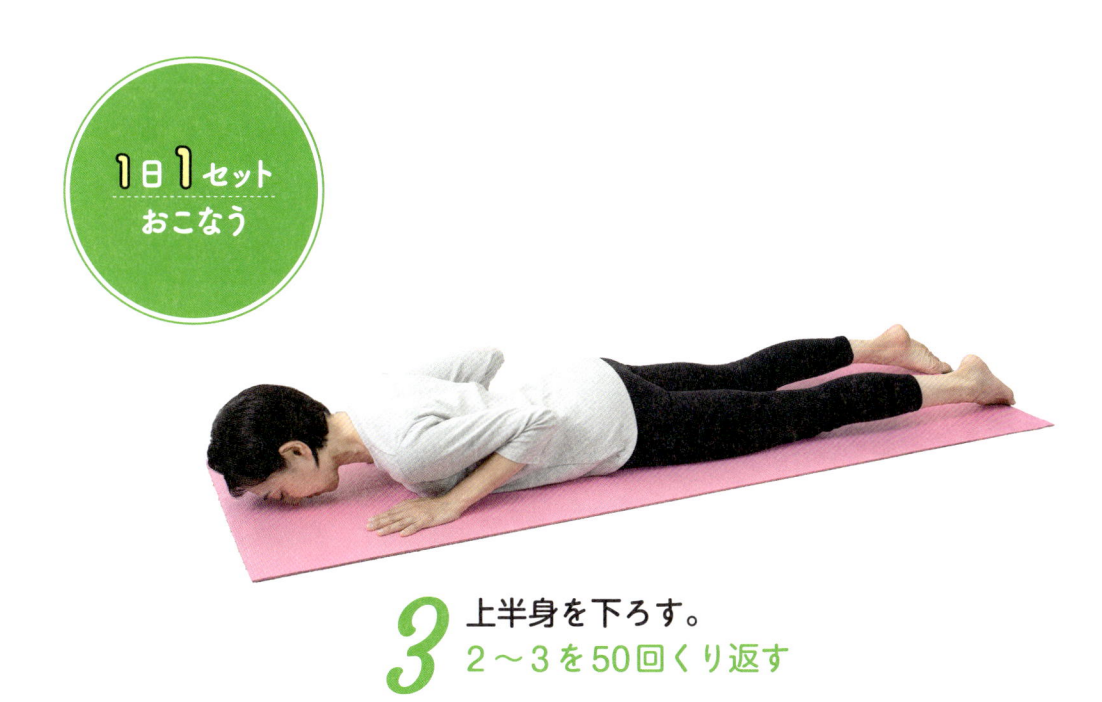

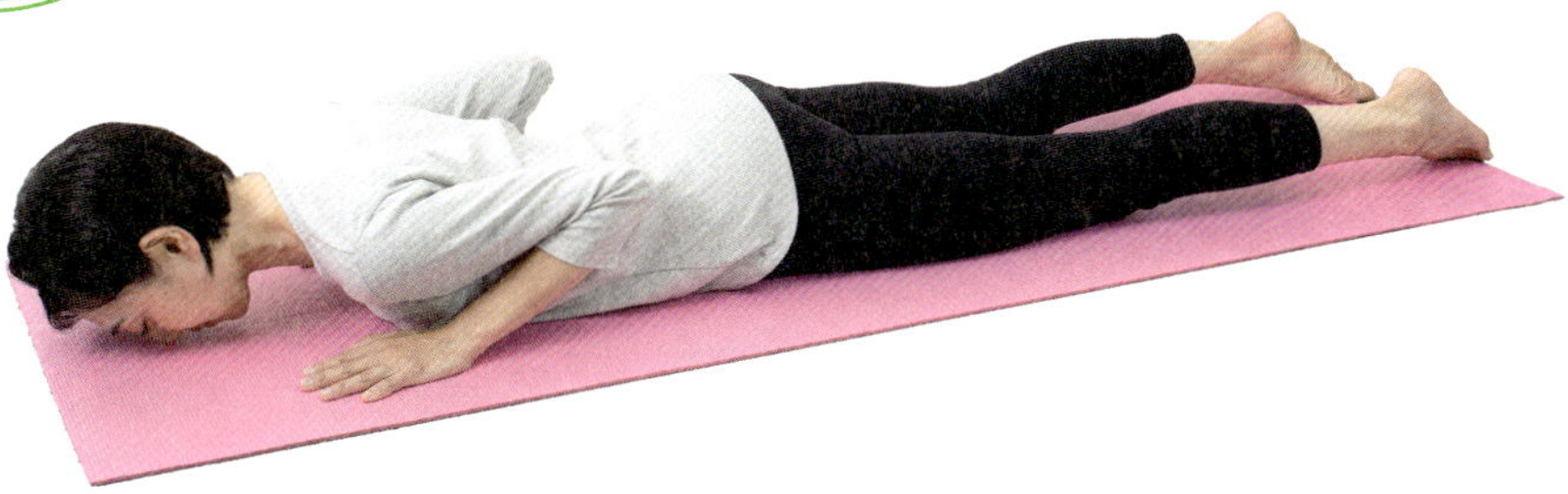

3 上半身を下ろす。
2〜3を50回くり返す

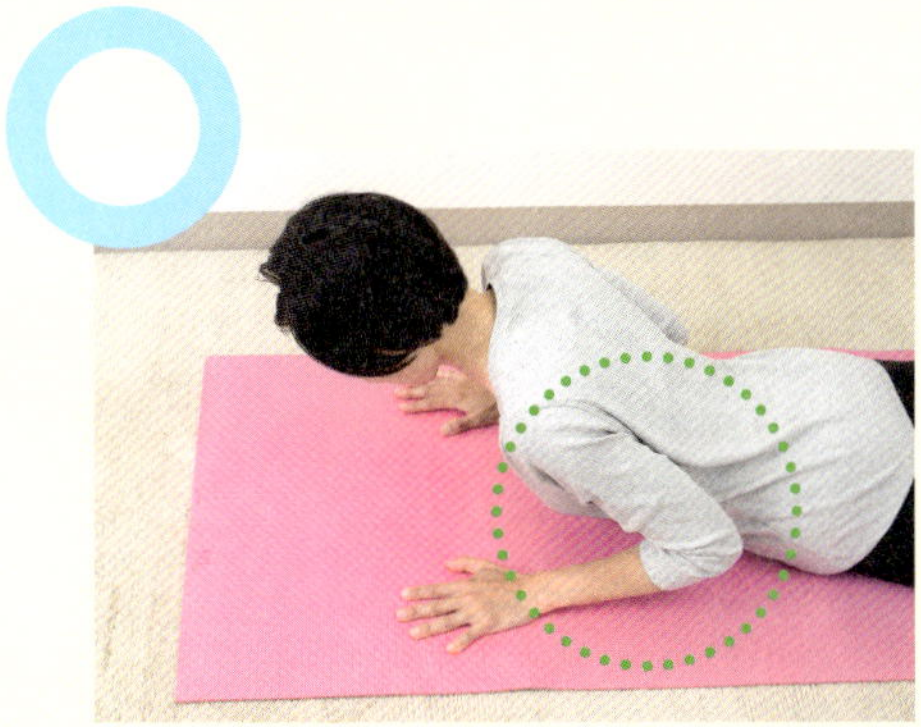

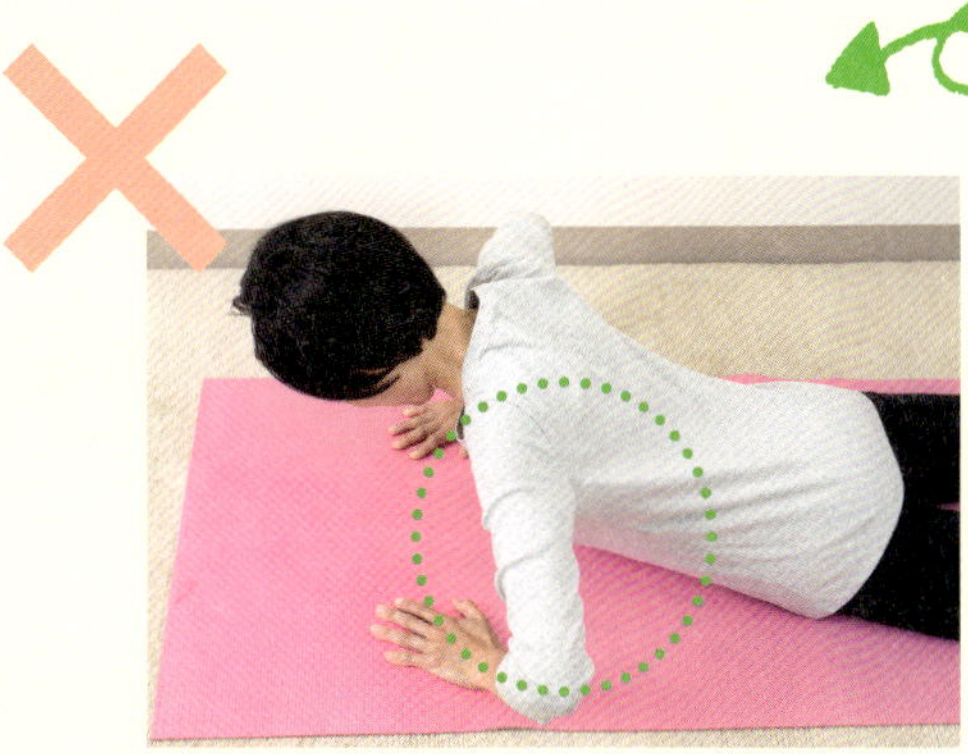

ひじを開くのはNG！

ひじを開いてしまうと、**上腕三頭筋**を鍛えることができない

column
3

ストレス・睡眠不足……etc.
肩こりを悪化させる原因とは？

肩こりは、**ストレスや睡眠不足、女性特有の原因などによって悪化**しやすくなります。

ストレスを受け続けると、自律神経の交感神経が優位になる時間が増えます。交感神経が優位になると血管は収縮し血行が悪くなるので、肩こりの原因となります。さらに首や肩の筋肉が緊張状態になることで、血流が低下し症状は悪化。心理的なストレスがストレス反応として身体に現れる結果として、肩こりが誘発されることもあります。

同様に睡眠不足も、自律神経の乱れや筋肉の緊張を引き起こし、血行が悪くなって肩こりの原因となります。睡眠が不足すると、成長ホルモンによる睡眠中の細胞・組織の修復も十分におこなわれないため、筋肉や血管のダメージが蓄積してしまい、悪化につながります。

また、女性は男性の約2倍も肩こりになりやすいといわれています。重い頭部を支える首や肩の筋肉が男性よりも少ないこと、バストを支える負荷が大きいことなどの体型的なものが一因でもあります。女性ホルモンのバランスが崩れると血行が悪くなるため、PMS（月経前症候群）や更年期に悪化のリスクが高まり、冷え性になりやすいことからも血行不良につながって肩こりの原因となるのです。

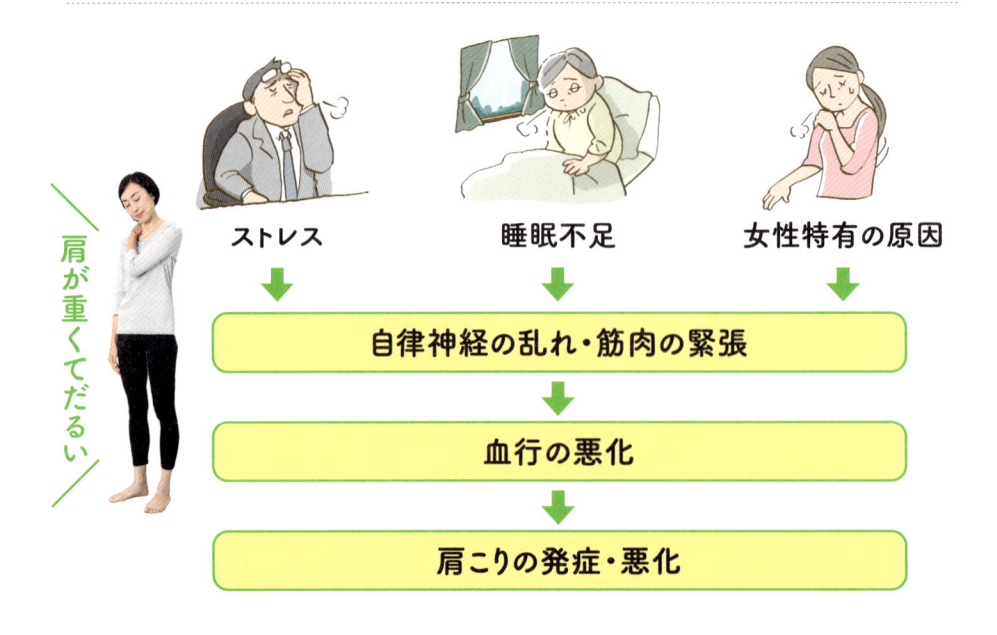

肩が重くてだるい

ストレス　　睡眠不足　　女性特有の原因

↓

自律神経の乱れ・筋肉の緊張

↓

血行の悪化

↓

肩こりの発症・悪化

第4章

血行を促進する
歩き方&トレーニング

血液の最も重要な役割は、細胞に酸素と栄養を届けることです。
運動で血行を促進して、全身の細胞を元気にしましょう。

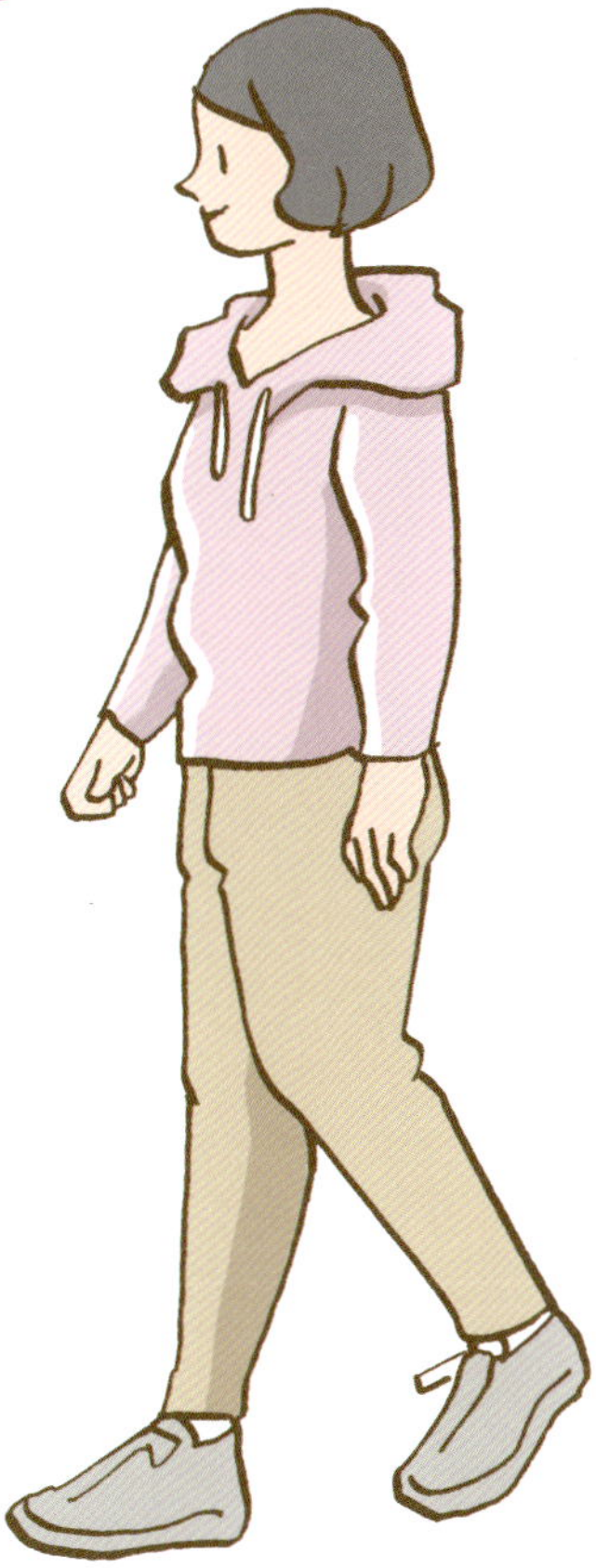

健康長寿の基本は自分の足で歩くこと！

ウォーキングは血行促進に効果的な運動

血行を促進して血管をしなやかにする

16〜17ページで解説したとおり、ウォーキングは足の筋肉への負荷が少な過ぎるので、筋力トレーニングにはなりません。しかし、有酸素運動としては最もおすすめできる効果的な運動です。また、12〜13ページでお話したとおり、足は「第2の心臓」と呼ばれています。**歩くことで全身の血行が促進されることも健康寿命を延ばすためには大変有効**です。

ウォーキングによるアンチエイジング効果は、他にもあります。それは**血管の老化現象である動脈硬化を予防・改善する**ことです。動脈硬化とは血管が硬くもろくなる症状で、脳卒中や心筋梗塞のリスクを高めます。また、高血圧や脂質異常症、糖尿病などにも悪影響を与えます。

ウォーキングなどの有酸素運動をすると、血管の内側にある血管内《けっかんない》皮細胞《ひさいぼう》から一酸化窒素が分泌されます。**一酸化窒素には、血管をやわらかくしなやかにする効果があり、動脈硬化を予防・改善してくれる**のです。

もし、ウォーキングを有酸素運動としてだけではなく、同時に筋力トレーニングとしても活用したいのであれば、インターバル速歩やアンクルウエイトを装着する方法など、足の筋肉への負荷を増やす必要があります。転倒などに十分注意して、無理のない範囲で試してみてもよいでしょう。

ウォーキングは血行を促進する有酸素運動

有酸素運動とは？

ウォーキングなどの有酸素運動は、体内にある糖と脂肪を酸素を使って燃焼してエネルギーをつくり出す運動のことです。同時に心拍数をほどよく上昇させ、血液の循環を活発にします。全身の細胞に酸素と栄養を届けて老廃物を回収する、生命活動の基本となるいとなみのために必要不可欠な運動です。

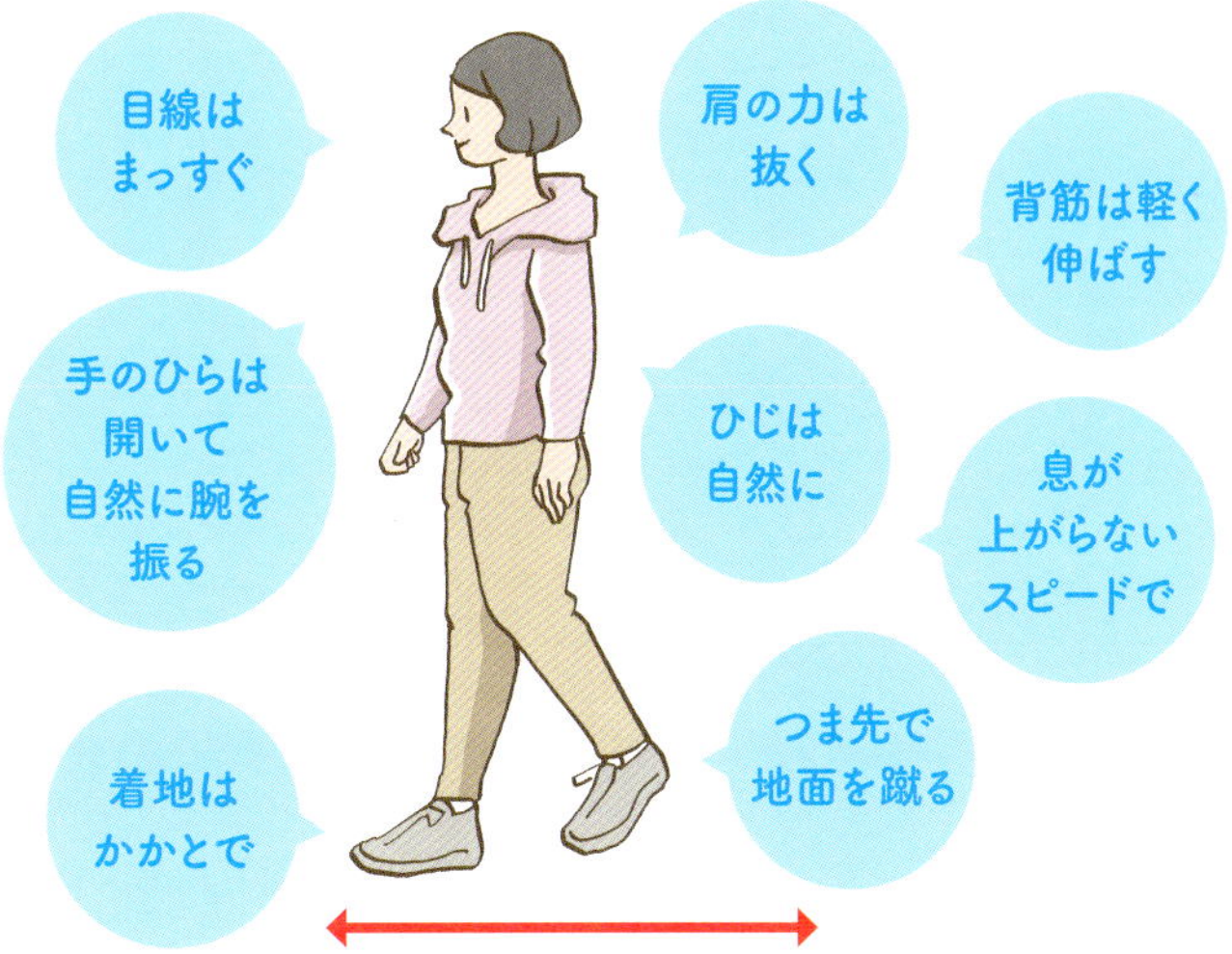

目線はまっすぐ
肩の力は抜く
背筋は軽く伸ばす
手のひらは開いて自然に腕を振る
ひじは自然に
息が上がらないスピードで
着地はかかとで
つま先で地面を蹴る

歩幅の目安は「身長−100㎝」程度

ウォーキングを筋トレ化するためには？

ウォーキングは、有酸素運動としては大変有効ですが、筋力トレーニングとするためには足の筋肉への負荷が足りません。ウォーキングを筋トレ化するためには、歩行の間に速歩をはさむインターバル速歩をするか、アンクルウエイトを装着するなど、足の筋肉への負荷を増やす必要があります。

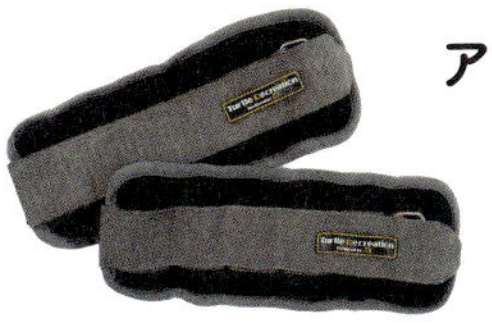

アンクルウエイト

インターバル速歩

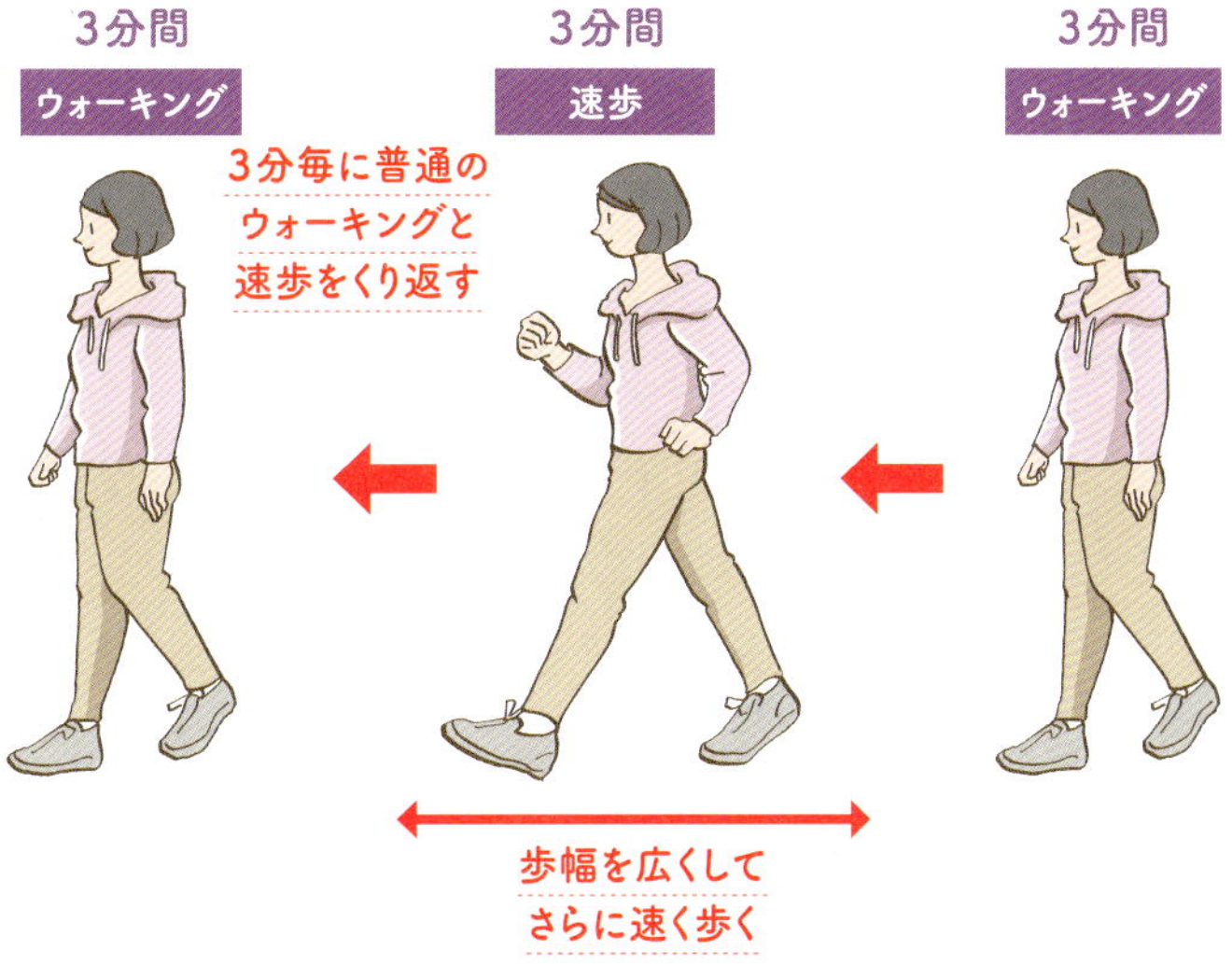

3分間

3分毎に普通のウォーキングと速歩をくり返す
3分間

歩幅を広くしてさらに速く歩く

インターバル速歩やアンクルウエイトの使用は有効な手段ですが、足の筋力が弱っている方は、まずは、普通のウォーキングから始めましょう。

3分間

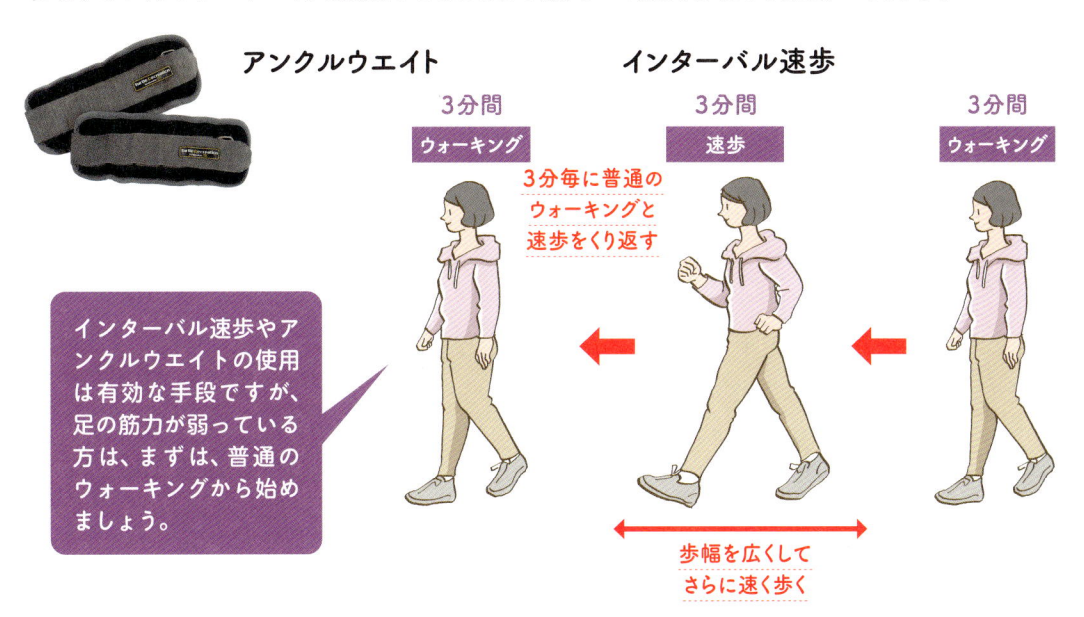

ふくらはぎの筋肉を伸ばして血行を促進！

足裏を動かしてふくらはぎをストレッチ

足裏アーチはふくらはぎと連動する

足の小指と親指の付け根、かかとの3カ所を結ぶ、**横アーチ**、**内側縦《ないそくたて》アーチ**、**外側縦《がいそくたて》アーチ**の3つのアーチのことを**足裏《あしうら》アーチ**といいます。

足裏アーチには、歩行時に受ける足への衝撃を吸収するクッションとしての役割があります。他にも、歩いたり、走ったりするときに体に推進力を与えるバネとしての役割や、さらに立ち姿勢を保持するバランス機能となる役割もあります。

歩行時に足が受ける負荷は、体重の約3倍といわれており、足裏アーチが機能していない状態でウォーキングを続けると足やひざを壊しやすくなります。この

足裏アーチを機能させるためには、足底腱膜《そくていけんまく》がしっかりと張っていなければなりません。

足底腱膜とは、足の裏の土踏まずを支える役割を果たし、足裏アーチと連動して**歩行時に受ける足への衝撃を吸収する働きをします。**この足底腱膜に張りがなくなると、俗にいう偏平足《へんぺいそく》となります。土踏まずのないのっぺりとした扁平足になると、足裏アーチは機能を失い、足を痛めやすくなります。

また、足裏アーチは、ふくらはぎの筋肉と連動しています。**足の裏を反らすと自然にふくらはぎの筋肉が伸びる**のです。足裏アーチが機能した状態で運動すれば、ふくらはぎの筋肉が伸縮をくり返して血行が促進されます。

ふくらはぎと連動する足裏アーチ

体を支える3つのアーチ

足裏アーチとは、小指と親指の付け根、かかとの3カ所を結ぶ横アーチ、内側縦アーチ、外側縦アーチを指します。この3つのアーチが足底腱膜と連動して全身を支え、高くなったり低くなったりすることでクッションとなり、歩行や運動による衝撃を吸収します。足裏アーチがつぶれると偏平足となり、クッション機能が損なわれて衝撃を十分に吸収できなくなります。

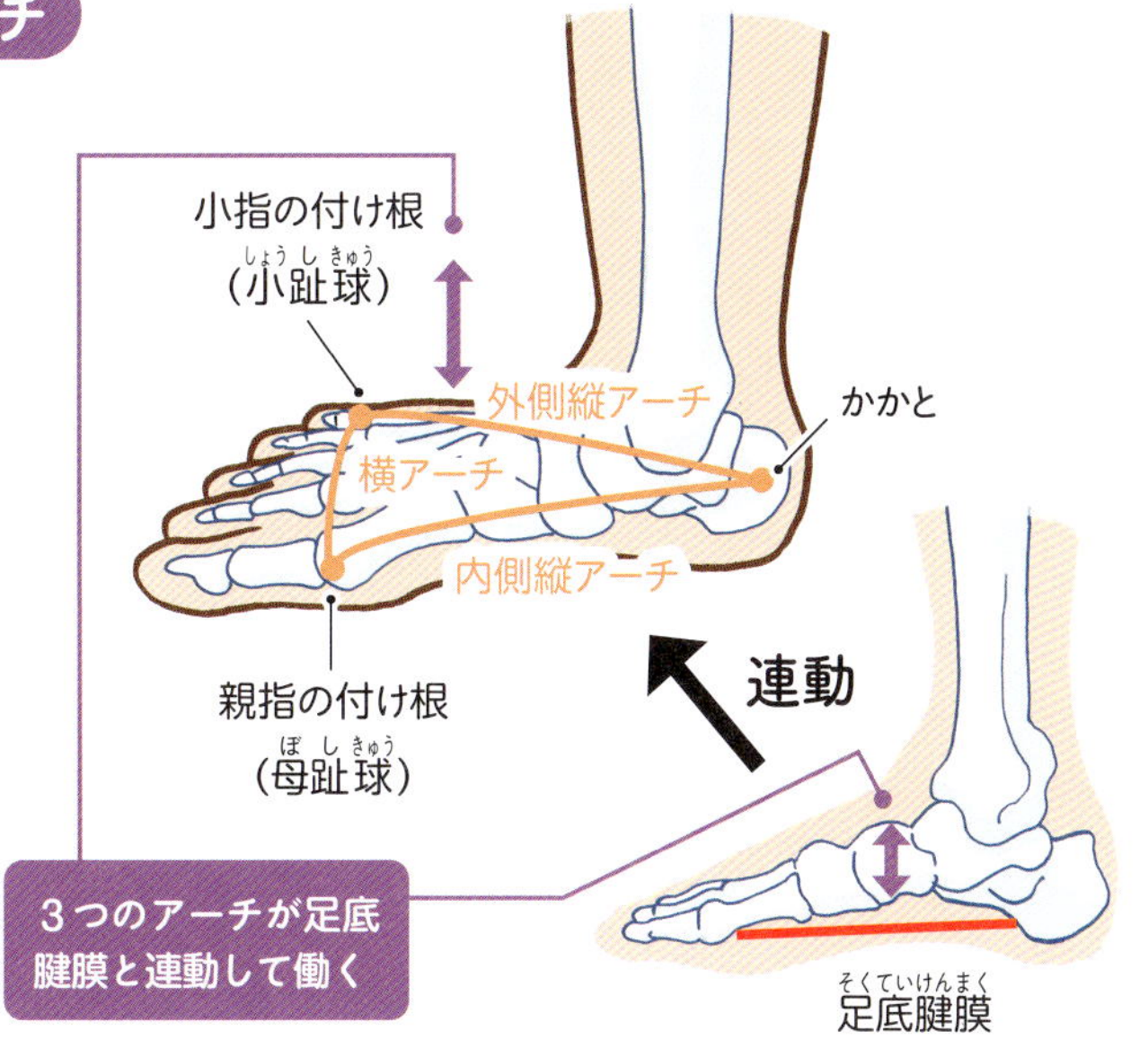

足裏を反らすとふくらはぎが伸びる

足裏アーチの働きは、ふくらはぎの筋肉（腓腹筋・ヒラメ筋）の伸縮にも連動しています。足の裏を反らせたときにふくらはぎの筋肉が伸びるため、運動やストレッチによって足裏アーチをしっかり動かせば、ふくらはぎの筋肉を伸縮させて血行を促進することができます。

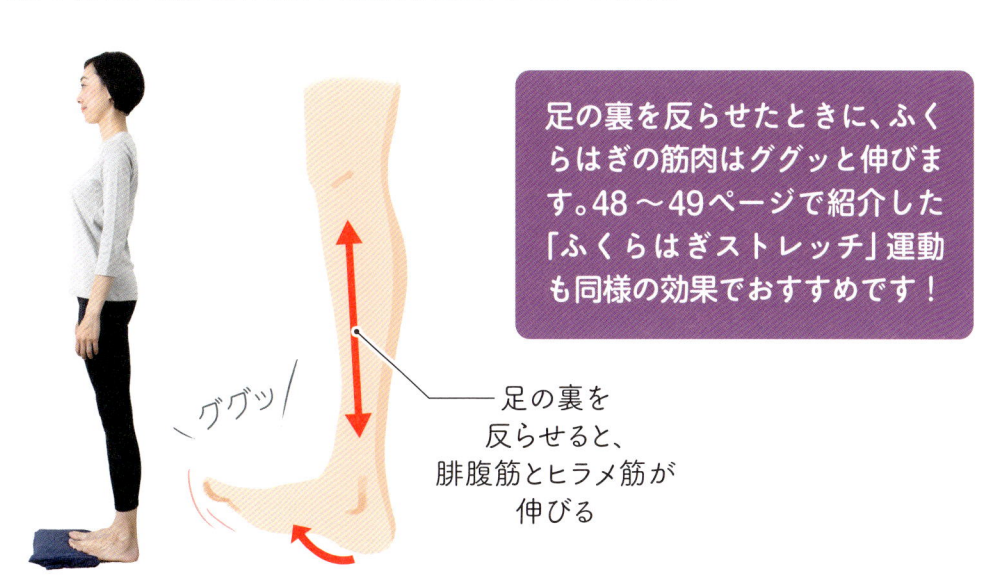

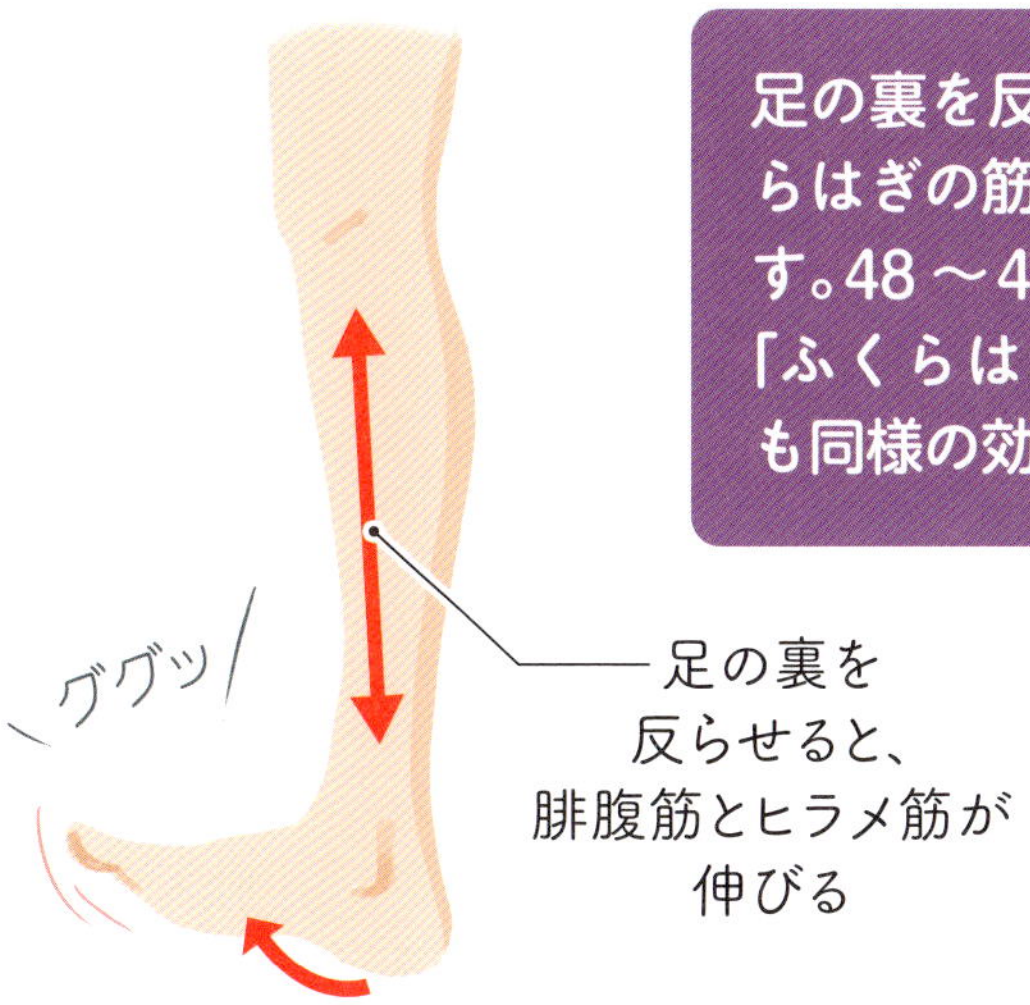

足の裏を反らせたときに、ふくらはぎの筋肉はググッと伸びます。48～49ページで紹介した「ふくらはぎストレッチ」運動も同様の効果でおすすめです！

トレーニング⑰

血行促進&股関節をしなやかにして転倒予防！

屋内でステップ「股関節で足踏み」運動

足元が不安な人は壁や手すりに
つかまってもOK

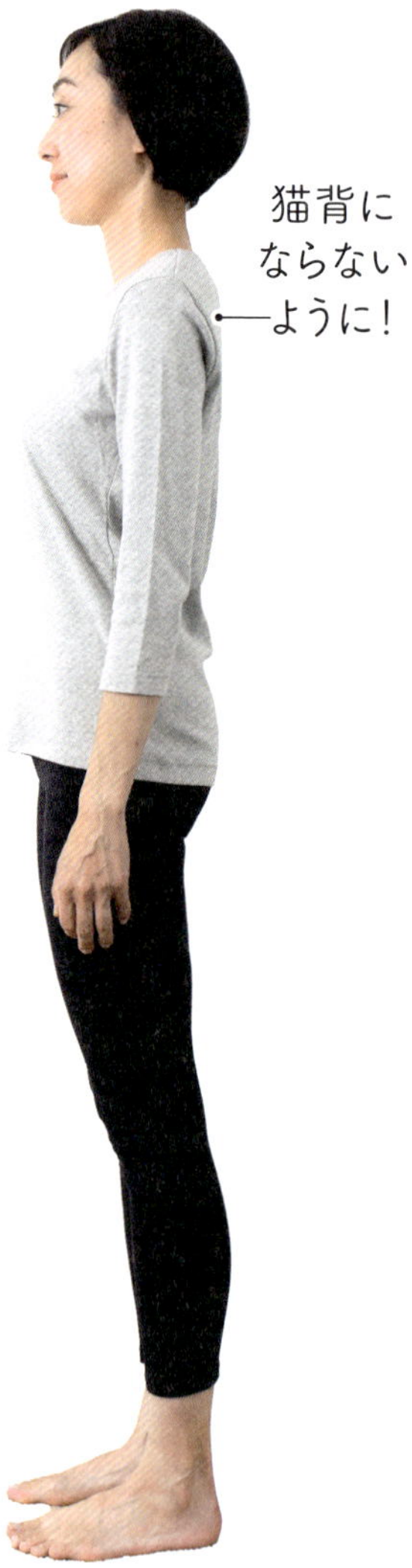
猫背に
ならない
ように！

1 リラックスして立つ

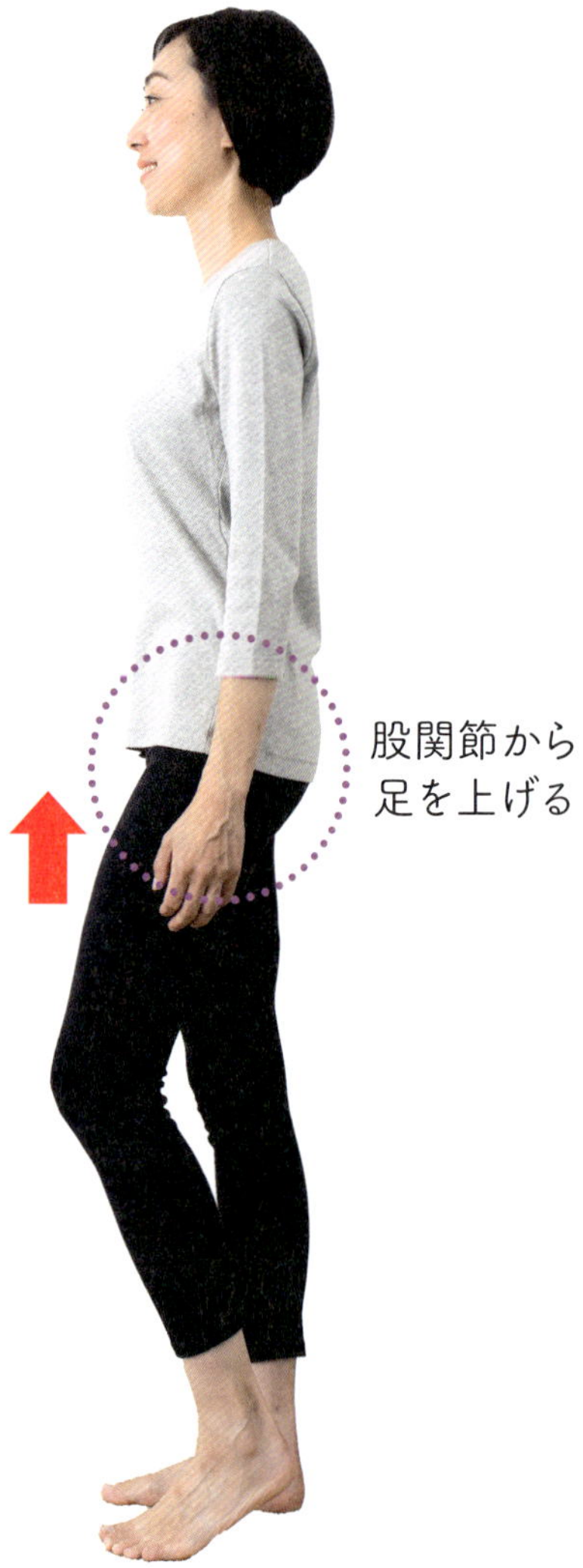
股関節から
足を上げる

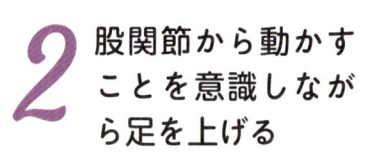

2 股関節から動かすことを意識しながら足を上げる

1日2セット
おこなう

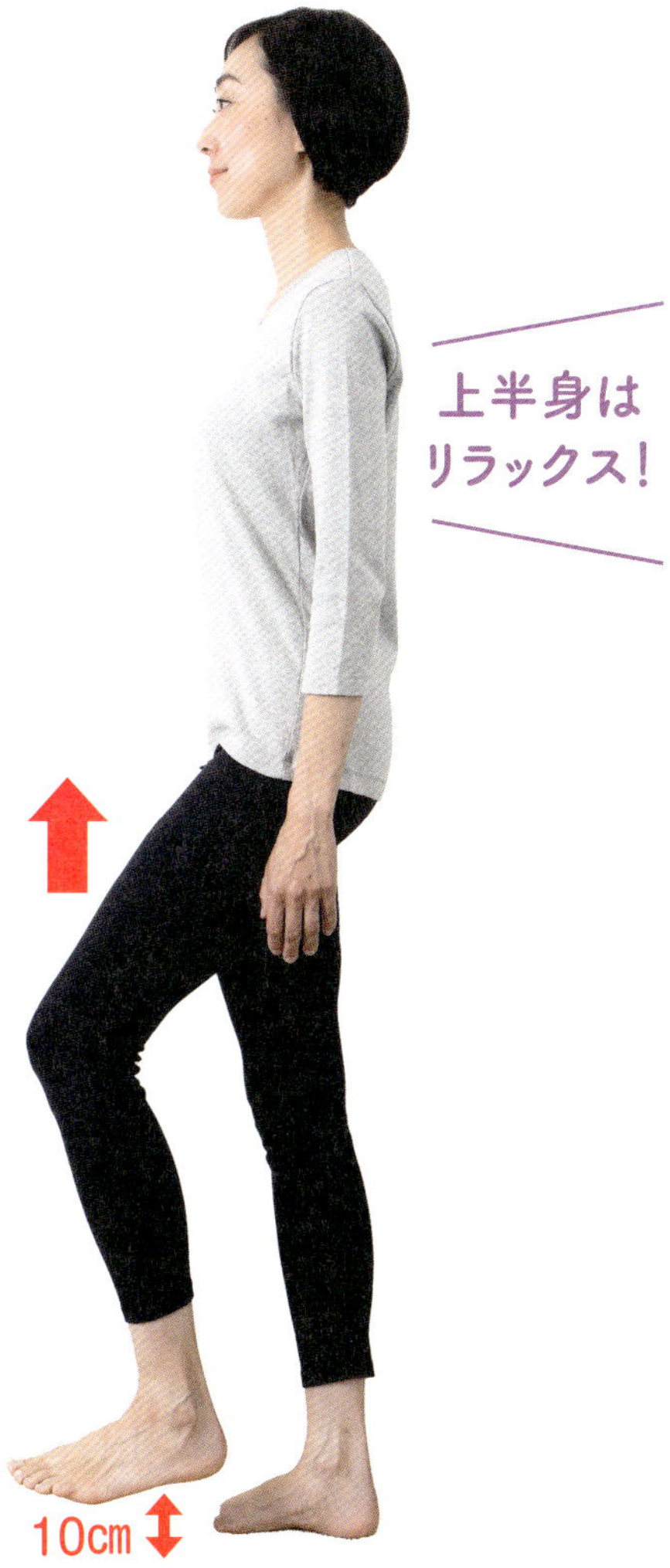
上半身は
リラックス!
10cm

3 10cm程度の高さまで
足を上げる

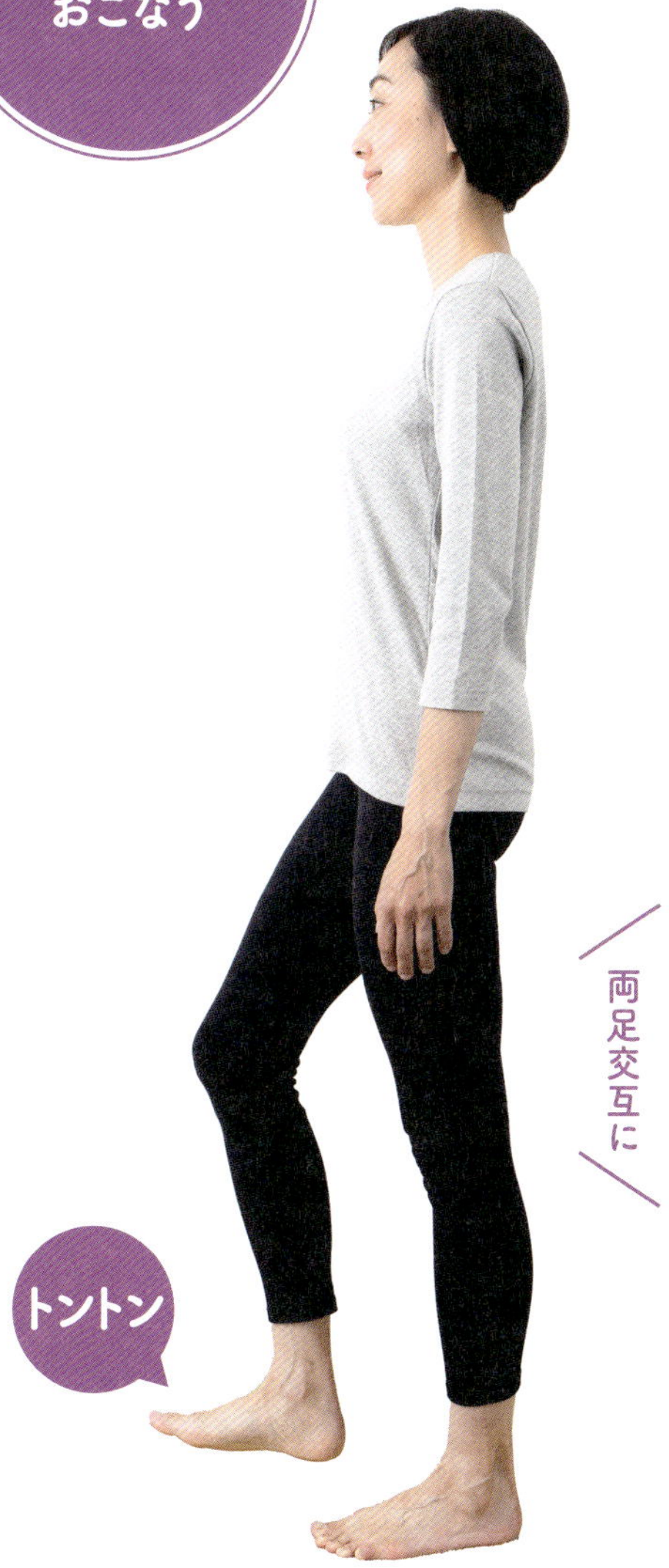
トントン
両足交互に

4 左右の足を交互に上げて
リズミカルに足踏みする。
5分間続ける

トレーニング⑱

お風呂の中で「手足グッパー」運動

手先の血行を促進して冷え性を予防・改善！

お風呂で体を温めながら手足の指を動かすことで、筋肉や関節はしなやかになり、血行もよくなります。冷え性の解消にも大きな効果がありますよ

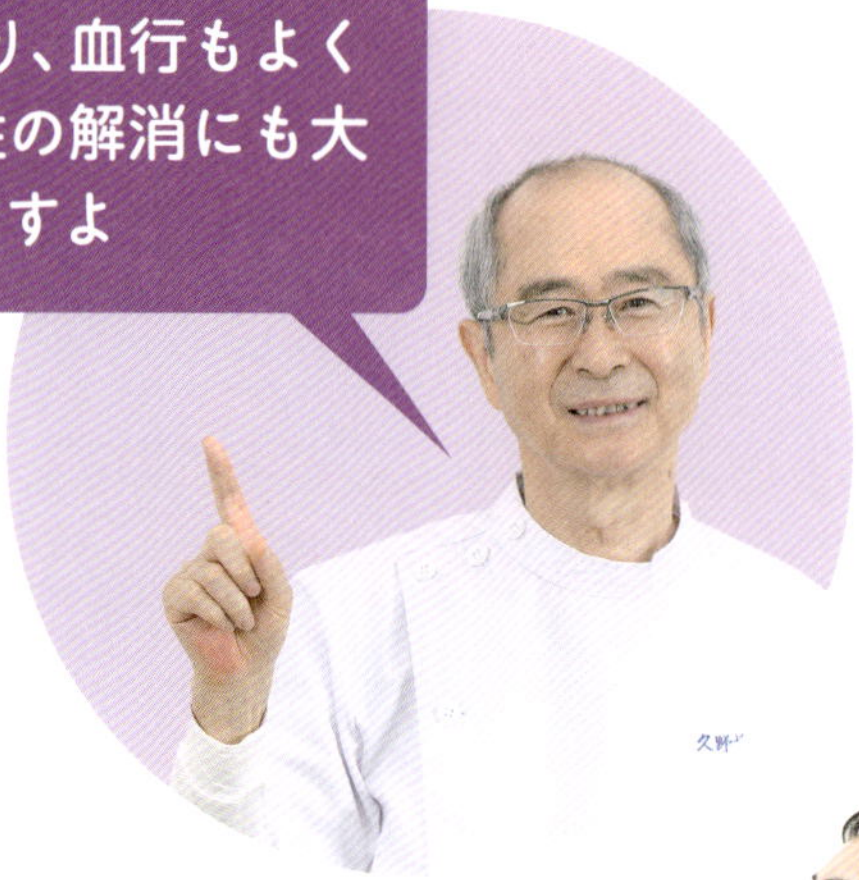

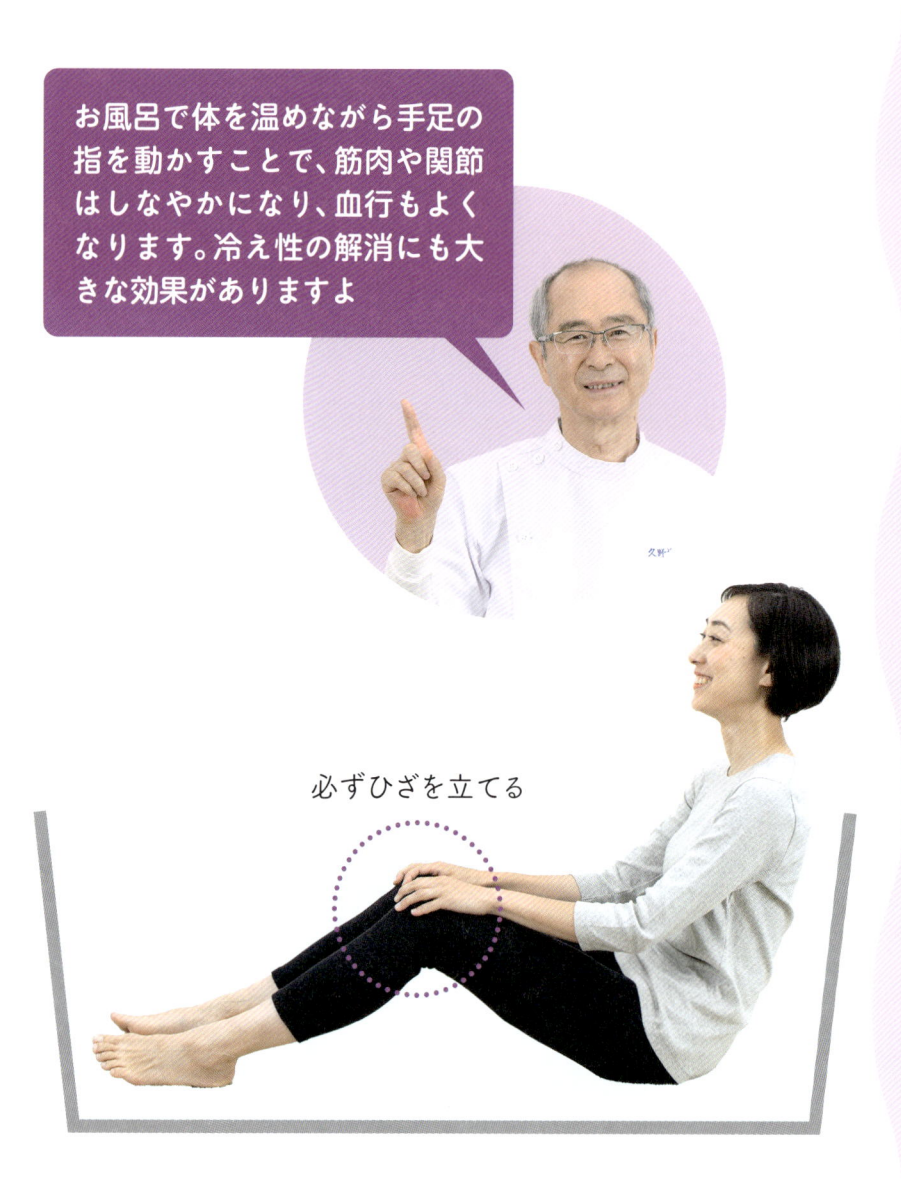

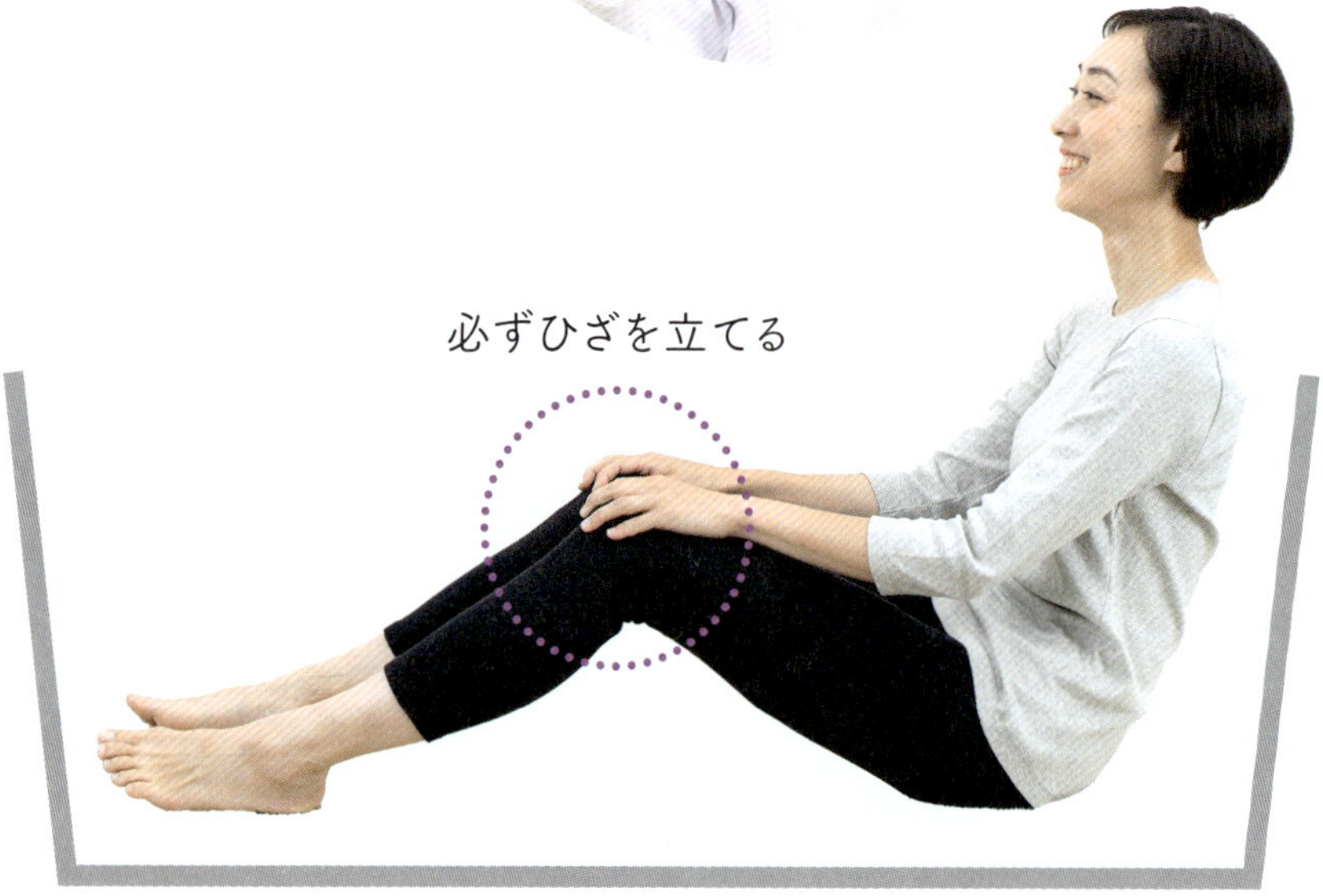

1 湯船の中で
ひざを立てて座る

入浴時の注意事項

高齢者の入浴時は、心筋梗塞や脳卒中のリスクを高めるヒートショックに注意が必要です。冬場は、寒くないように脱衣場や浴室を温め、湯の温度は38～40℃程度にしましょう。湯につかる時間は、5～10分程度が最適です。入浴前にコップ1杯程度の水を飲み、水分補給しておくとさらに安心です。

1日1セット
入浴時に
おこなう

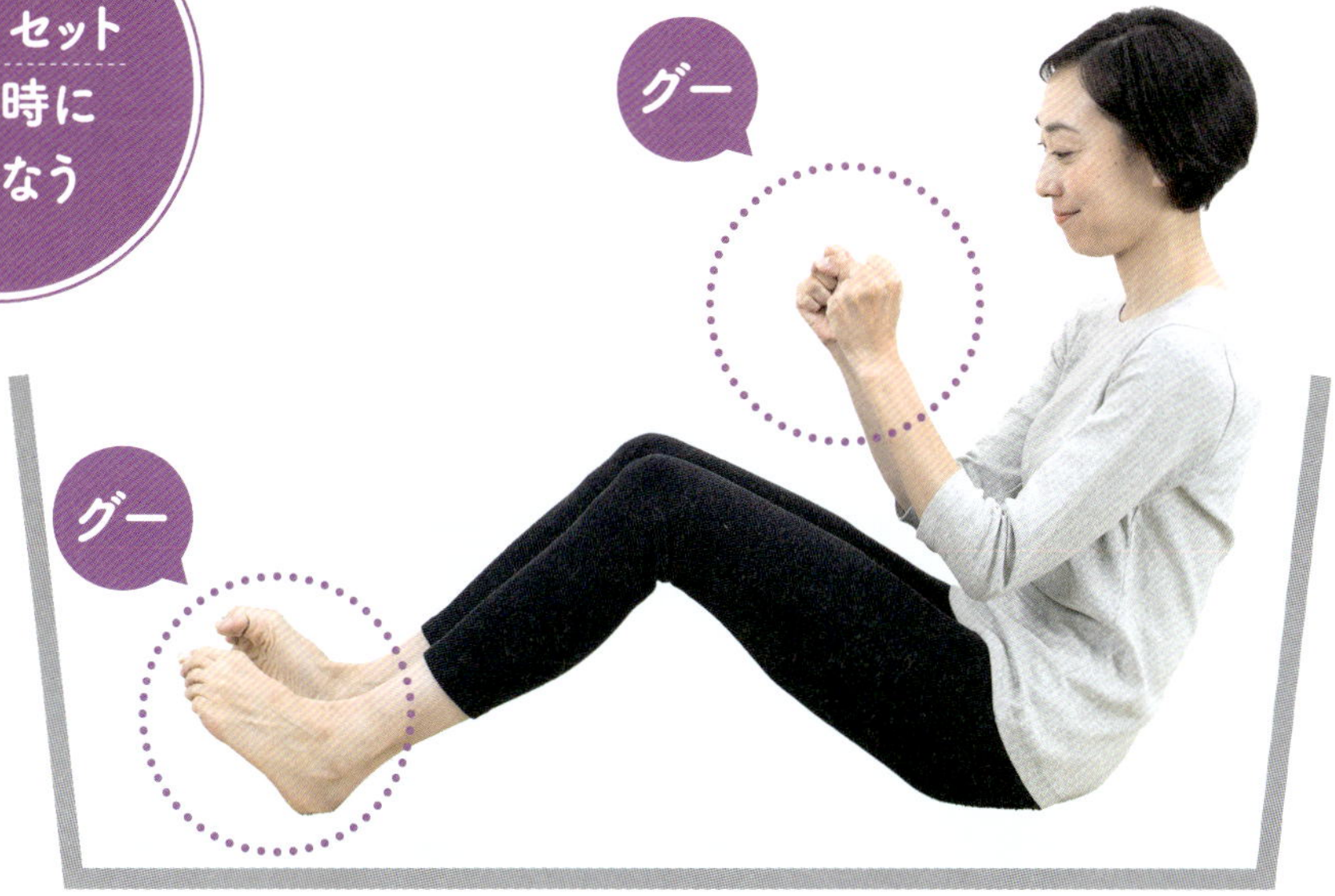

2 手と足の指を
丸めてグーにする

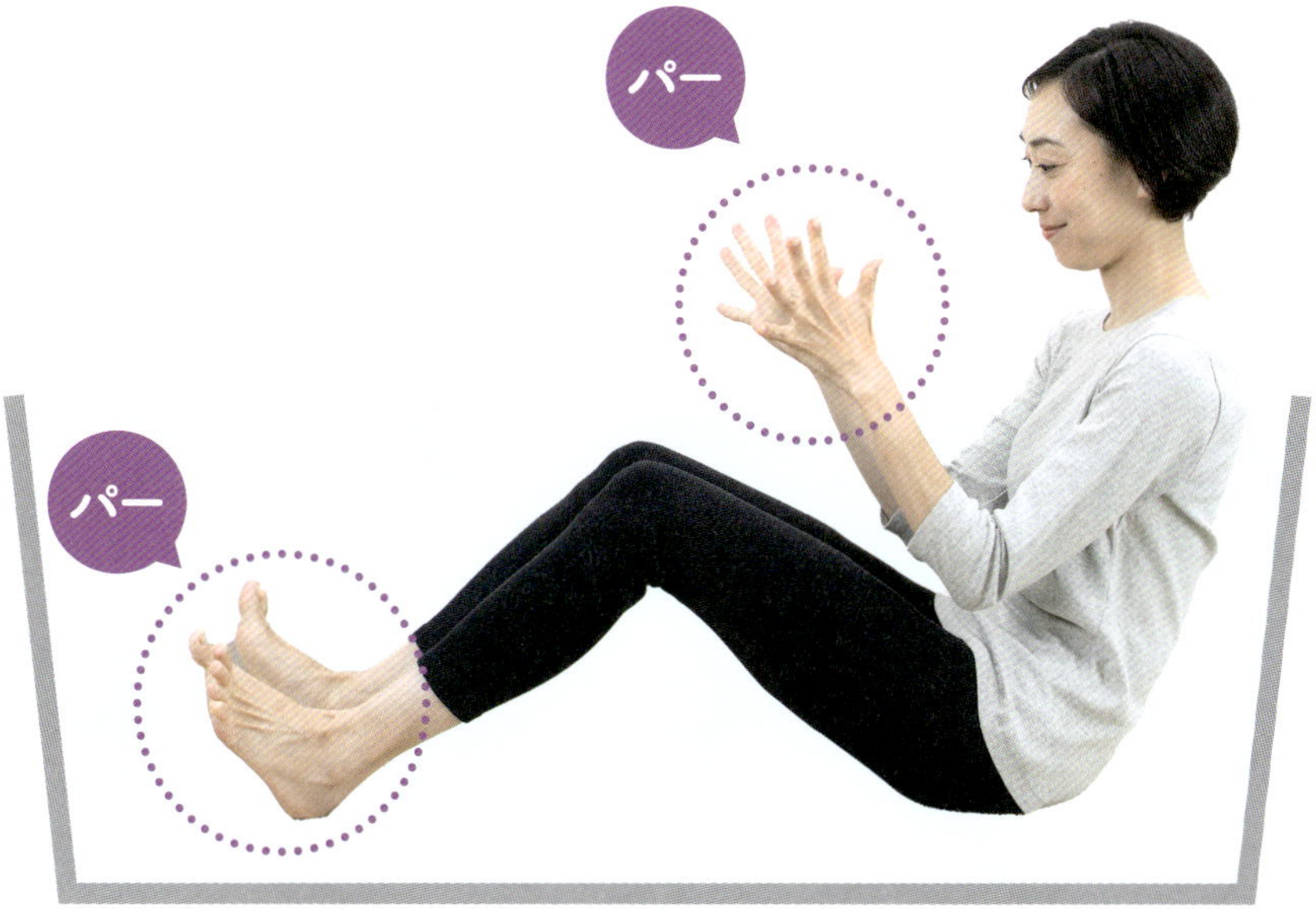

3 手と足の指を広げてパーにする。
グーとパーを5分間くり返しおこなう

column
4

重要なのは自分の足で歩けること
平均寿命と健康寿命の違いとは？

平均寿命とは……

「0歳における平均余命」のことで、生まれてから死ぬまでの平均的な年数を示します。

健康寿命とは……

2000年にWHO（世界保健機関）が提唱した指針で、「継続的な医療や介護に依存せず、自分の力だけで自立した生活を送ることができる生存期間」のことです。平均寿命から要介護や寝たきりの期間を差し引いたものが健康寿命となります。

2024年5月にWHOが発表した「世界保健統計」のデータによると、**日本の健康寿命は73.4歳（男性71.9歳、女性74.8歳）**で、1位のシンガポールの73.6歳に次ぐ世界第2位となっています。健康寿命が長い国は、総じて平均寿命も長く、厚生労働省が発表している2023年のデータでは、**日本の平均寿命は男性81.09歳、女性87.14歳**となっており、**健康寿命と平均寿命との差はほぼ10歳以上ある**ことになります。つまり、継続的な医療や介護に依存せざるを得ない期間も、ほぼ10年以上あるということです。

健康寿命において最も重要なのは、「自分の足で歩ける」ことです。人間の体は、長期の入院や寝たきりとなって歩かない日が長く続くと、筋肉量の減少、筋力や血液循環の低下をまねき、その結果として不調や病気のリスクが高まってしまいます。

また、自力で歩くことができなければ、地震や津波、火事などの危機に遭遇しても、避難することは難しくなります。自分で自分の命を守るためにも、「自分の足で歩ける」ことは重要なのです。

筋肉量の減少、筋力や血液循環の低下を予防するだけでなく、災害時に自力で避難するためにも「自分の足で歩ける」ことは重要である

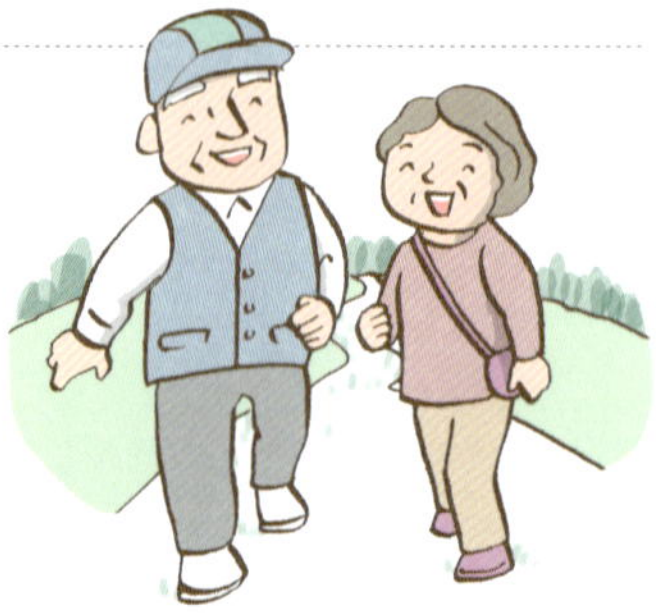

第5章

寝たままできる
リハビリ筋トレ＆ストレッチ

寝たままできる筋力トレーニングで、筋力アップ＆血行を促進し、
身体機能の衰えや認知症を予防・改善しましょう。

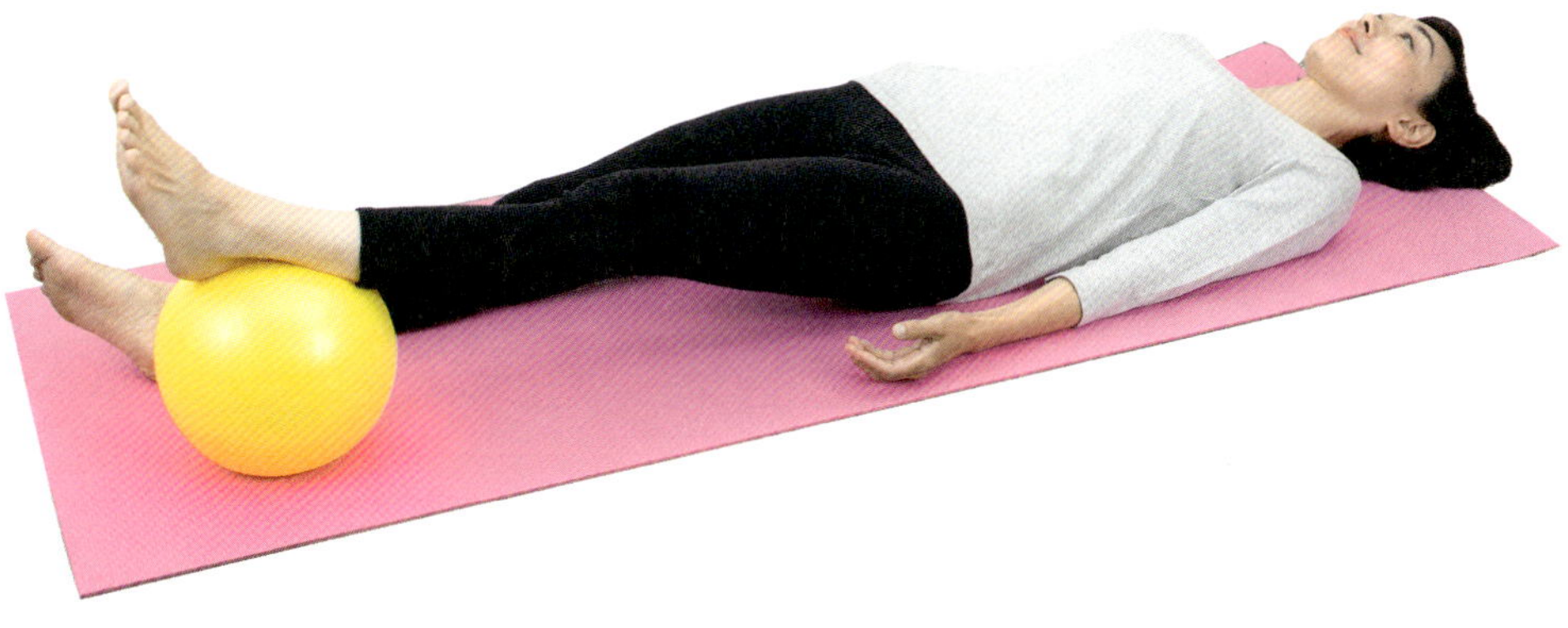

廃用症候群を筋トレで防ぐ!

寝たままでも筋力アップは可能

寝たきりであっても筋力トレーニングを

長期の入院や寝たきりとなり、安静状態を送る日が長く続くと、人間の活動性が低下して、心身の機能が衰えていきます。このことを**廃用症候群《はいようしょうこうぐん》（生活不活発《せいかつふかっぱつ》病《びょう》ともいう）**といいます。廃用症候群に陥ると、さまざまな臓器や精神に以下のような不調が生じ、多くの病気リスクが高まります。

❶**筋肉**（筋肉量の減少、筋力の低下）
❷**骨格**（骨がもろくなる、関節がこわばる）
❸**呼吸器**（呼吸回数の増加、誤嚥性肺炎《ごえんせいはいえん》）
❹**消化器**（食欲の低下、便秘）
❺**泌尿器**（尿《にょう》路《ろ》結石《けっせき》、尿路感染症）
❻**循環器**（心拍数・血液循環の低下、立ちくらみ、深《しん》部《ぶ》静脈《じょうみゃく》血栓症《けっせんしょう》）
❼**精神・脳**（うつ、認知機能の低下）
❽**皮膚**（床ずれ）……等々

長期の入院や寝たきりの生活になっても、**寝たまま筋肉に負荷をかけてトレーニングする習慣**をもてば、廃用症候群を予防・改善することはできます。また、筋肉や関節を動かして運動することで、体も硬直しにくくなり、全身への血行も促進されるため、漫然と安静状態を続けるよりも体はラクに感じるはずです。**長期入院や寝たきりになってもあきらめず、ぜひ筋力トレーニングを**してください。

廃用症候群を予防するために

廃用症候群とは？

長期の入院や寝たきりなどによって活動性が低下して、さまざまな病気のリスクが高まる容態をいいます。過度の安静状態が続くと、足の筋肉は1週間で10〜15%委縮するという報告もあり、高齢者はさらに顕著になる傾向があります。

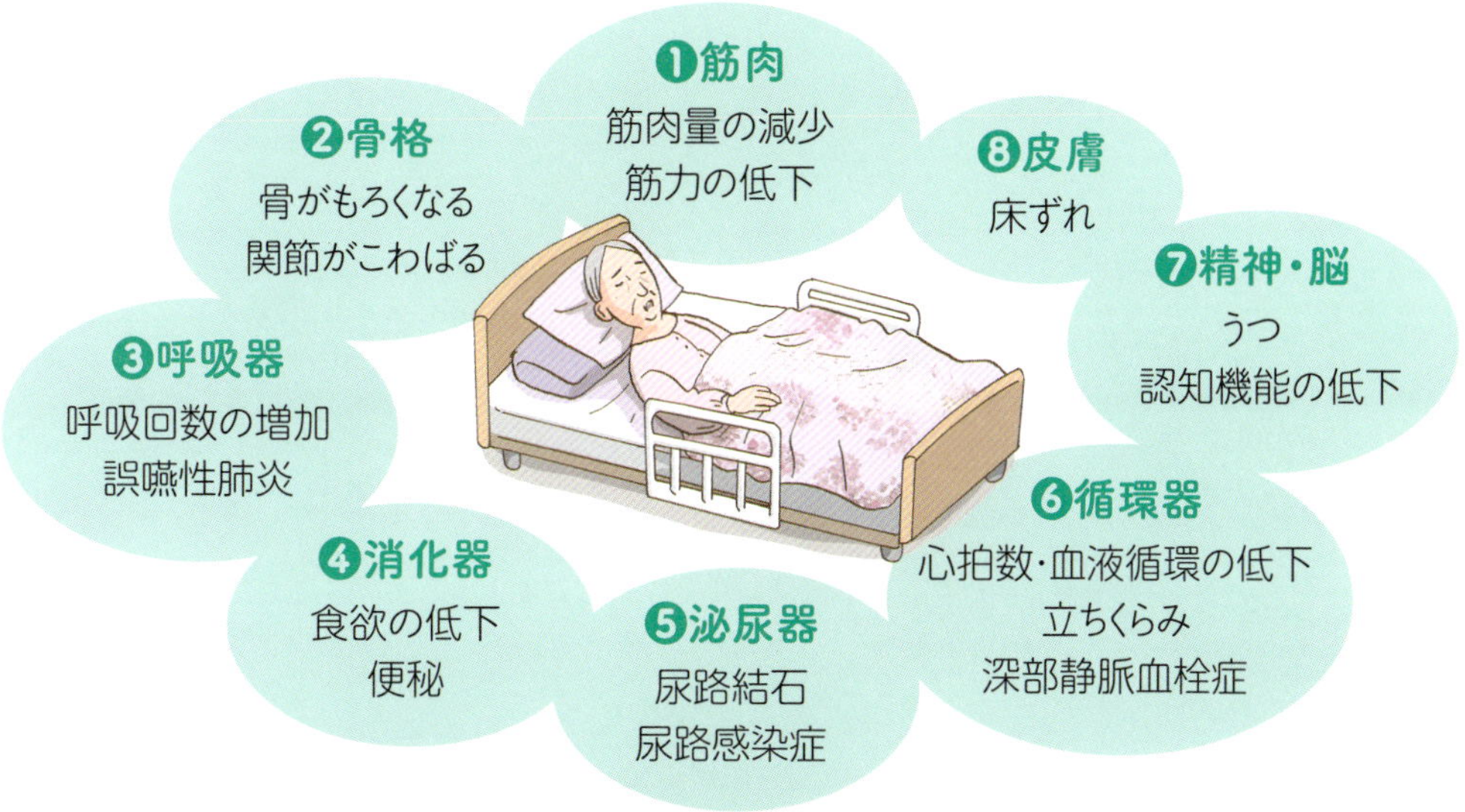

寝たままの筋トレで廃用症候群は予防できる

病気やケガ、高齢化によって寝ている時間が長くなるのは自然なことですが、ただ安静にしているだけでは廃用症候群は避けられません。寝たままでも筋肉に負荷をかけ、トレーニングすることは十分可能です。また、筋肉や関節を動かすことで体の硬直がほぐれて、安静状態を続けるよりもラクに感じられるはずです。

寝たままでも足の筋肉を動かせば、全身の血行を促進することができます。認知症予防にも大きな効果が期待できます。

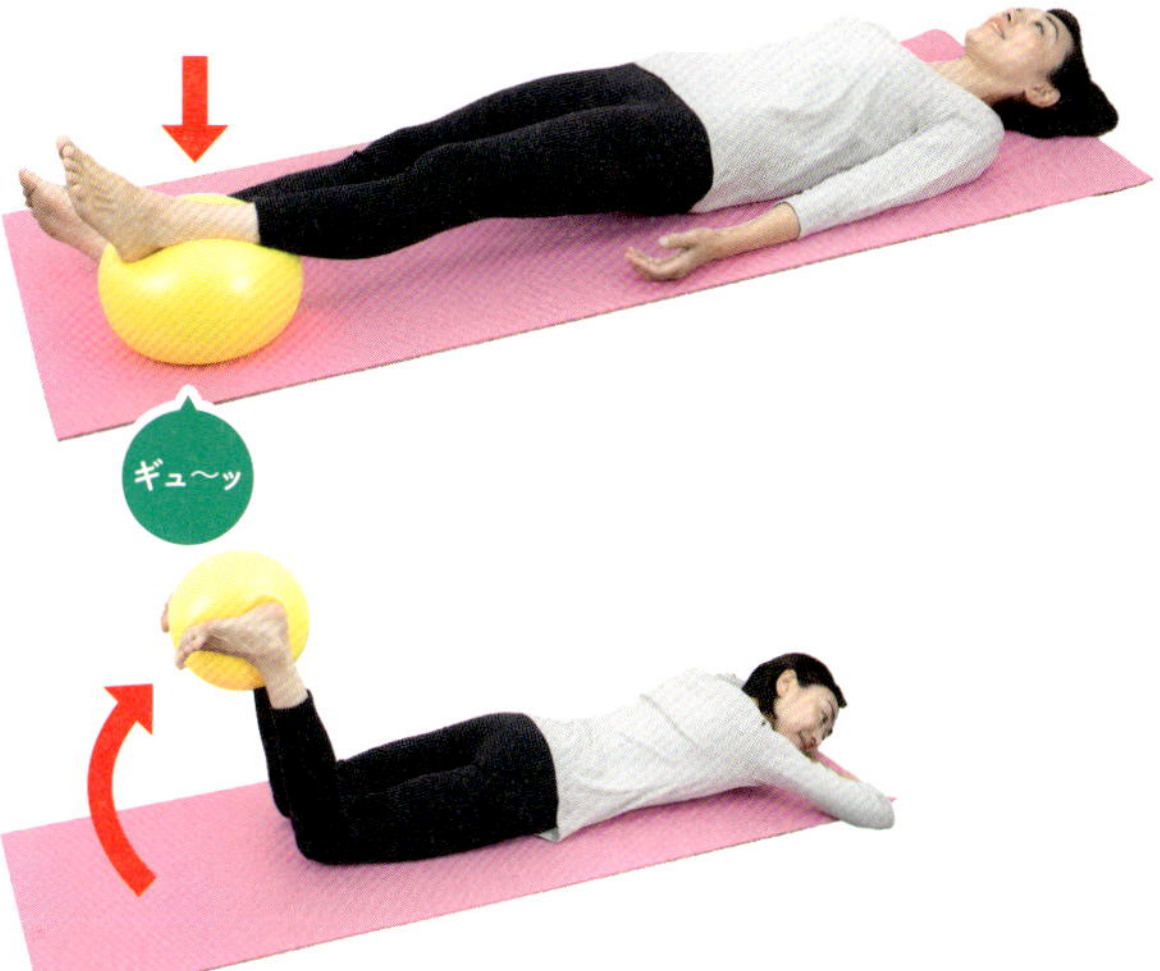

トレーニング⑲

寝たままでも脚力アップ!

ボールを使って「寝たままはさむ」運動

寝たままでも、脚の筋力アップと血行を促進する運動は可能です。運動中に筋肉が硬くなるのを実感しながら、毎日続けましょう

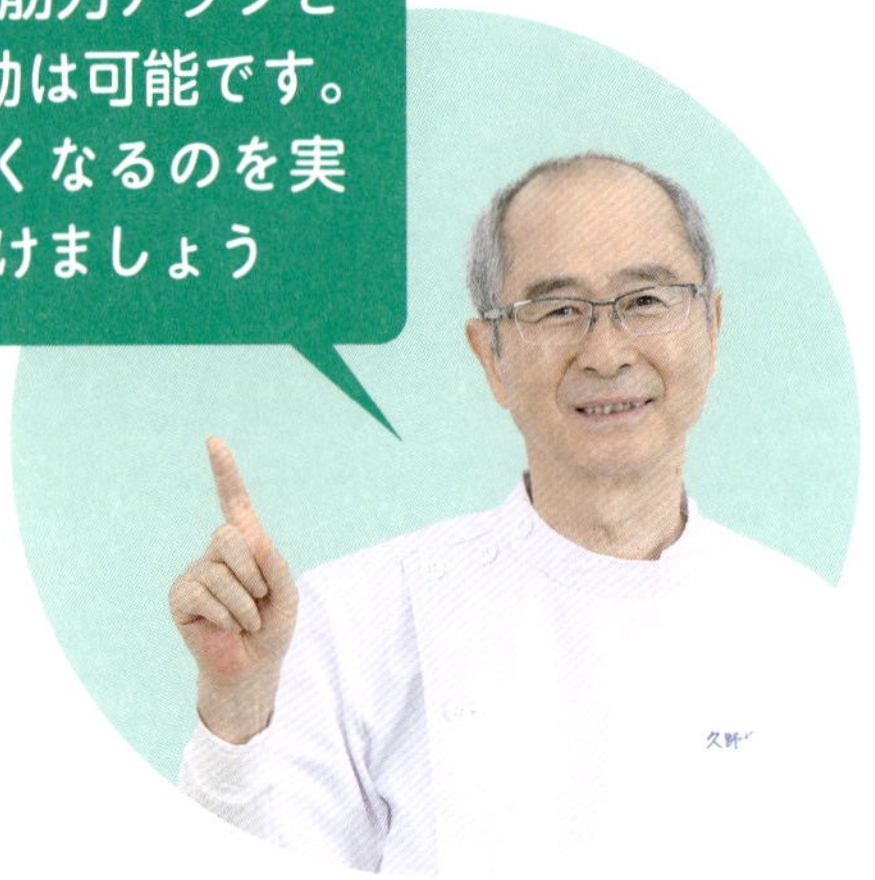

1 あおむけに寝て、足でボールをはさむ

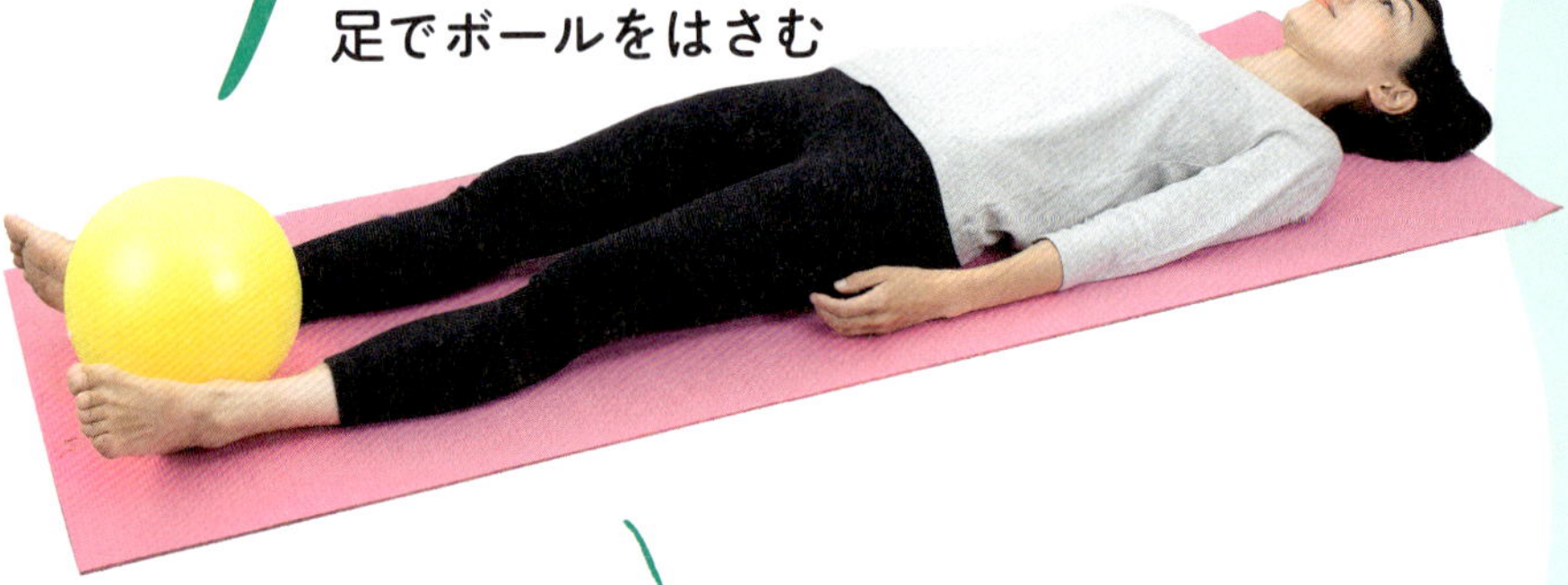

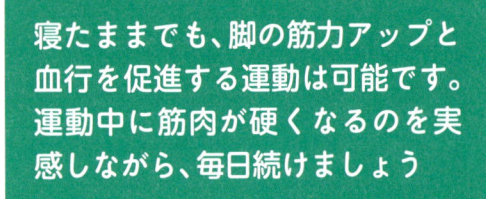

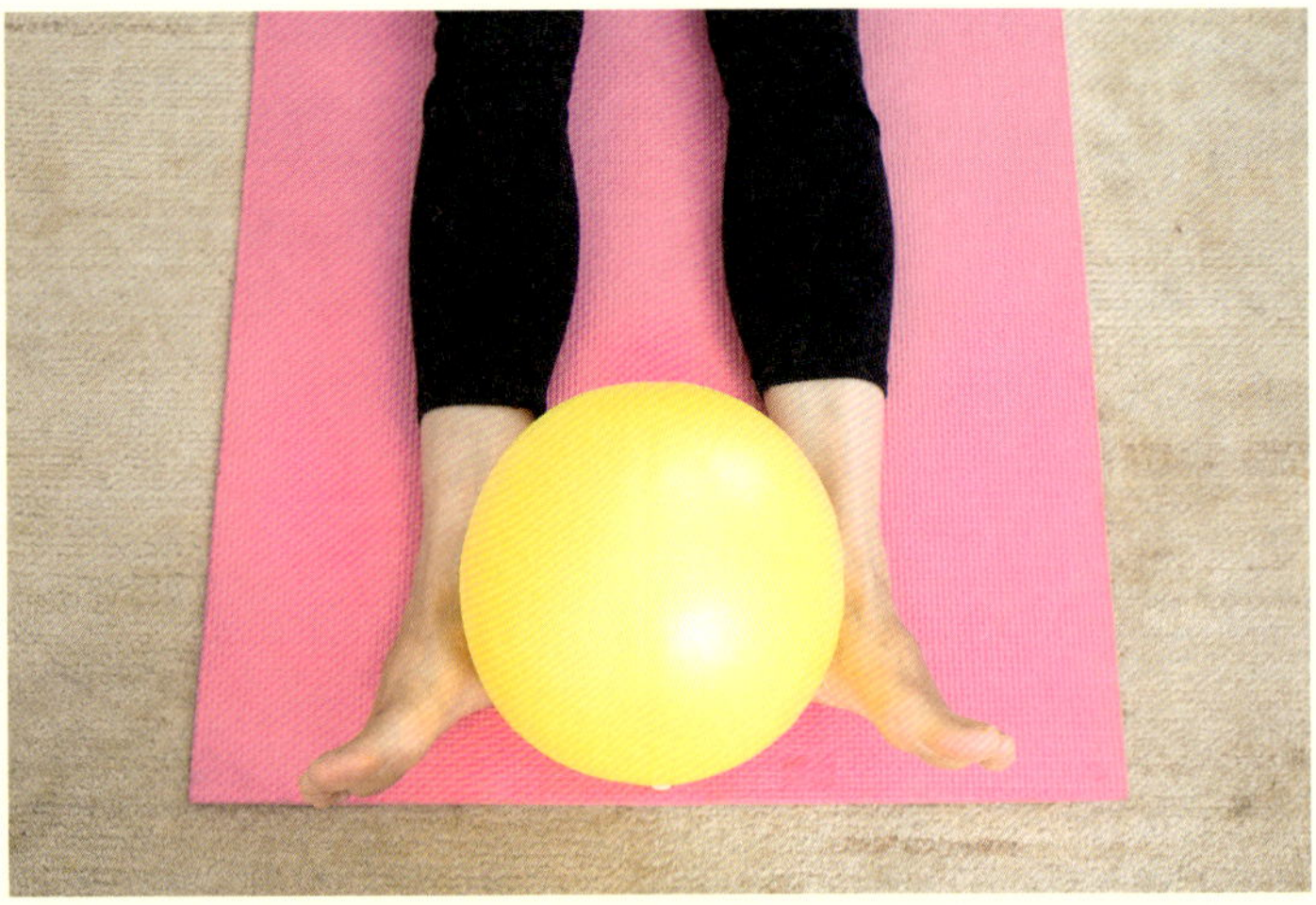

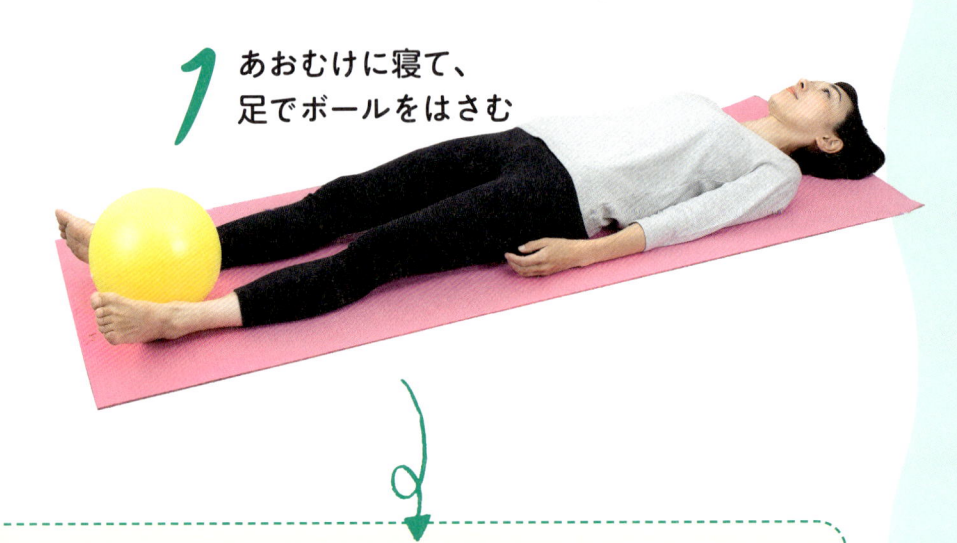

ボールは、くるぶしのあたりではさむ

1日2セット
おこなう

ももの内側と前側が
硬くなっているのを触って実感しよう！

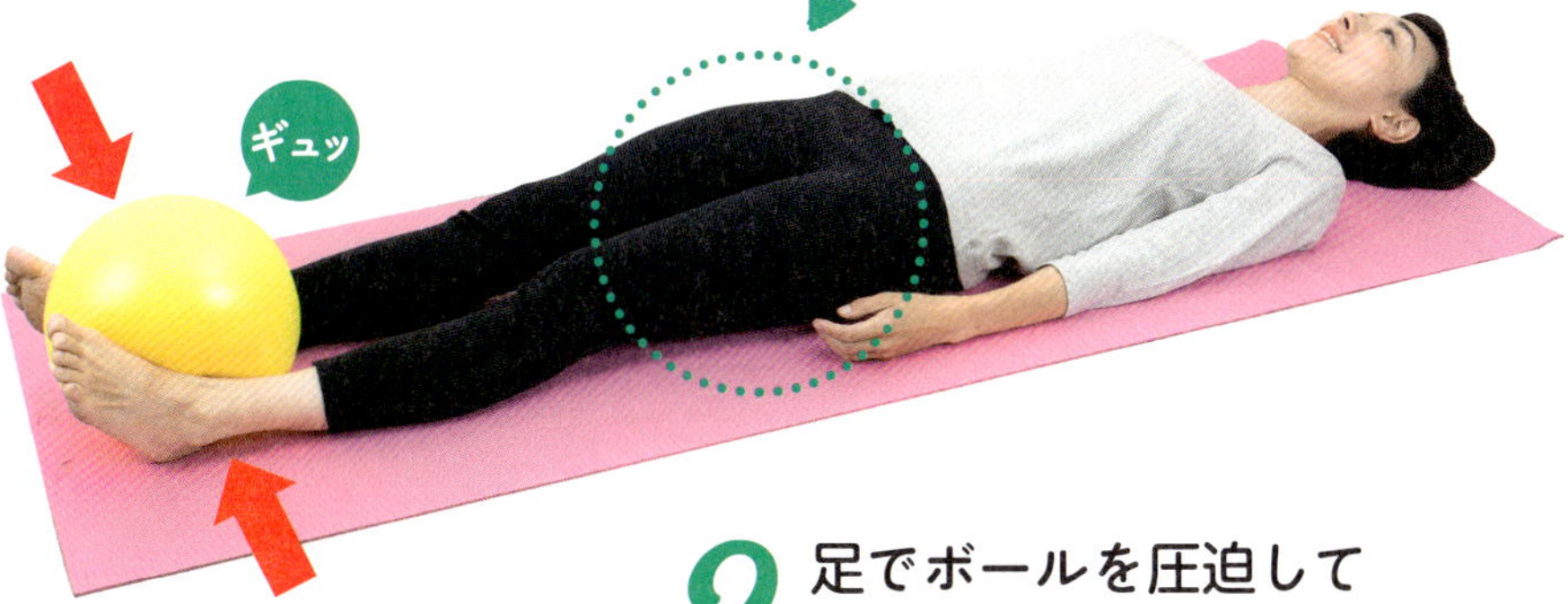

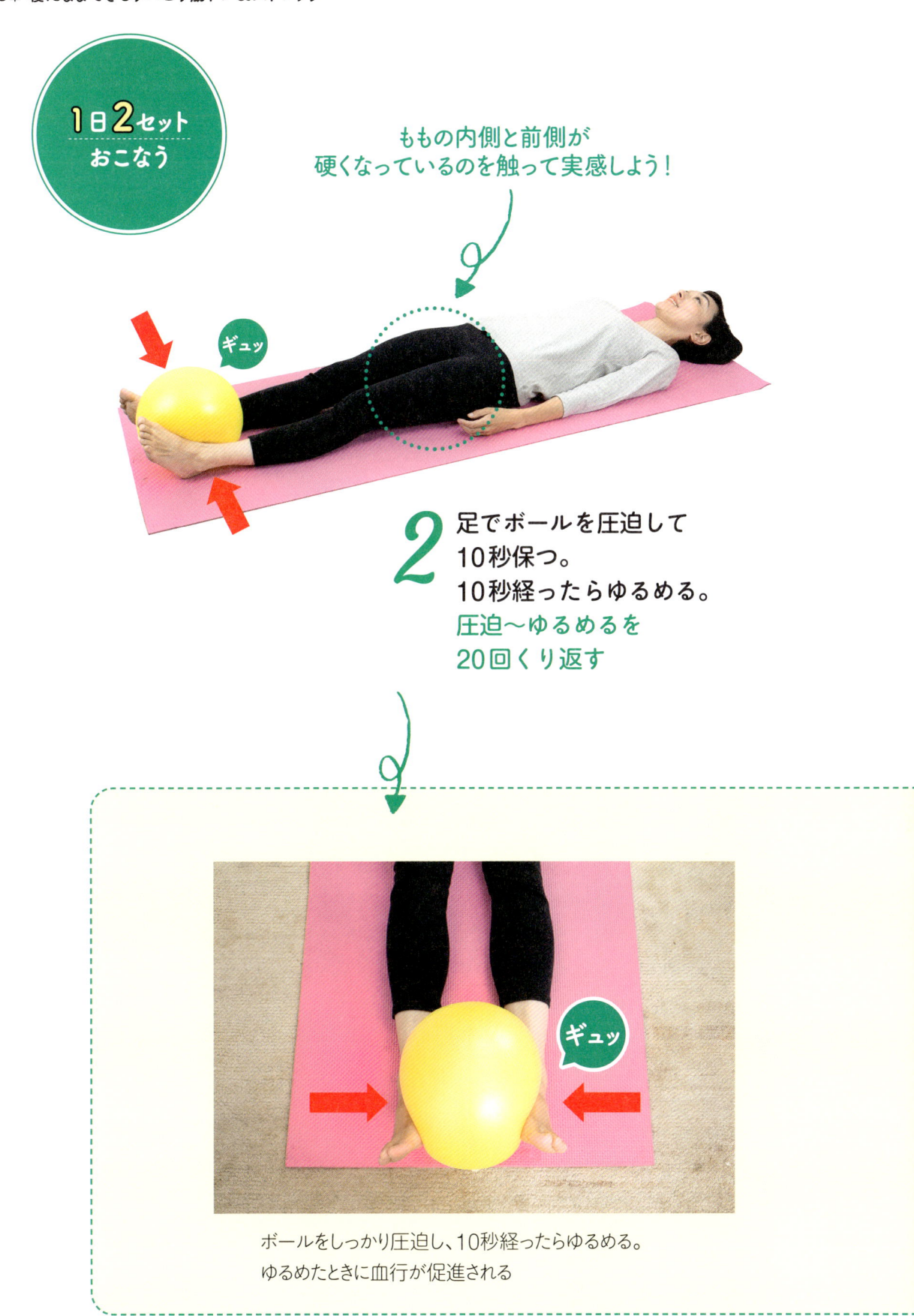

2

足でボールを圧迫して
10秒保つ。
10秒経ったらゆるめる。
圧迫～ゆるめるを
20回くり返す

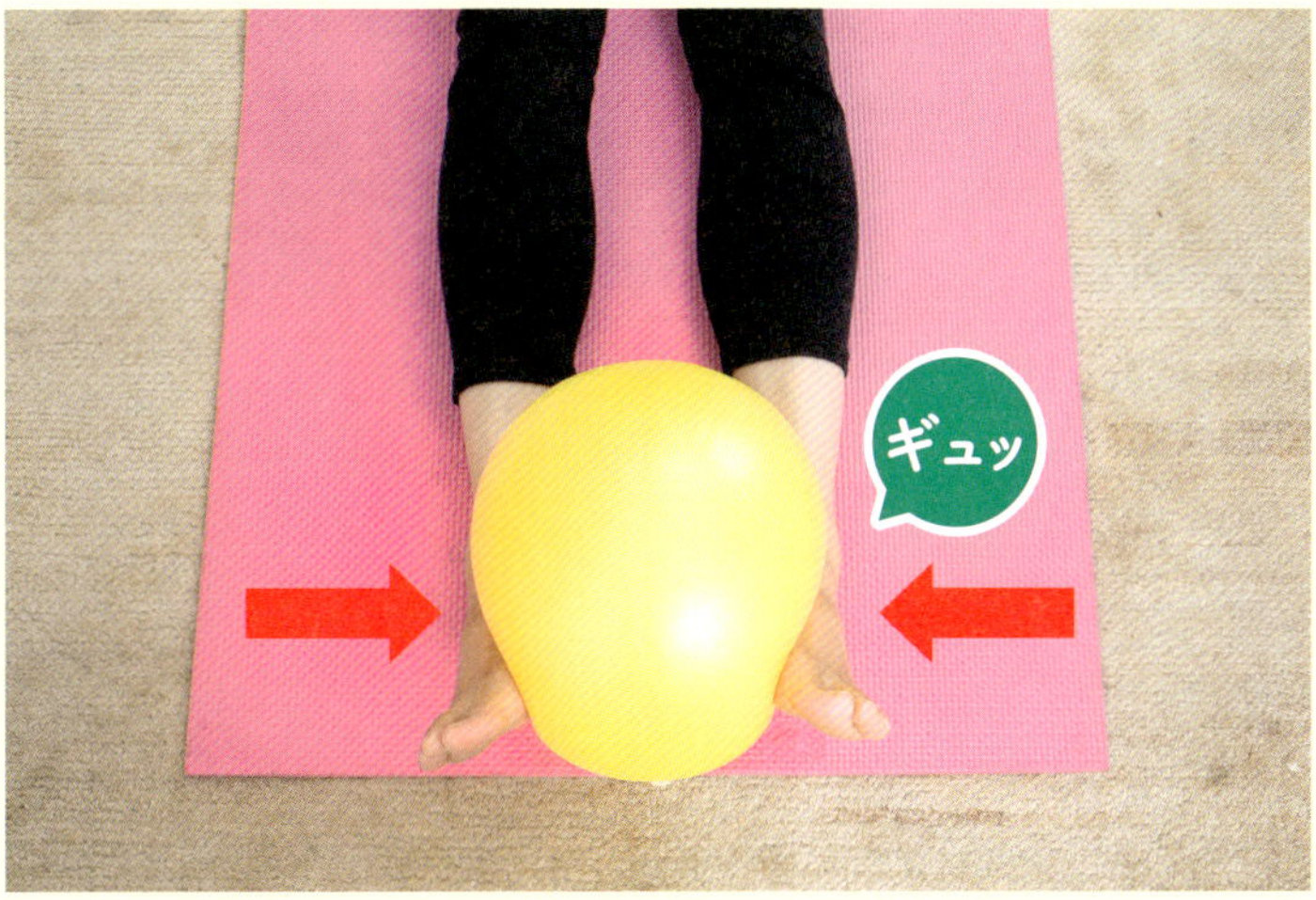

ボールをしっかり圧迫し、10秒経ったらゆるめる。
ゆるめたときに血行が促進される

トレーニング⑳

血行を促して認知症を予防・改善！

ボールを使って「寝たままおさえる」運動

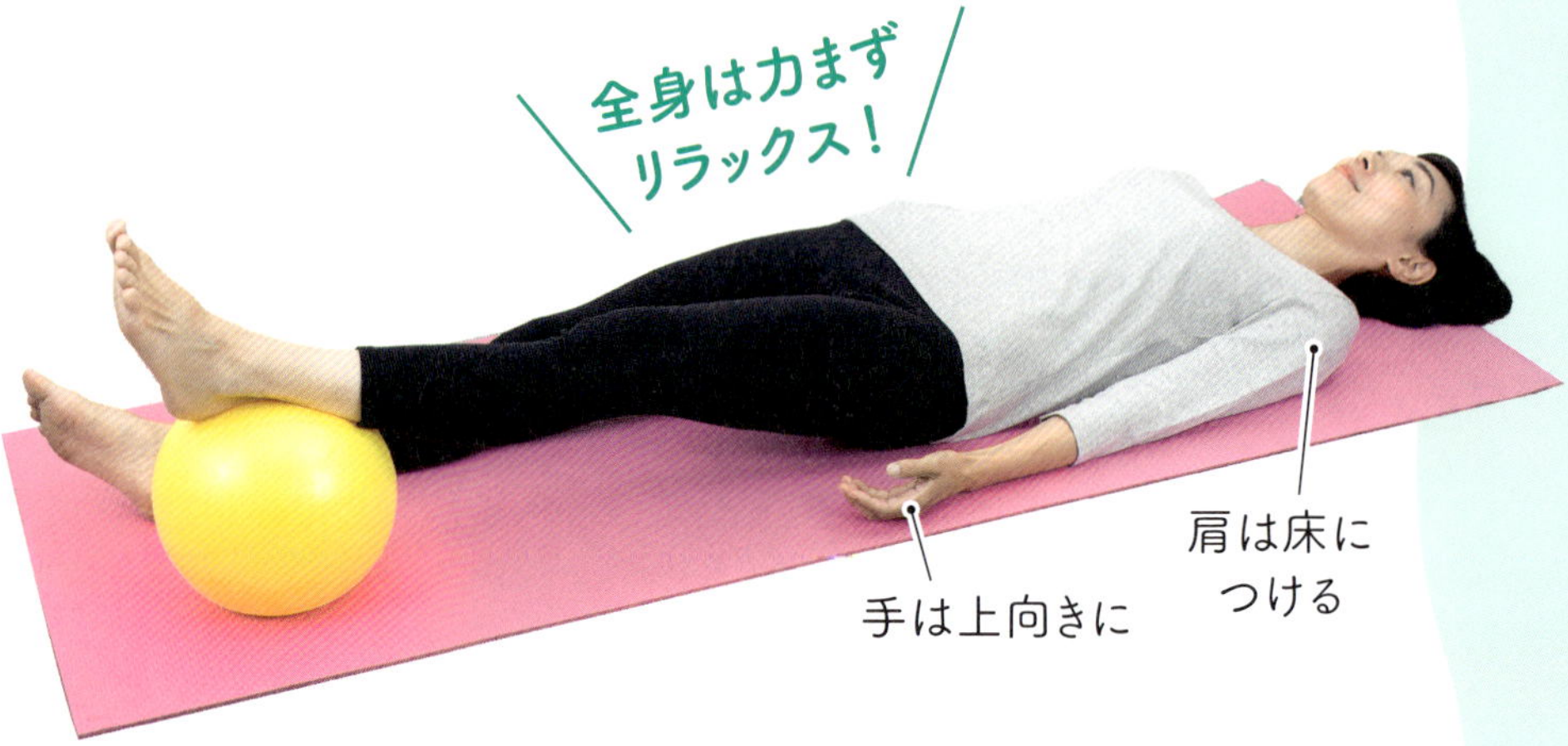
全身は力まず
リラックス！
肩は床に
つける
手は上向きに

1 あおむけに寝て、
くるぶしの下にくるように
左足をボールにのせる

歩行が困難な場合や入院中の場合など、寝たままの状態が続くと、アッという間に筋力は衰え、血行も悪くなります。ぜひ寝たままでもできるトレーニングを実践し、毎日続けてみてください

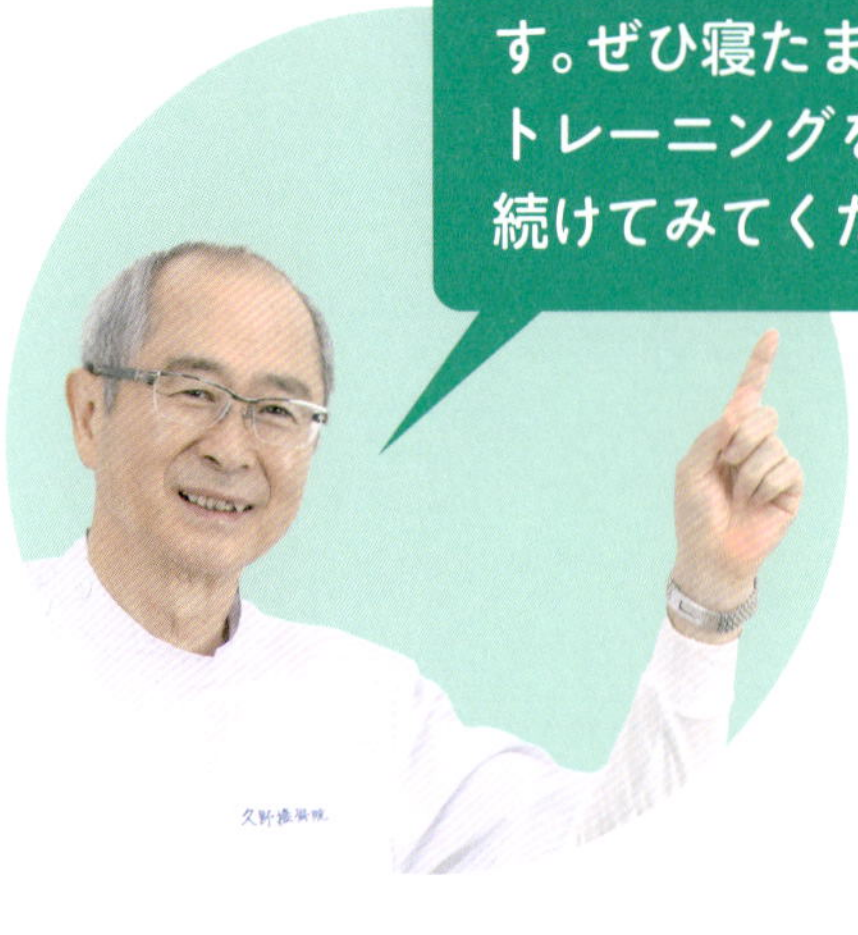

1日3セット
おこなう

ふくらはぎと脚の裏側が
硬くなっているのを触って実感しよう！

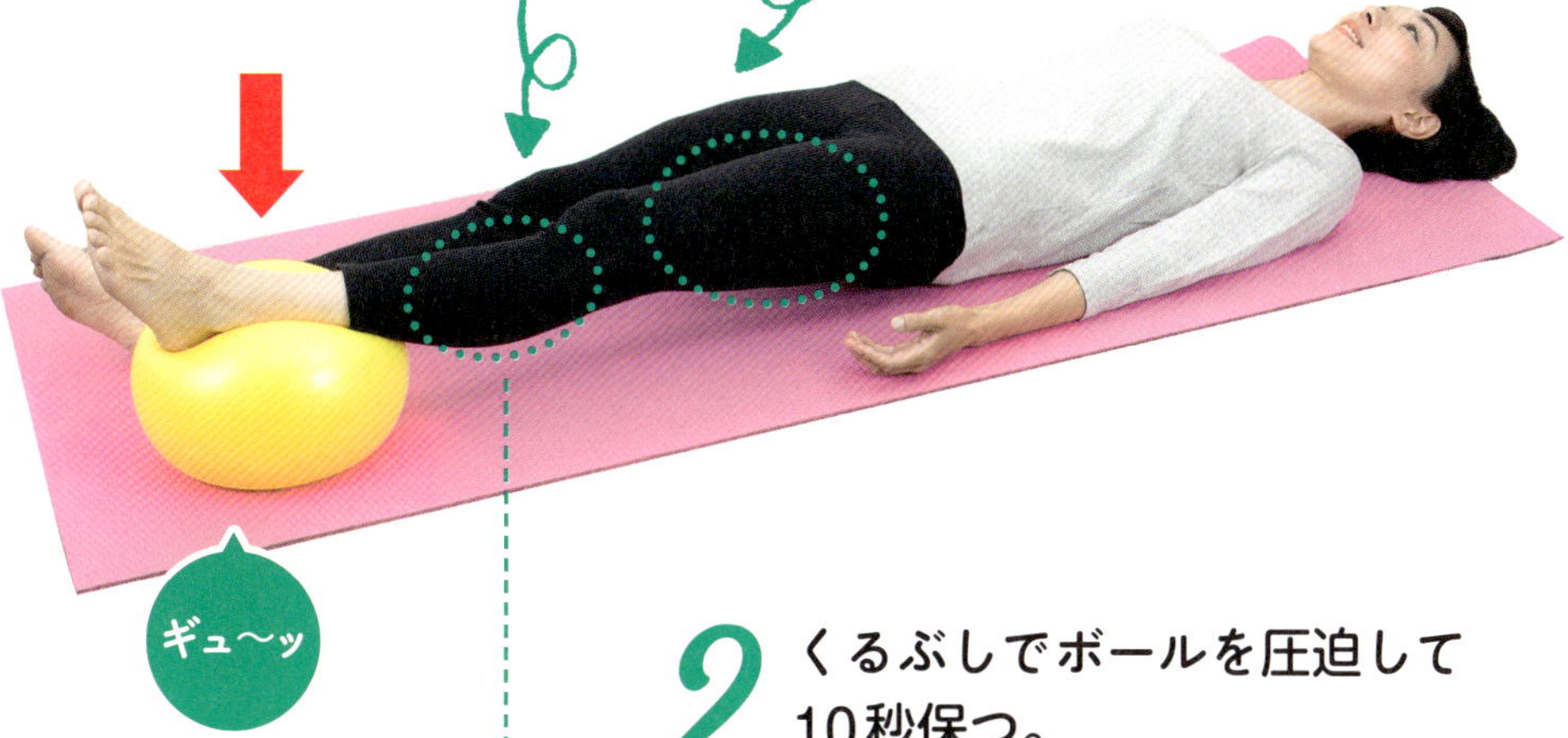

2 くるぶしでボールを圧迫して
10秒保つ。
10秒経ったらゆるめる。
**圧迫〜ゆるめるを
20回くり返す**

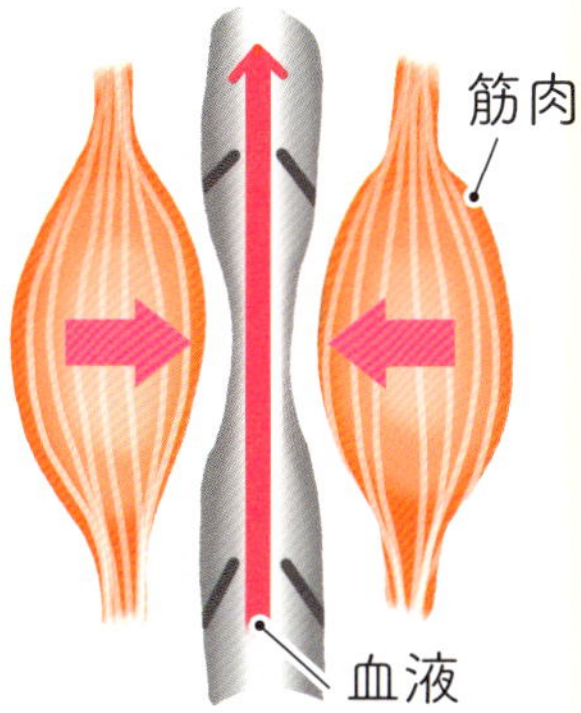

ボールを圧迫してからゆるめると、腓腹筋やヒラメ筋、ハムストリングスなどの筋肉が収縮〜弛緩して、血液がスーッと流れる。寝たままでも、血行は促進できる！

トレーニング㉑

歩くための足の筋肉量を保つ ボールを使って「うつぶせはさみ上げ」運動

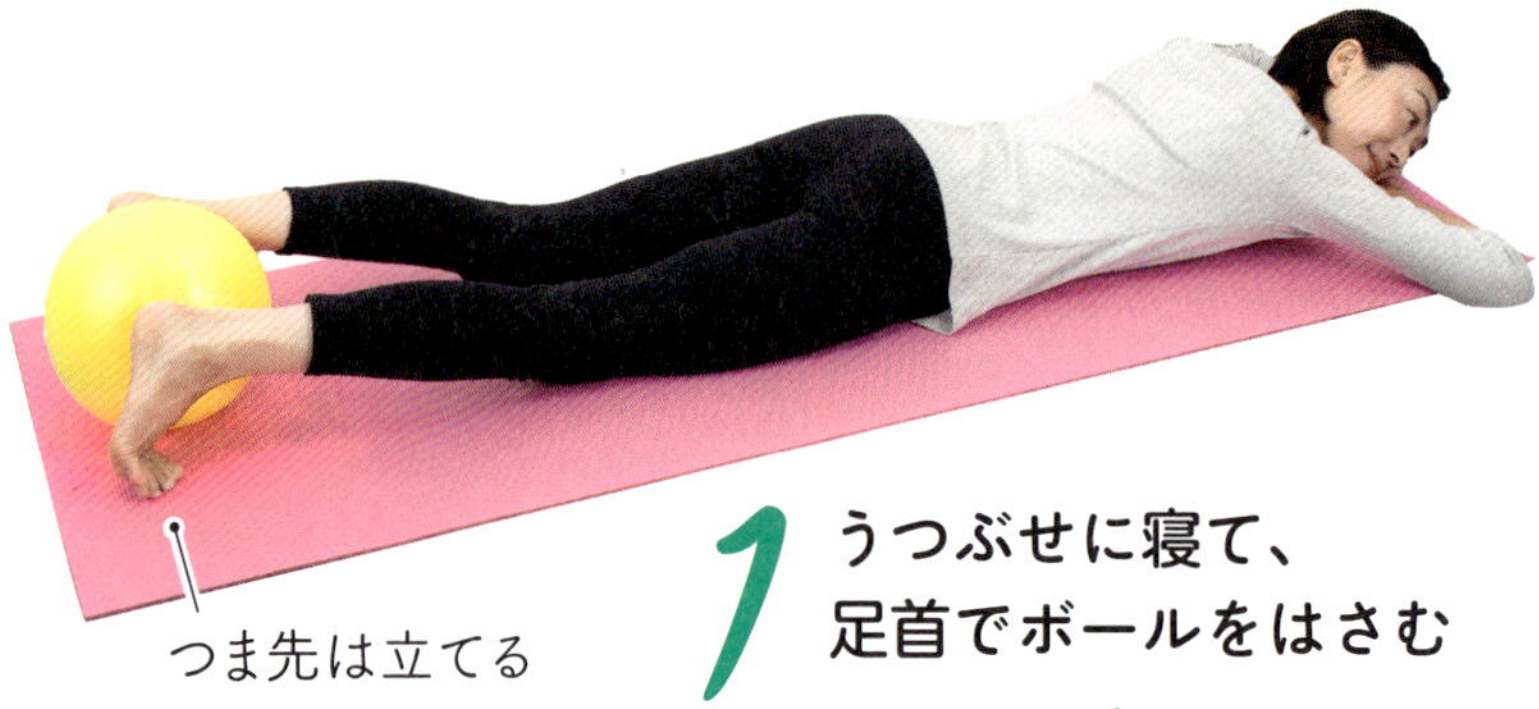

1 うつぶせに寝て、足首でボールをはさむ

ボールを足首で軽くはさみ、上半身は力まずにリラックスする

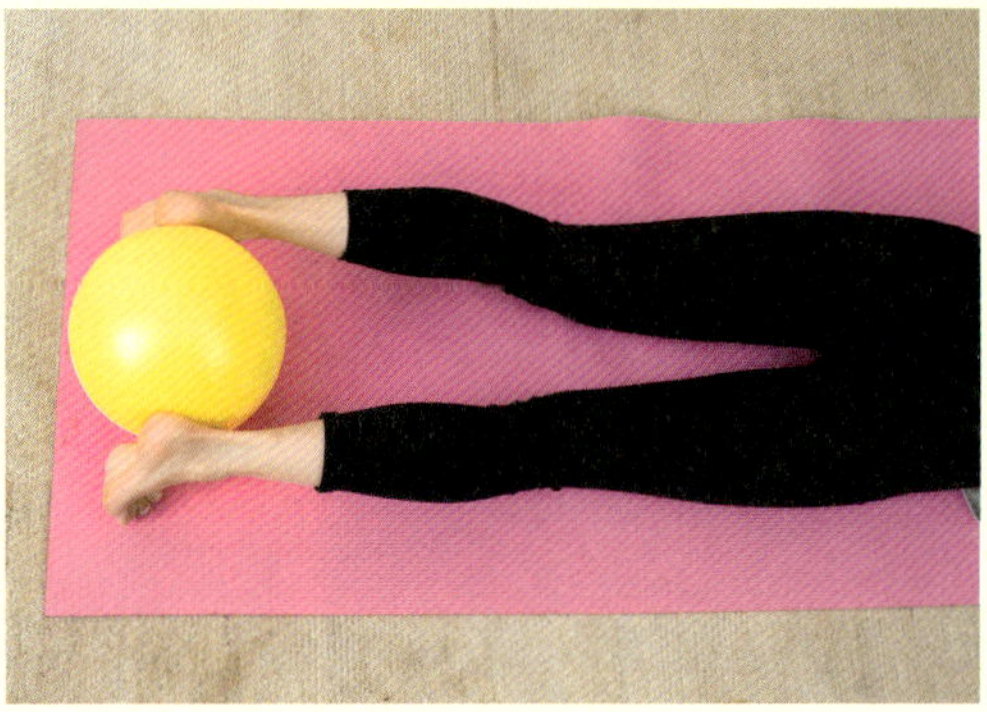

2 足でボールを圧迫する

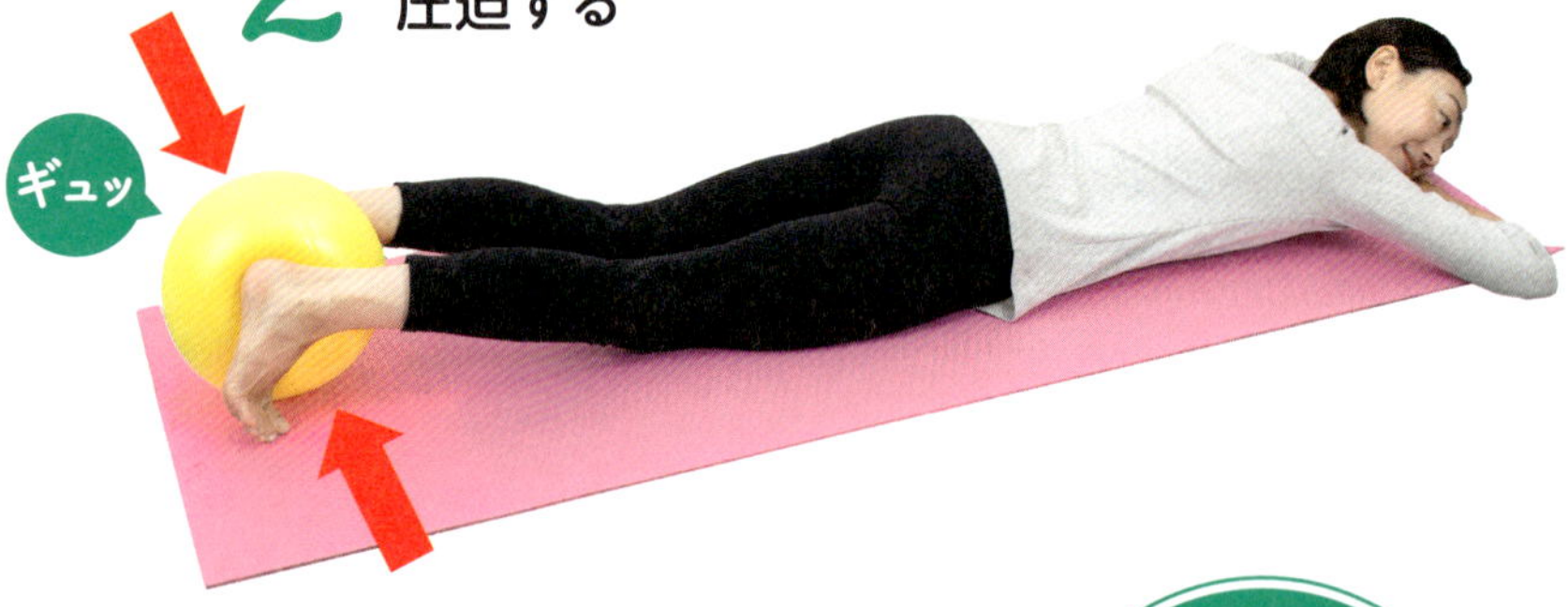

1日2セットおこなう

3 足を90°上げて10秒保つ。
10秒保ったら足を下ろしてゆるめる。
2〜3を20回くり返す

足を90°まで上げるのがきつい場合は、無理のないところまで上げればOK！

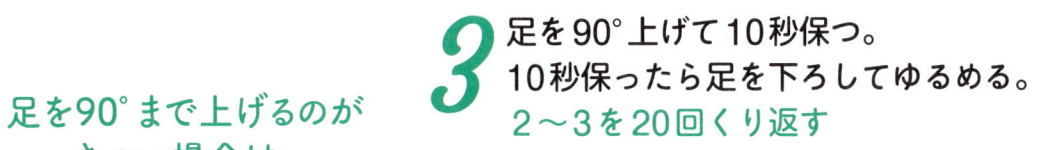

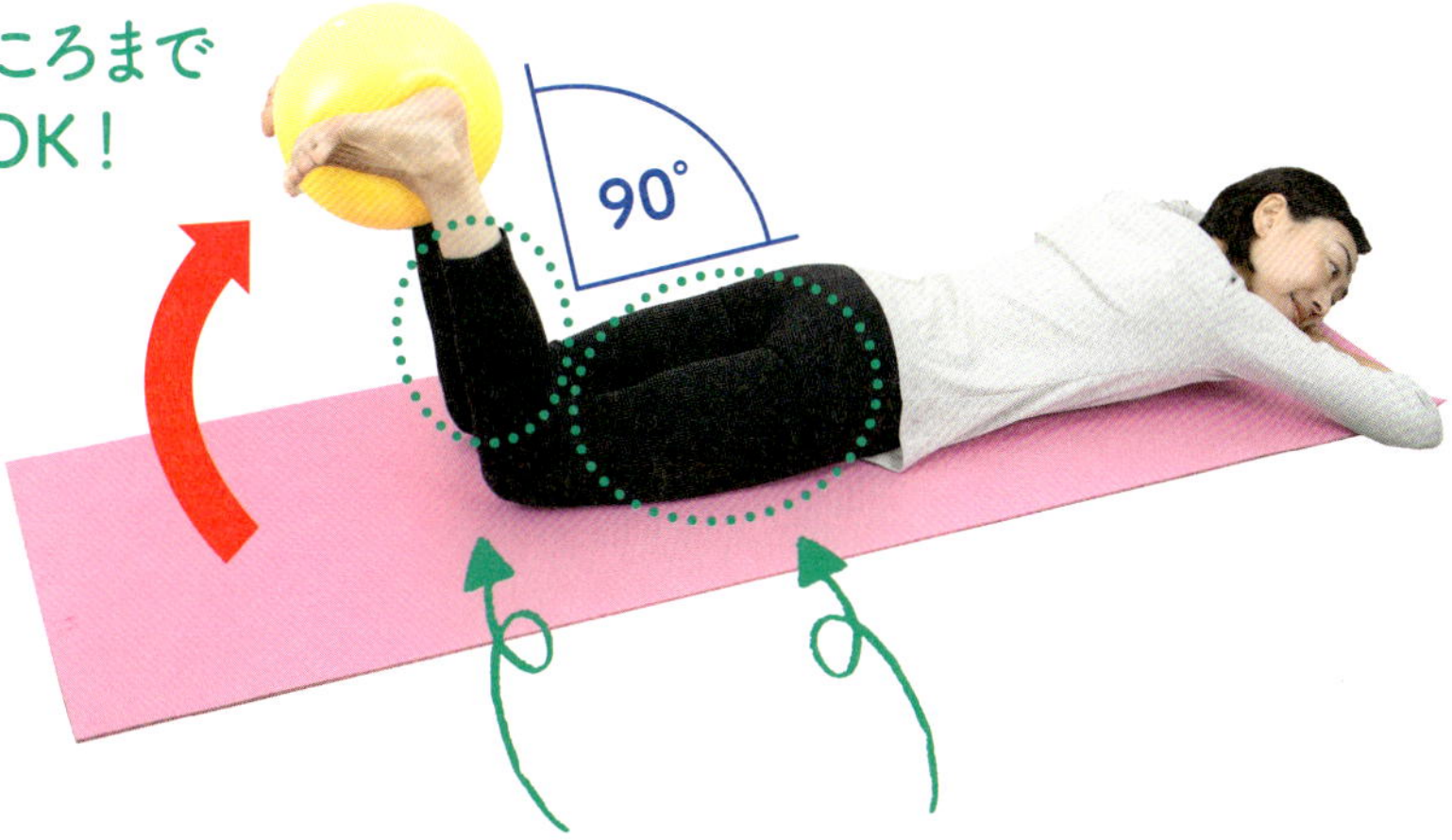

ふくらはぎと脚の裏側が
硬くなっているのを触って実感しよう！

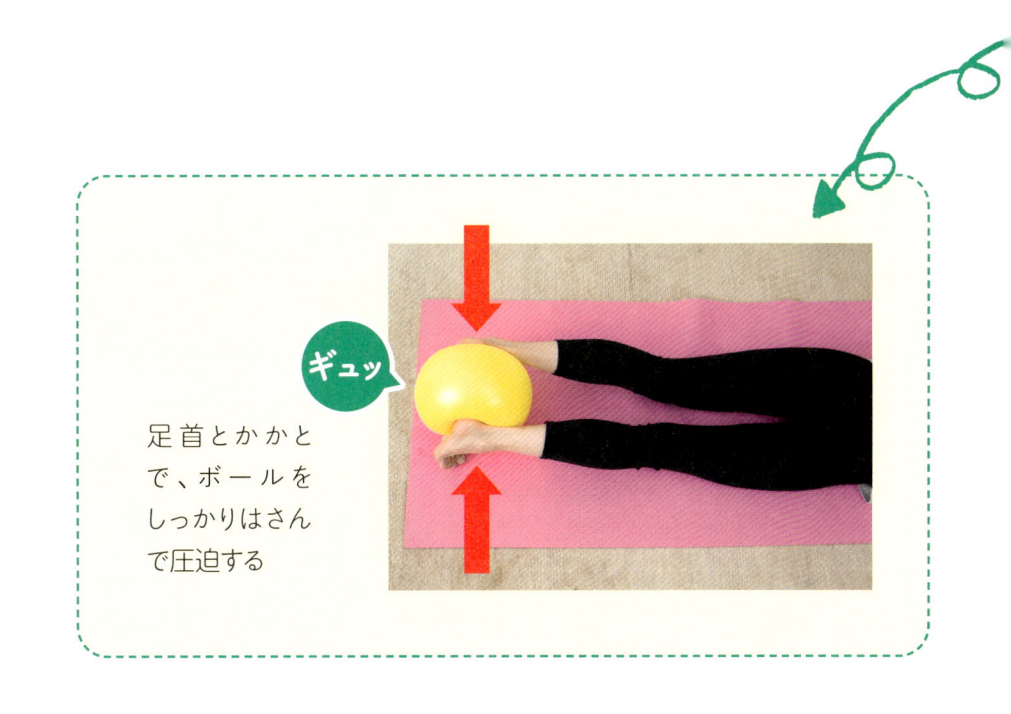

ギュッ

足首とかかとで、ボールをしっかりはさんで圧迫する

トレーニング㉒

ボールを使って「ボールハグ」運動

心身の緊張や不安感をやわらげる

1日3セット、
また疲労や
不安感があるときに
おこなう

頭は持ち上げずに
リラックスする

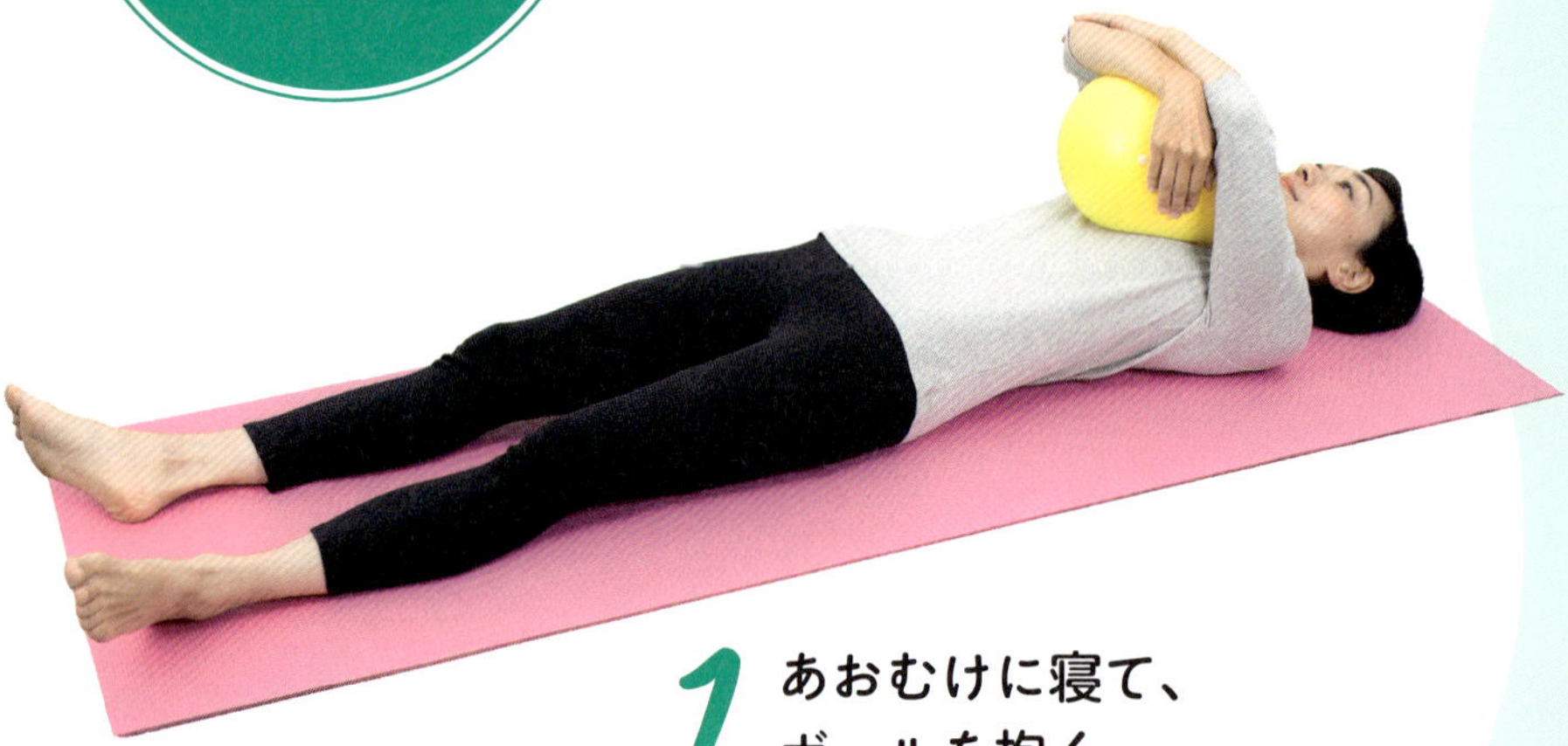

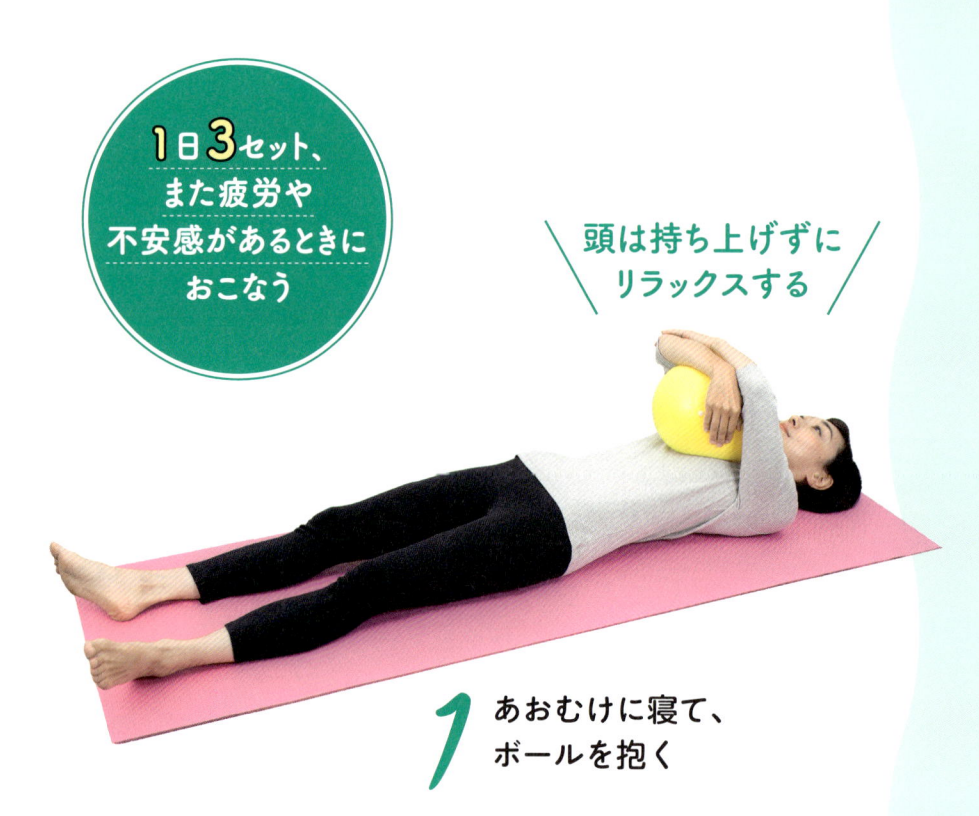

1 あおむけに寝て、
ボールを抱く

抱擁によって分泌される、もうひとつの幸せホルモン

ハグすることで分泌される幸せホルモンは、別名「抱擁ホルモン」と呼ばれる、精神的安定感をもたらすオキシトシンだけではありません。抱擁することによって分泌されるβ-エンドルフェンは、痛みを和らげる効果があるとされ、その鎮痛効果は、なんとモルヒネの数十倍にもなるという報告もあります。

このボールハグには、大胸筋や上腕二頭筋を鍛える効果だけではなく、緊張や不安感をやわらげる精神的効果もあります。パートナーやお子さんのことなどをイメージしながらやってみてください

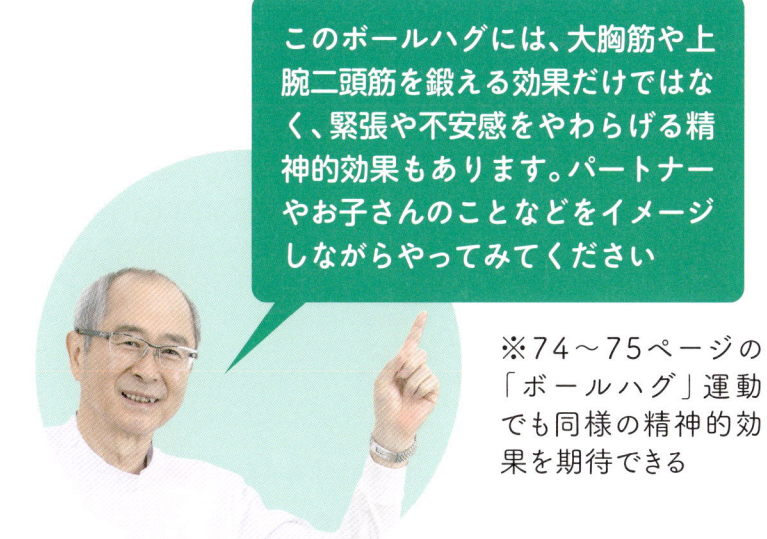

※74〜75ページの「ボールハグ」運動でも同様の精神的効果を期待できる

全身は力まず
リラックスしながら
おこなう

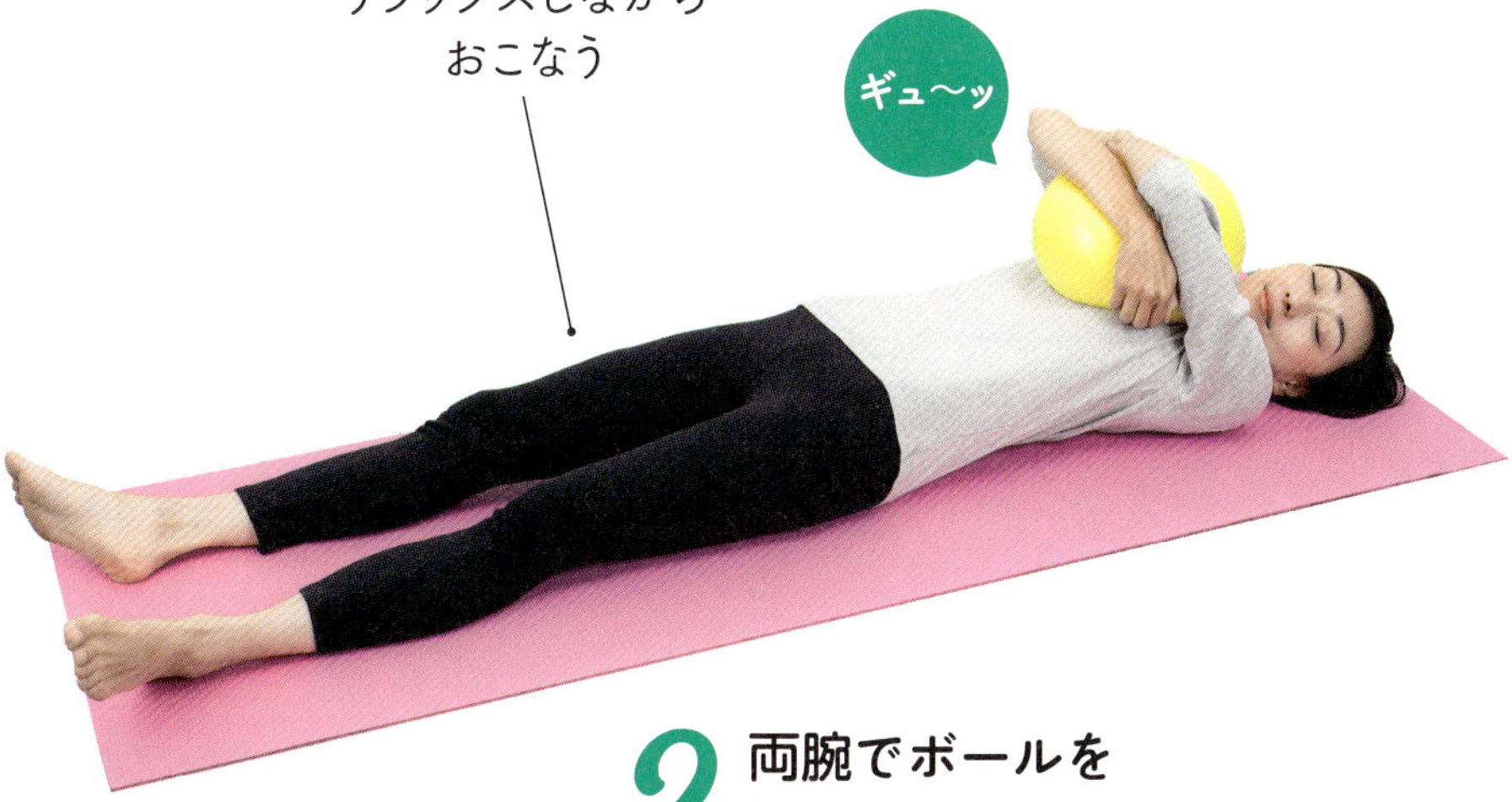

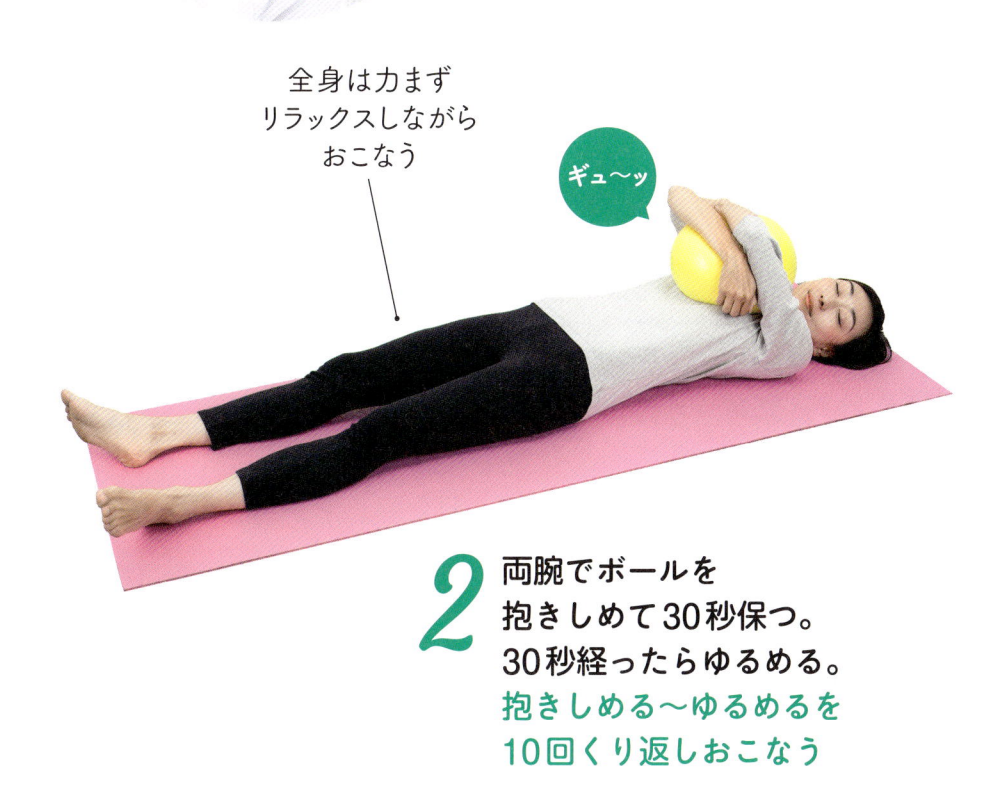

2 両腕でボールを抱きしめて30秒保つ。30秒経ったらゆるめる。
抱きしめる〜ゆるめるを10回くり返しおこなう

トレーニング㉓

ふたりで「補助つきバタ足」運動

足が弱った人向けのサポートつき筋トレ

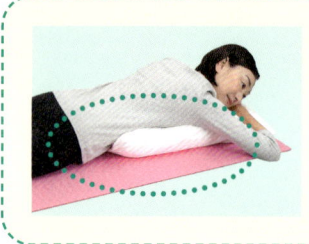

44ページのように、枕かクッションに上半身全体をのせて、うつぶせに寝る。両手を重ねて、その上に頭をのせる。枕やクッションは、高反発のものなど硬めのものがよい

家族やパートナー、友達にサポートしてもらおう！

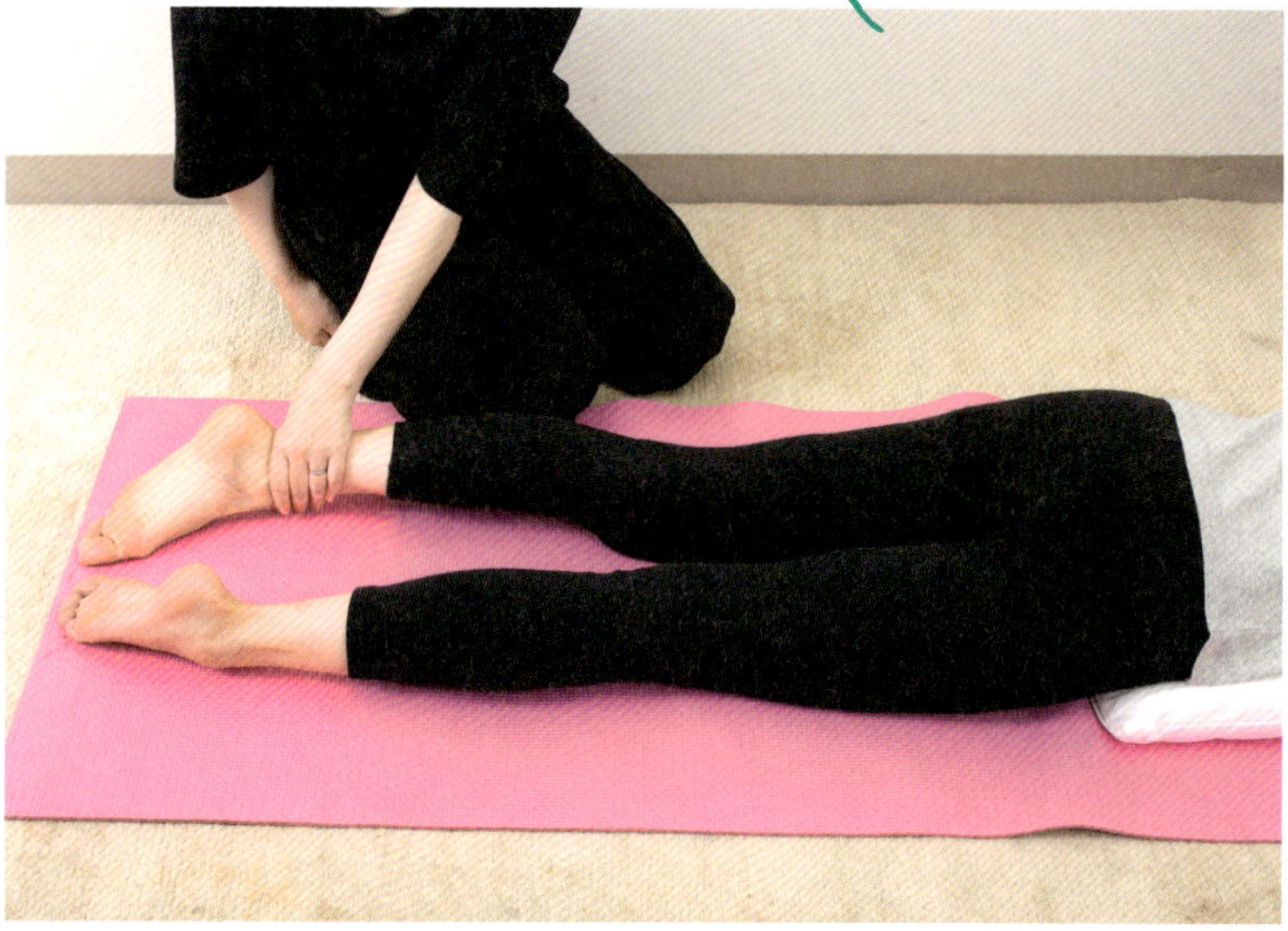

1 サポートする人

足首のあたりに手を添えて、無理のない負荷をかける

100歳を過ぎて歩行困難になったきんさんは、私がサポートしながらこのトレーニングを続けて、自力歩行を復活させました。みなさんもあきらめずにがんばって！

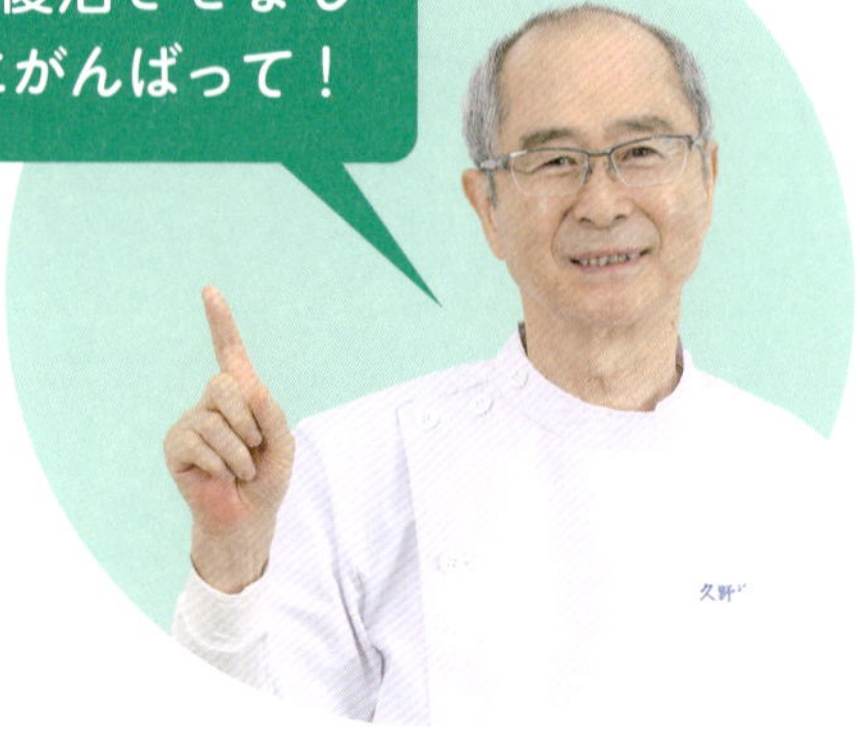

回数は、
無理のない範囲で
少しずつ増やす

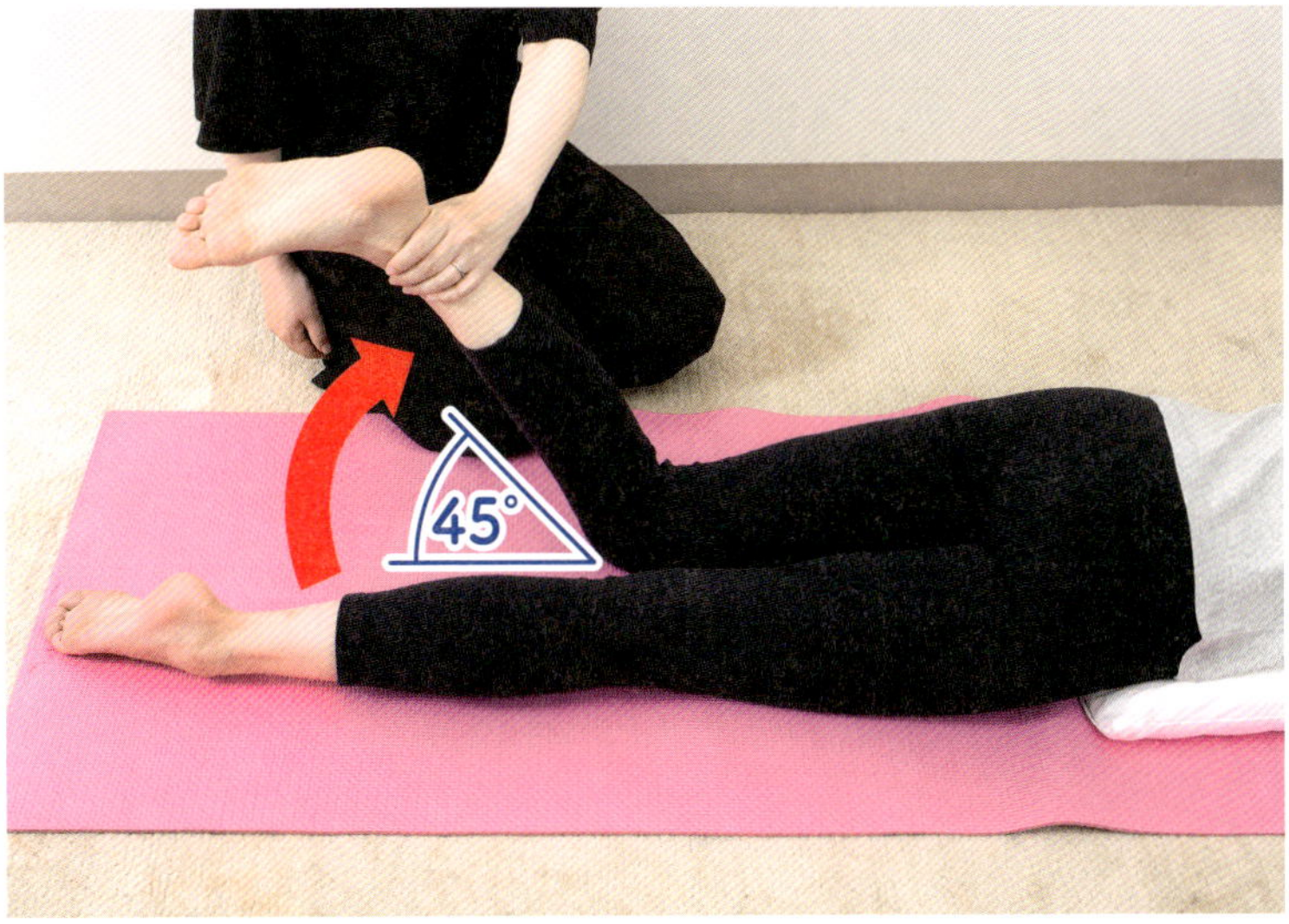

2

サポートを受ける人

サポートする人の手の負荷を
押し返しながら、45°の高さまで
足を上げる

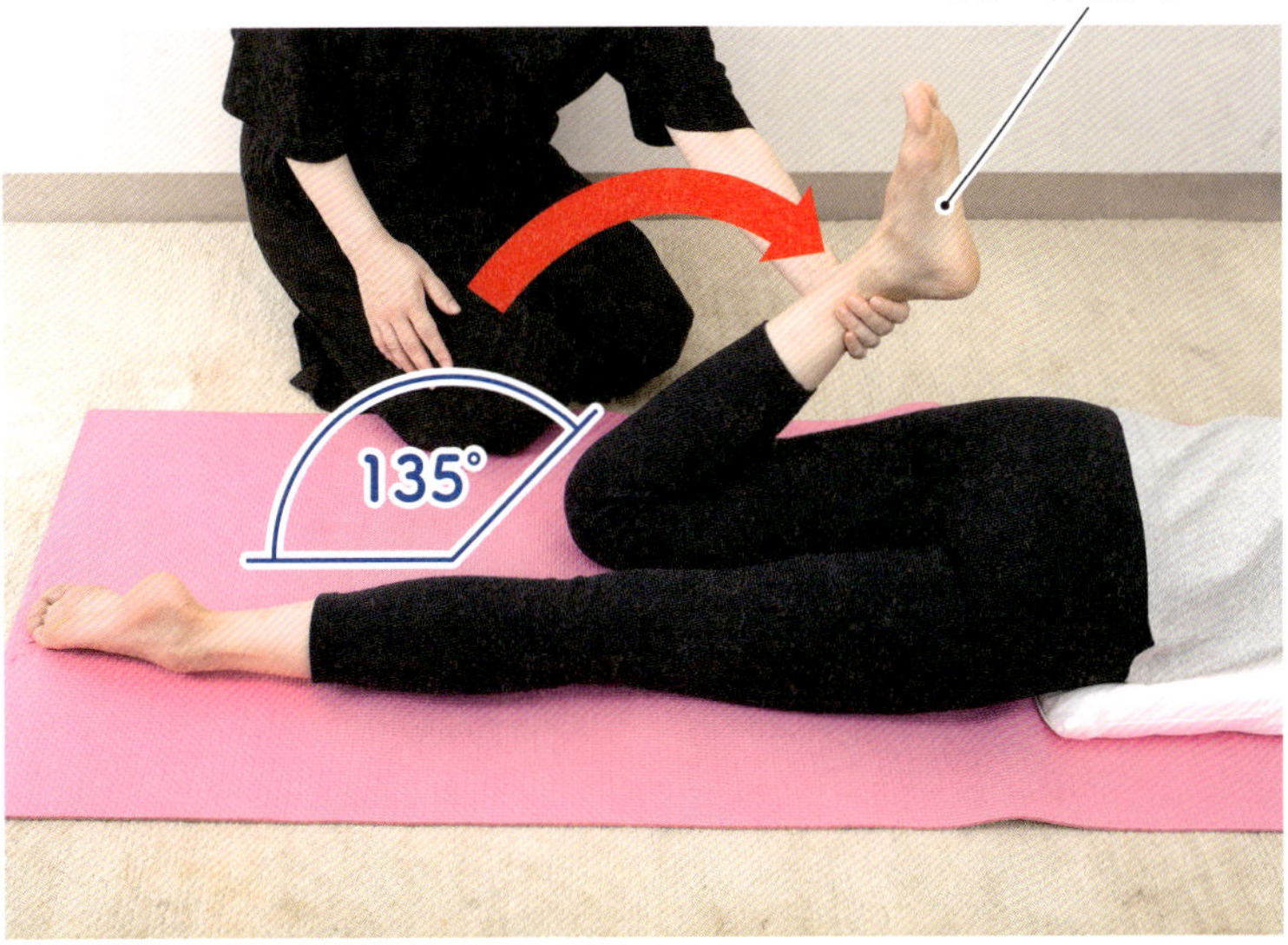

3

サポートを受ける人

45°の高さまで足を上げたら脱力する

サポートする人

サポートを受ける人が脱力したら、
135°あたりまで足を倒してから、リラックスさせる。
左右の足を交互に合計6回おこなう

column
5

寝たきりの原因となる転倒に要注意！
高齢者に多い骨折とその原因とは？

厚生労働省の「2019年　国民生活基礎調査」によると、**寝たきりになる原因の第1位は、認知症（18%）**とされています。**第2位は脳卒中（16%）**で、その後は**高齢による衰弱（13%）、骨折・転倒（13%）、関節疾患（11%）、心臓病（4%）と続きます**。骨折・転倒は第4位にランクインしており、高齢者にとって寝たきりになる大きなリスクであることがわかります。

高齢者が骨折・転倒しやすくなる原因は、骨粗しょう症で骨がもろく弱くなっていること、下半身の筋力が低下していて転倒しやすいこと、加齢によって皮下脂肪が薄くなっていることなどが挙げられます。骨粗しょう症は、特に高齢女性に多く、80歳以上の女性の約50%が罹患しているというデータもあります。

高齢者が骨折しやすい部位は、足の付け根（股関節の一部）、脊椎（背骨）、手首です。転倒して尻もちや手をついたときの衝撃や、骨粗しょう症により骨がもろくなっていることで、ちょっとした外圧によって折れてしまうのです。

特に大腿骨近《だいたいこつきん》位《い》部《ぶ》骨折《こっせつ》と圧迫骨折は、多くの場合で歩行が困難になりやすく、高齢者にとっては寝たきりになるリスクが高いため要注意です。

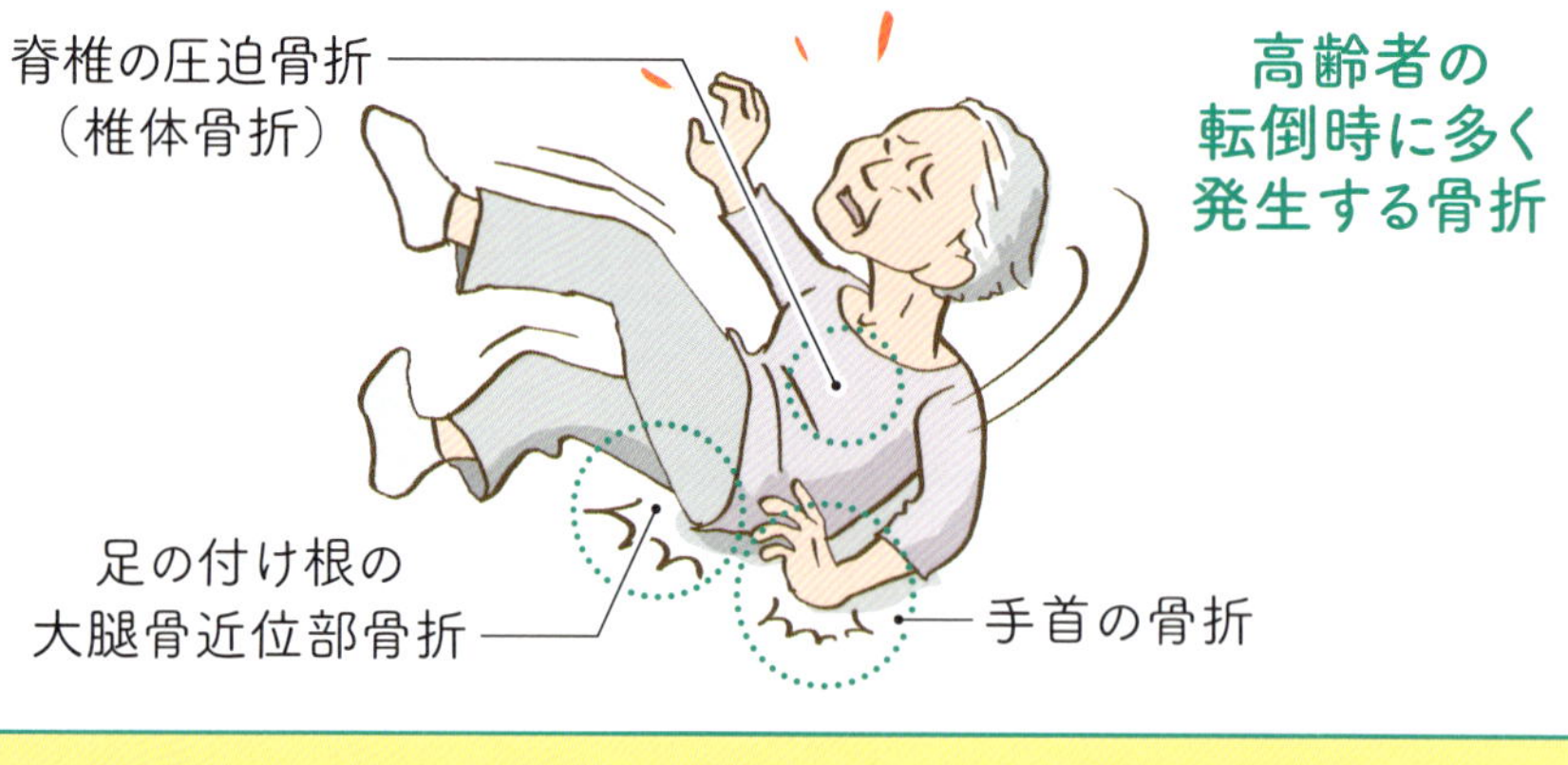

脊椎の圧迫骨折
（椎体骨折）
高齢者の
転倒時に多く
発生する骨折
足の付け根の
大腿骨近位部骨折
手首の骨折

運動機能やバランス感覚の低下により、高齢者は転倒しやすく、特に骨粗しょう症や尻の脂肪が少ない人は骨折しやすいので注意が必要である

最終章

生活シーンに組み込む
筋トレ＆ストレッチ

料理や歯みがき、テレビ鑑賞などの生活習慣にトレーニングを組み込み、
毎日楽しく続けて健康寿命を延ばしましょう。

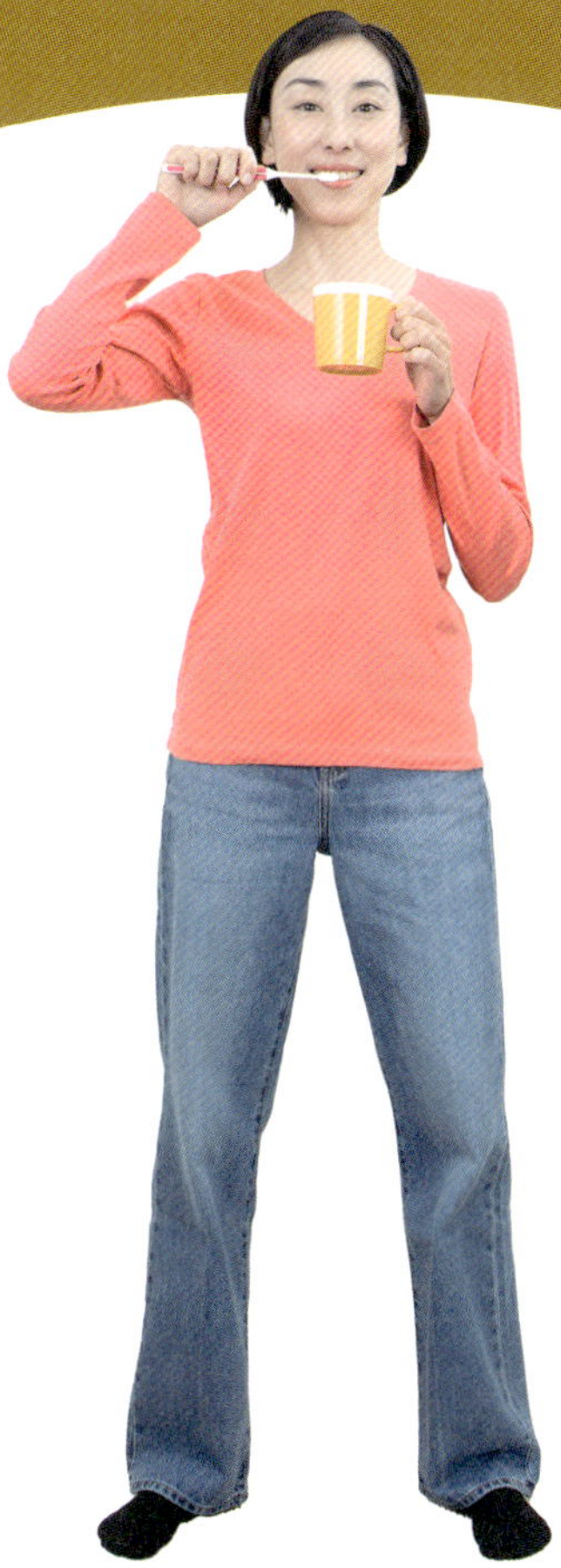

ながらトレーニングで続けよう！

トレーニングを生活習慣に組み込む方法

楽しみながら目標をもって続ける

どんなに優れたトレーニングでも、続けなければ健康効果は得られません。毎日、筋力トレーニングを続けていくために大切なことは、楽しむこと、目標をもつことの2つです。

苦しいだけのことは、続きません。筋力トレーニングは筋肉に負荷をかける運動ですから、決して楽ではないでしょう。しかし、楽しんでやることはできます。そのひとつの方法が**「ながらトレーニング」**です。

料理をしながら……、歯をみがきながら……、テレビを見ながら……など、何かをしながら**筋力トレーニングやストレッチを同時におこなえるシチュエーションは生活の中にたくさん**あります。

スポーツクラブに通っている人でも、ジム内のテレビを見たり、スマートフォンで動画を見たり、音楽を聴きながらトレーニングしていますよね？　あの光景と同じことです。

目標をもつことも大切です。なぜなら、**毎日続ける意識をもちやすくなる**からです。

「今日は20回だったけど、1カ月後までに50回に増やすぞ！」「2週間毎日続けられたら、ケーキを食べよう」「とにかく3kg痩せるまでがんばる！」など、どんな目標でもOKです。漠然とやらない気持ちが重要なのです。

ながらトレーニングで毎日続けやすくなる

毎日の生活習慣にトレーニングを組み込む

日々くり返す生活習慣の中に筋力トレーニングやストレッチを組み込めば、自然に運動の習慣が身について毎日忘れずにおこなうことができます。少しずつでも毎日続ければ、必ず筋肉量は増加し、筋肉や関節が柔軟になります。

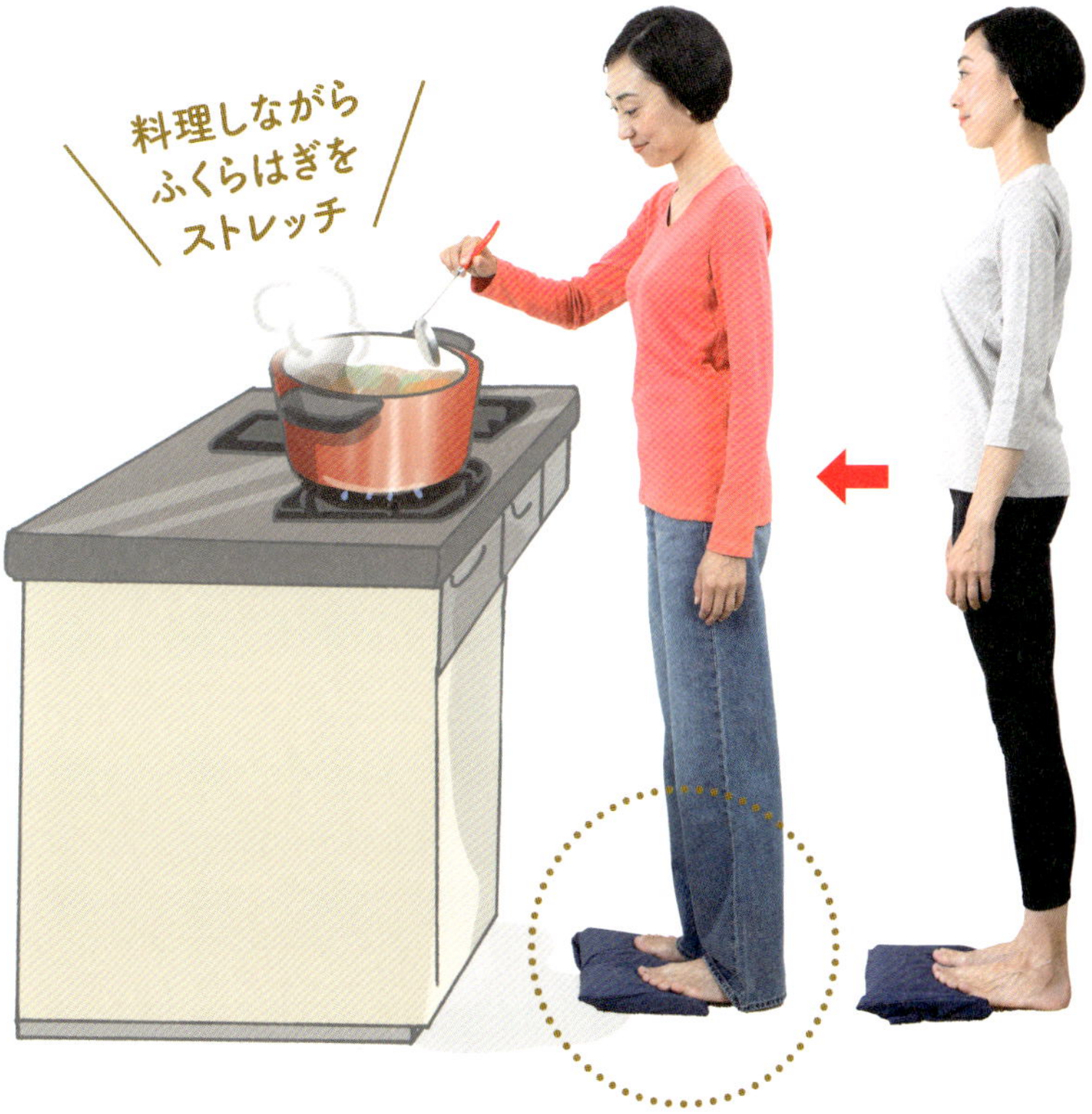
料理しながら
ふくらはぎを
ストレッチ

筋肉量を増やし、維持するためには、毎日少しずつでも続けることが大切です。ながらトレーニングで楽しく続けましょう。

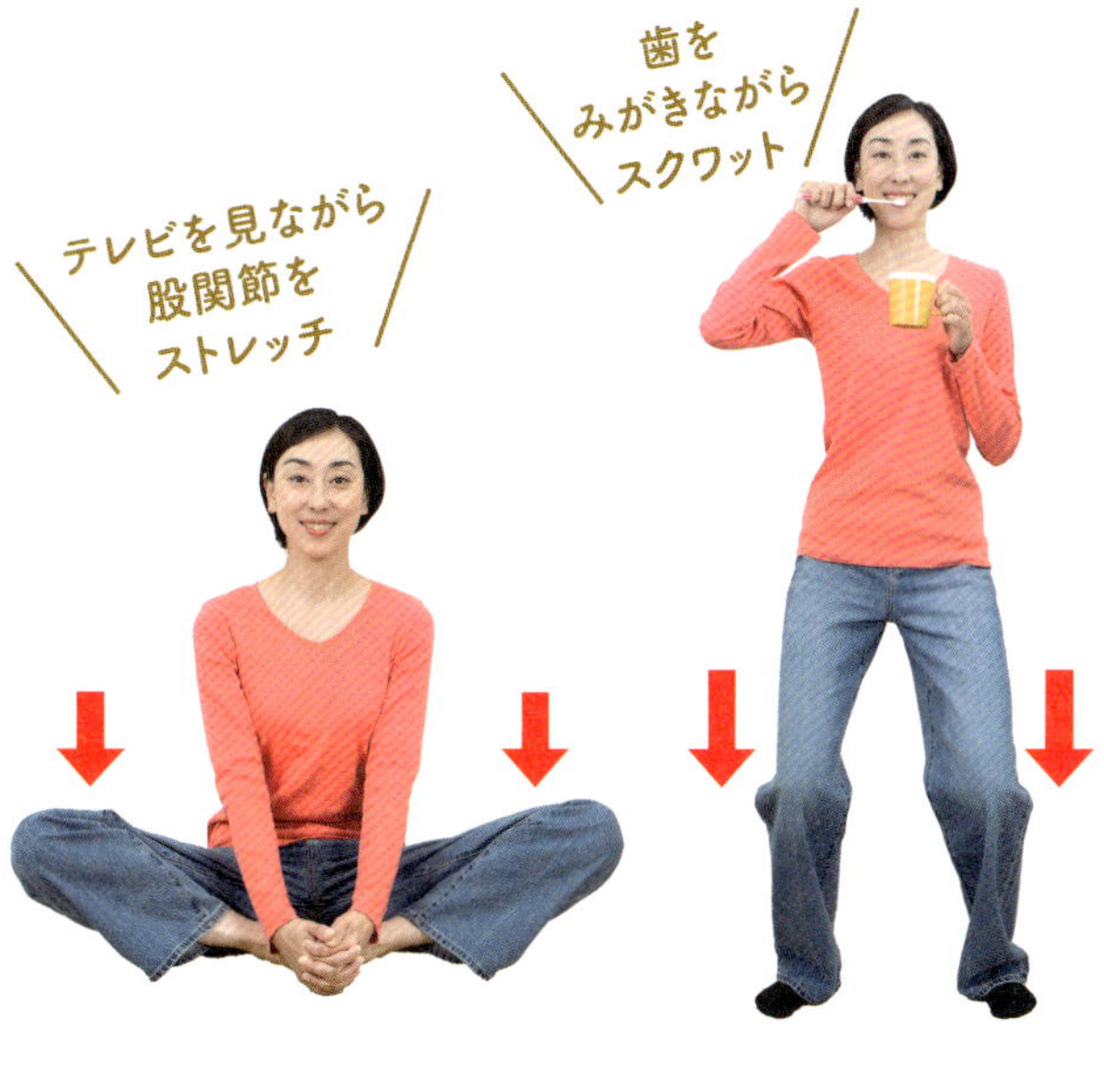
テレビを見ながら
股関節を
ストレッチ
歯を
みがきながら
スクワット

ながらトレーニング①

洗面所で「歯みがきスクワット」運動

毎日の習慣で足腰を鍛える

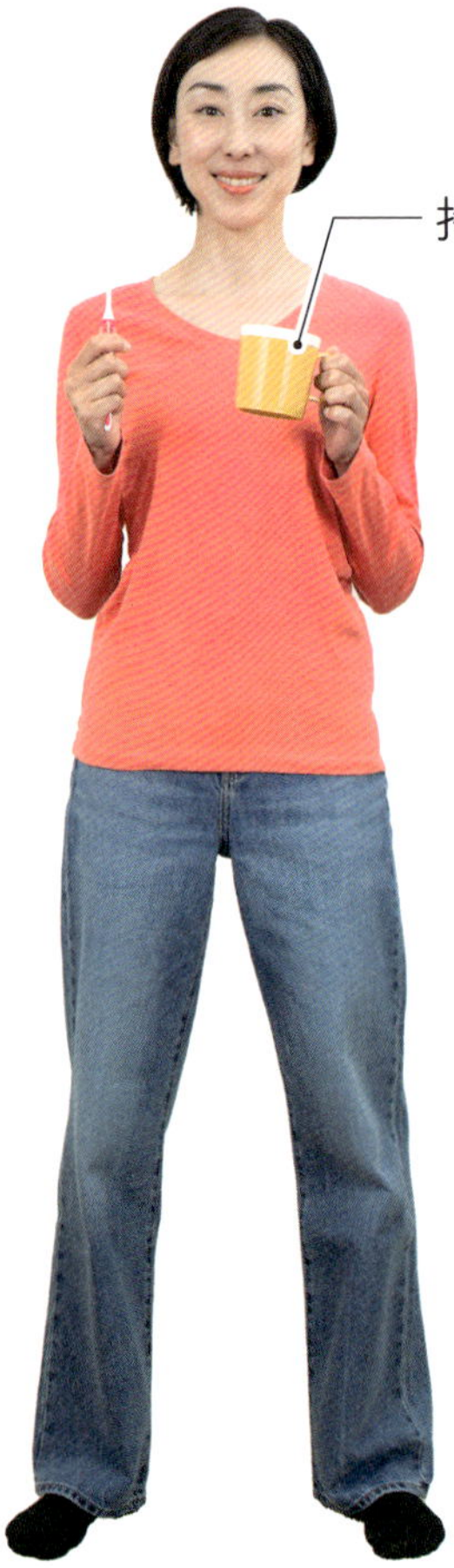

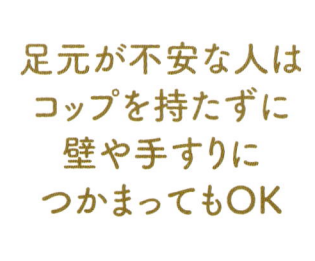

足元が不安な人は
コップを持たずに
壁や手すりに
つかまってもOK

1 足は肩幅より
やや広めに開く。
背筋は伸ばす

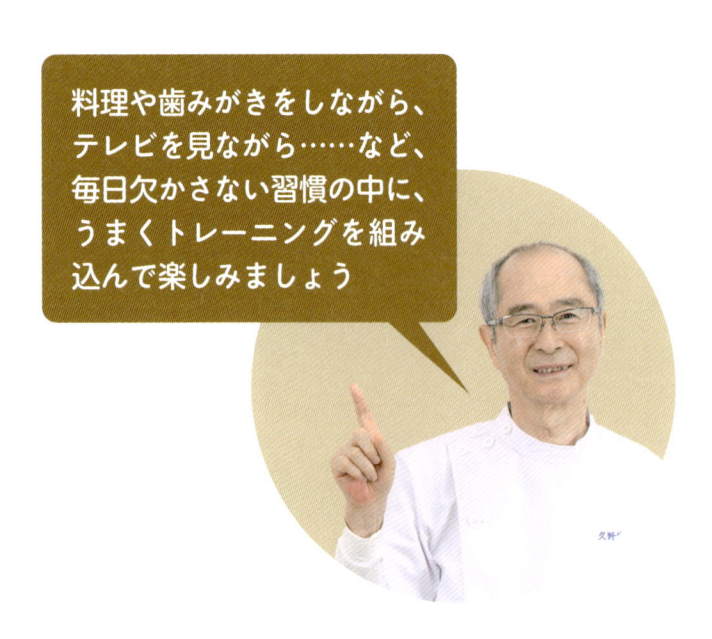

料理や歯みがきをしながら、テレビを見ながら……など、毎日欠かさない習慣の中に、うまくトレーニングを組み込んで楽しみましょう

歯みがき
するたびに
おこなう

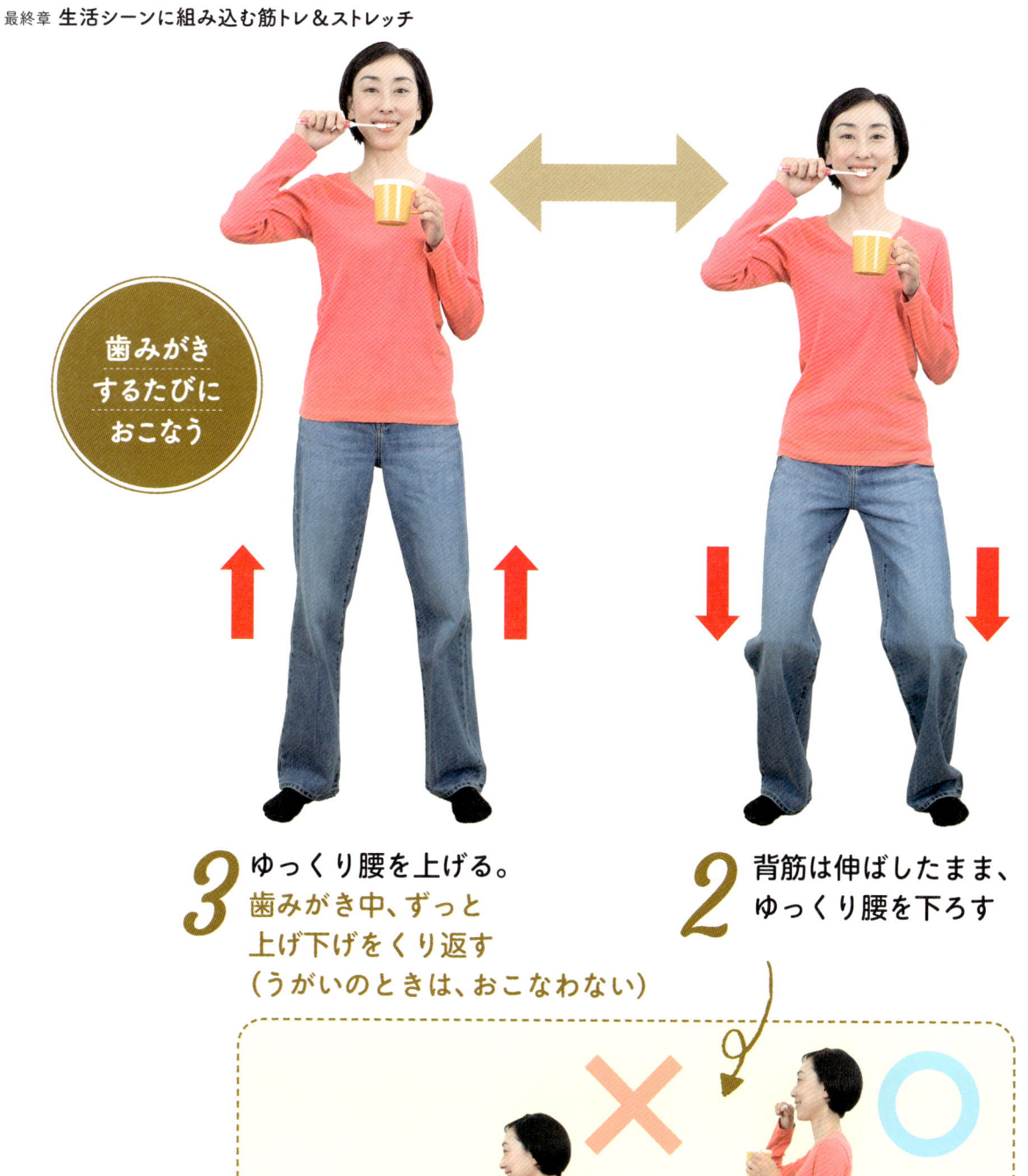

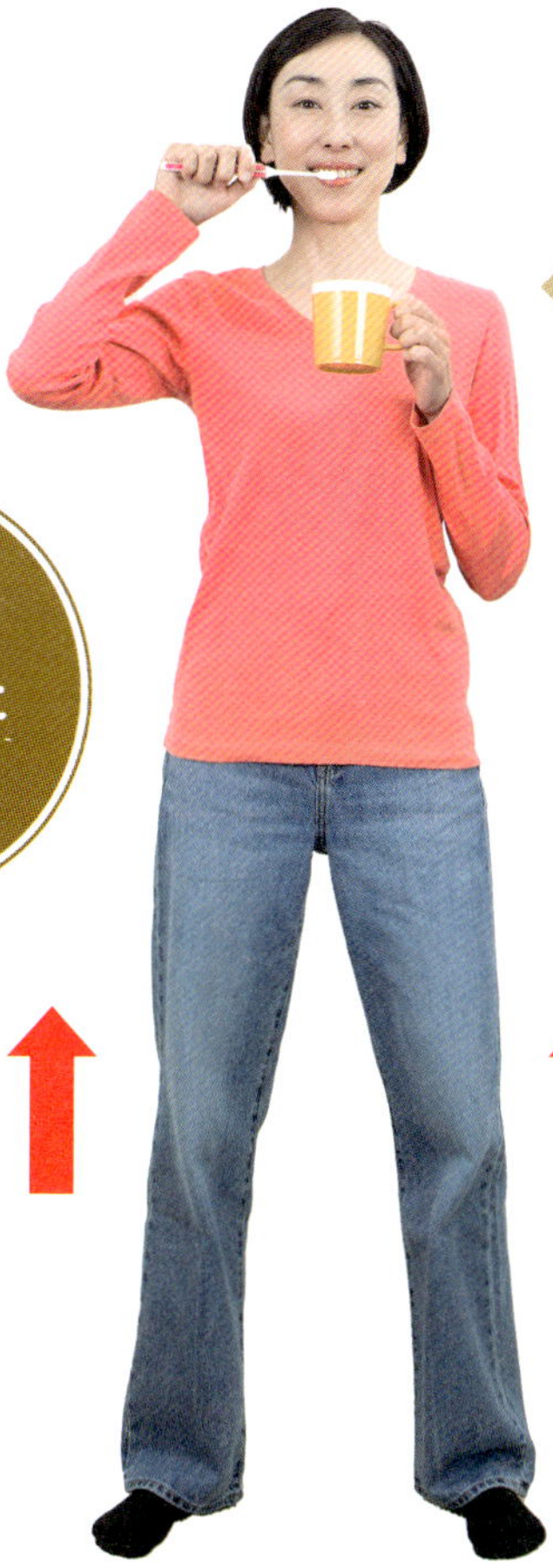

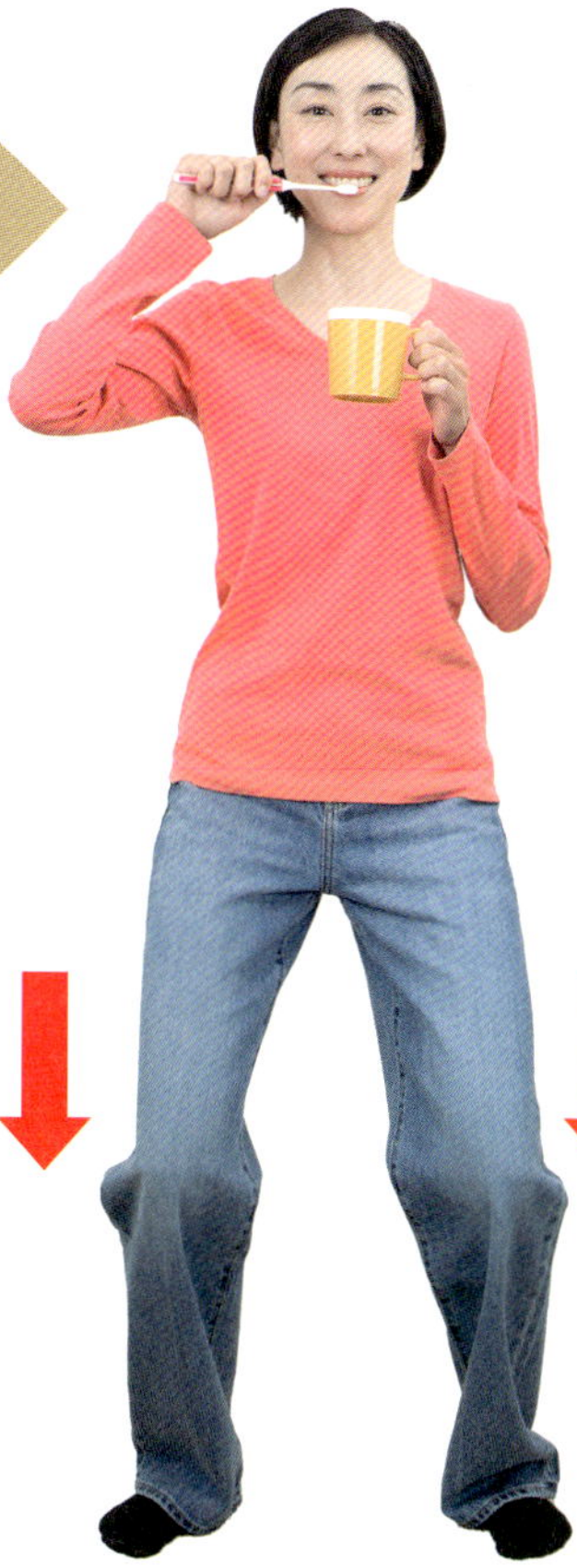

2 背筋は伸ばしたまま、
ゆっくり腰を下ろす

3 ゆっくり腰を上げる。
歯みがき中、ずっと
上げ下げをくり返す
（うがいのときは、おこなわない）

×

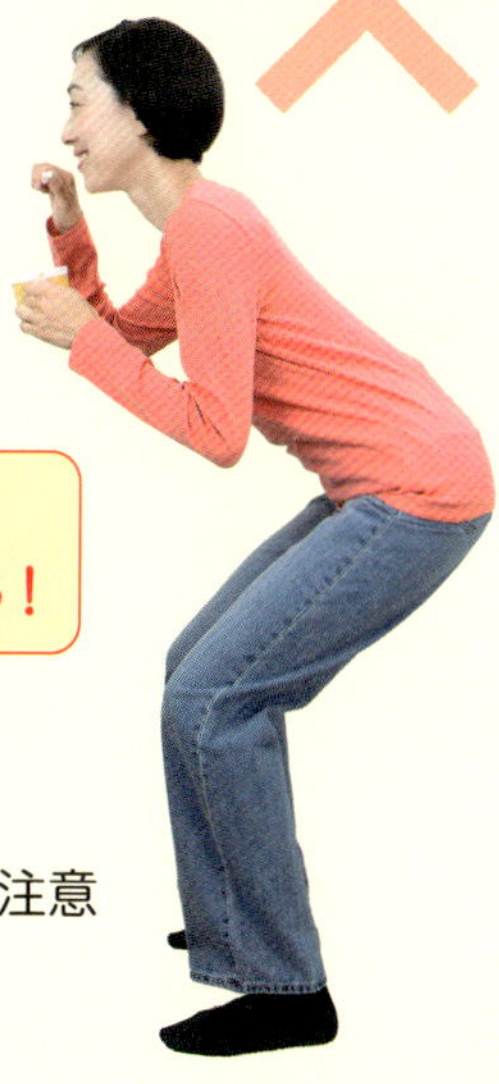

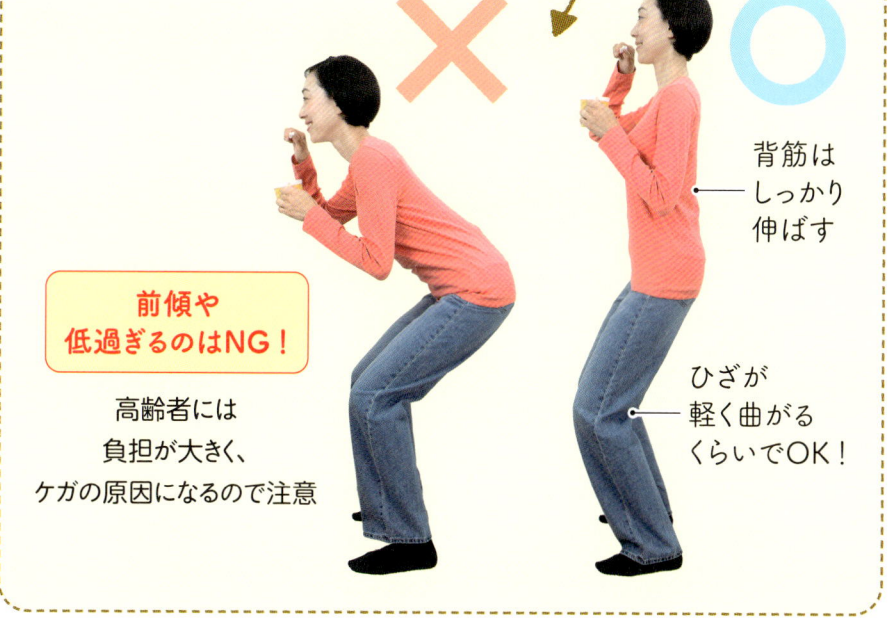

**前傾や
低過ぎるのはNG！**

高齢者には
負担が大きく、
ケガの原因になるので注意

○

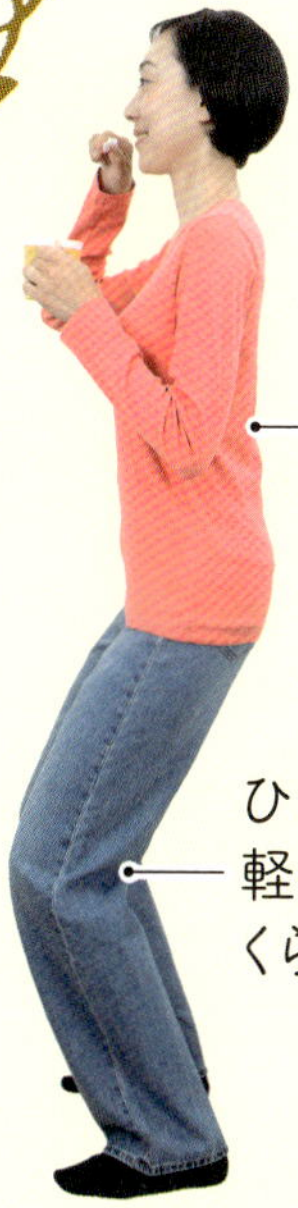

背筋は
しっかり
伸ばす

ひざが
軽く曲がる
くらいでOK！

ながらトレーニング②

脚力アップ＆尿漏れを改善！

テレビを見ながらボールで「座ってはさむ」運動

体は力まずに
リラックス

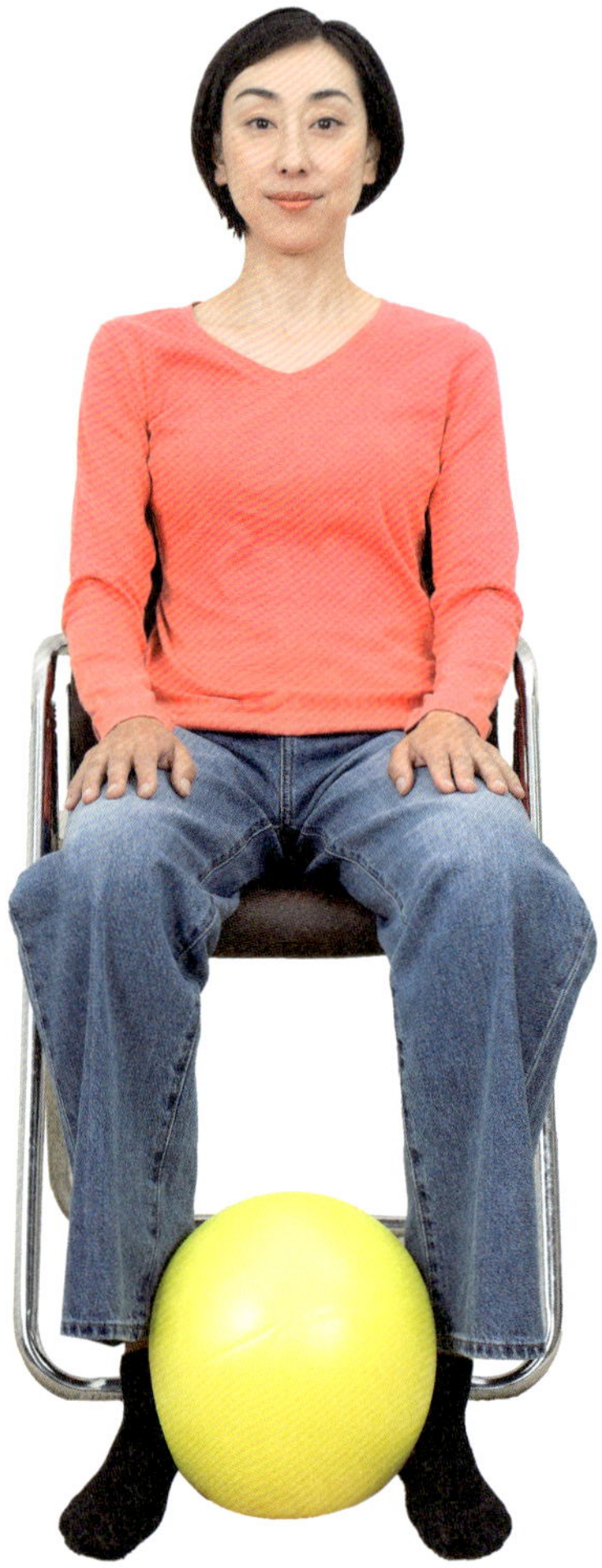

1 イスに座って、
ボールを床に置き、
足ではさむ

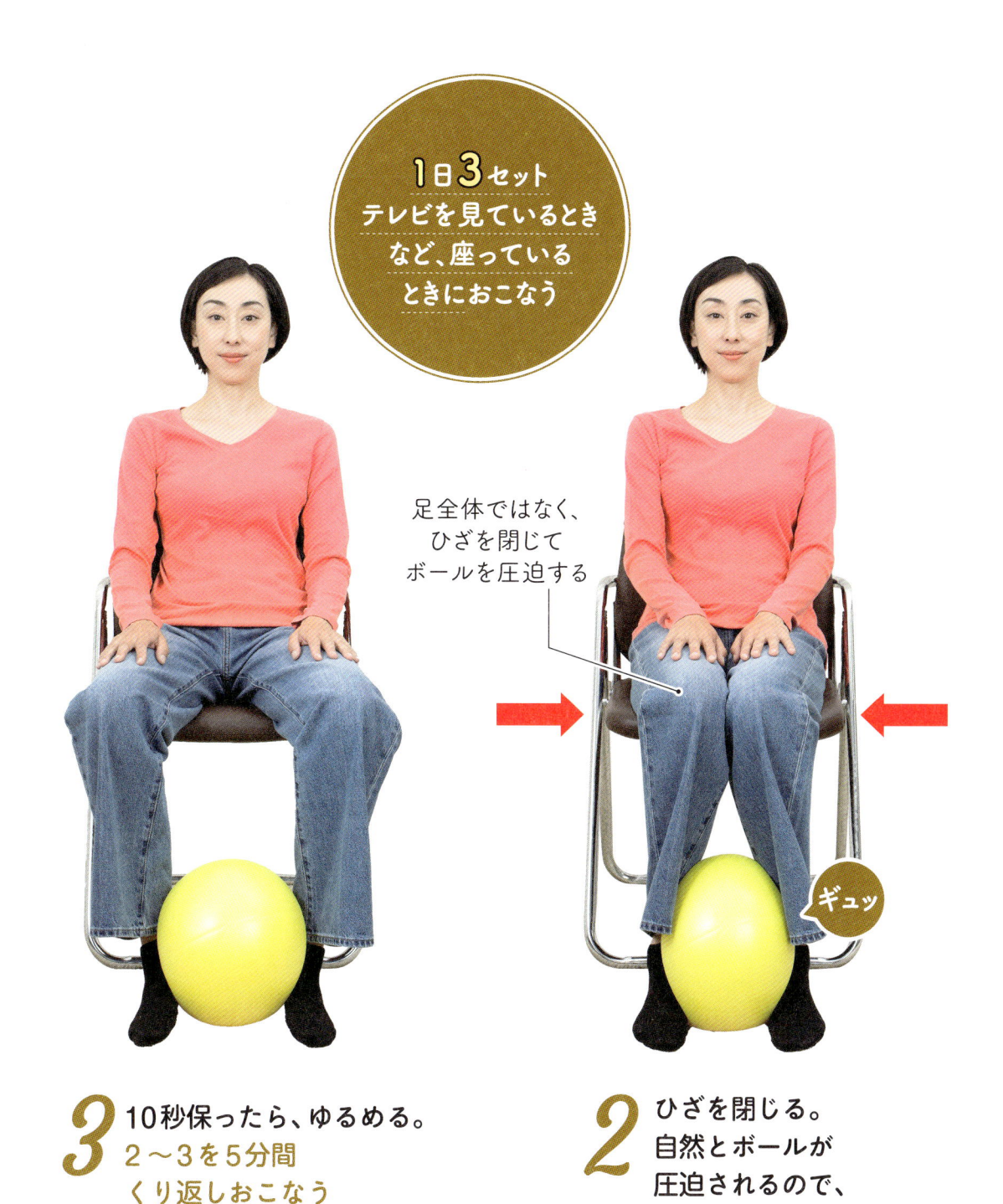

1日3セット
テレビを見ているとき
など、座っている
ときにおこなう

2 ひざを閉じる。
自然とボールが
圧迫されるので、
10秒保つ

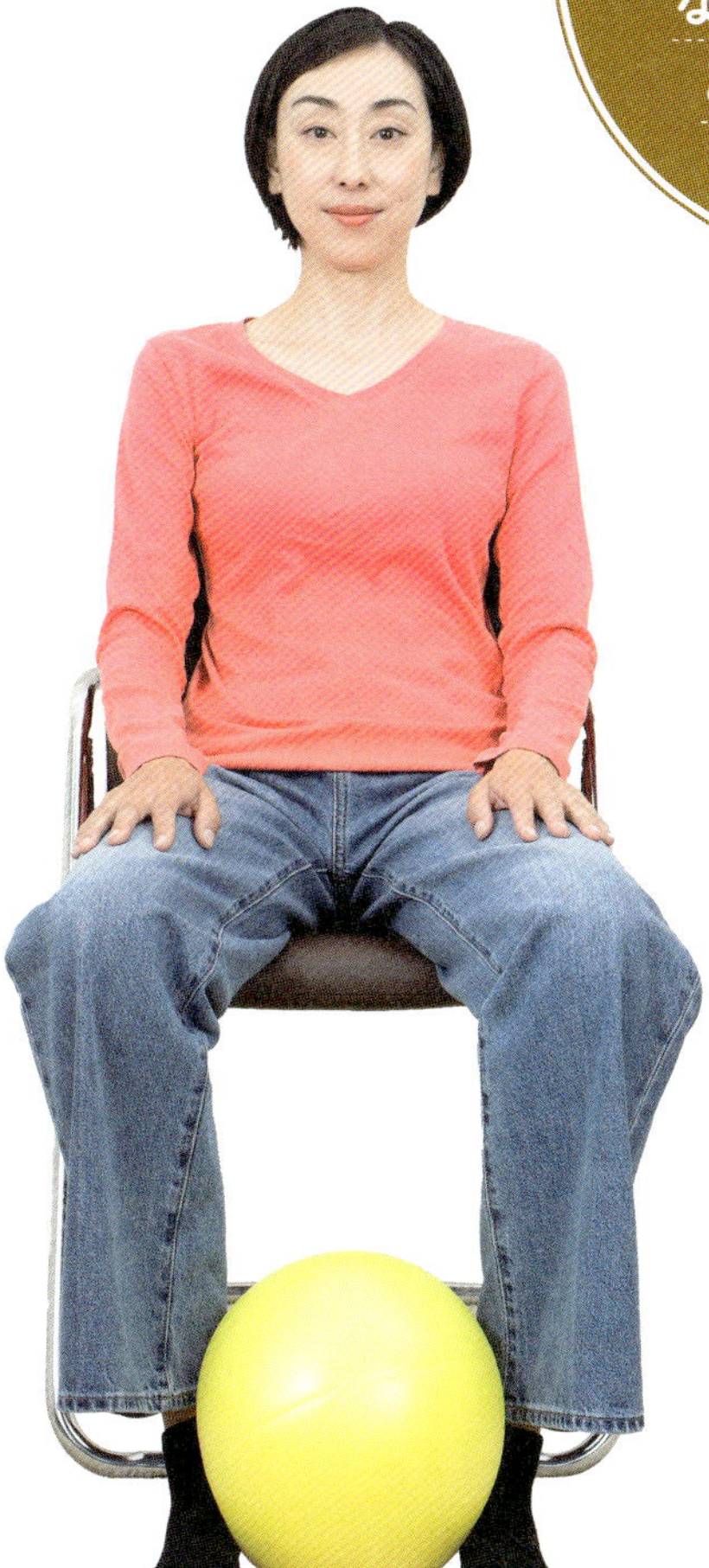

3 10秒保ったら、ゆるめる。
2～3を5分間
くり返しおこなう

ながらトレーニング③

冷え性を改善して認知症を予防する

テレビを見ながらボールで「手指先つかみ」運動

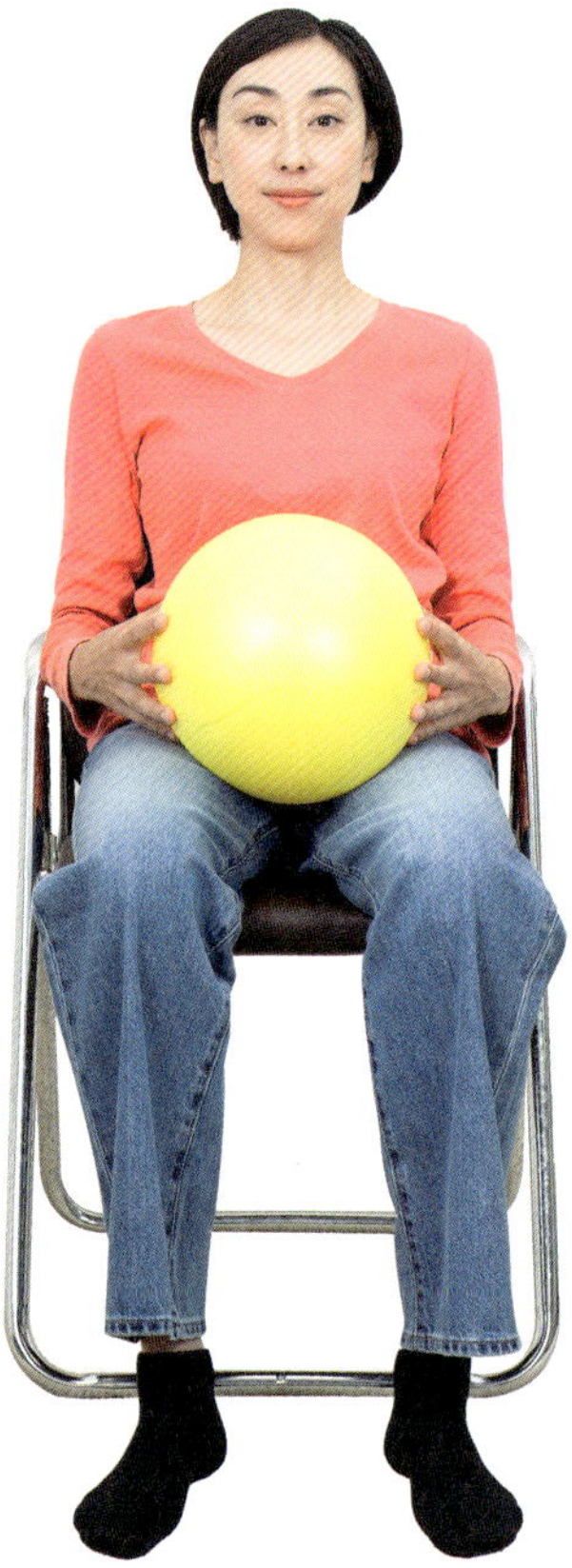

1 イスに座って、両手の指先でボールを持つ

ボールの上をもむ

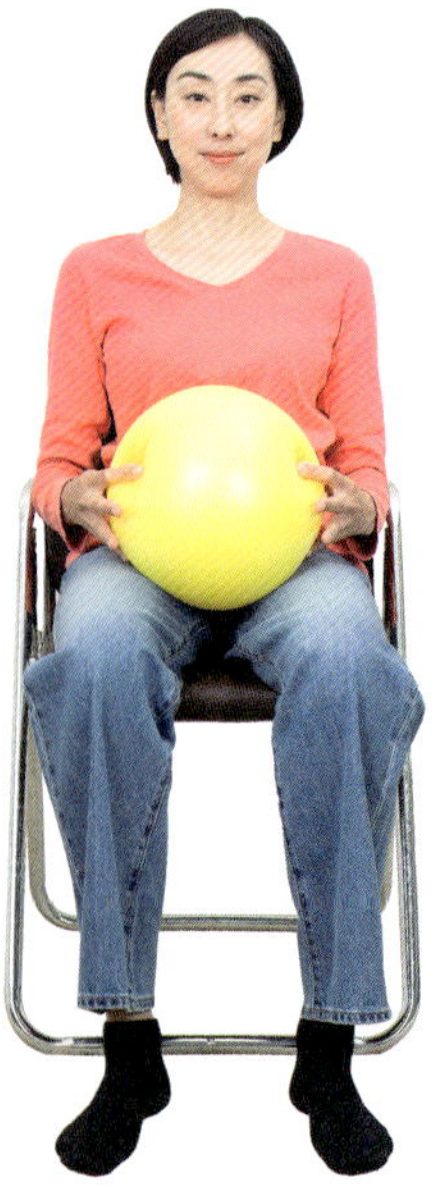

2 親指から小指へ、5本の指で順番にボールをもむ。次は小指から親指へ、逆の順番でもむ

ボールの下から上へもむ

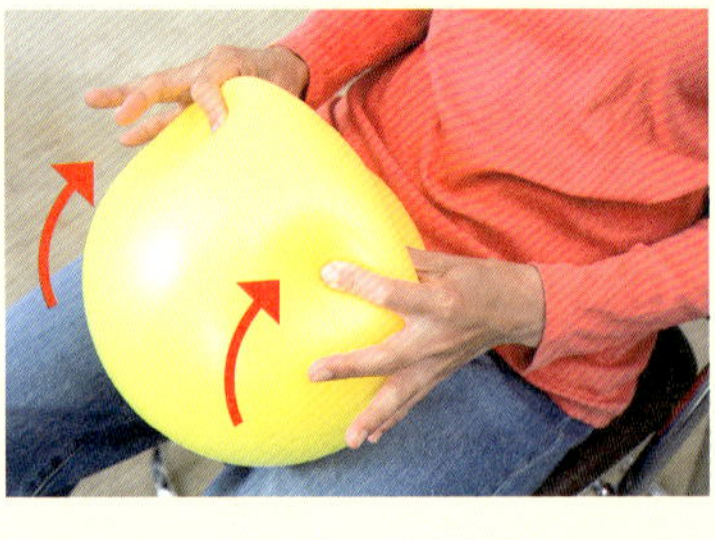

ボールの上から下へもむ

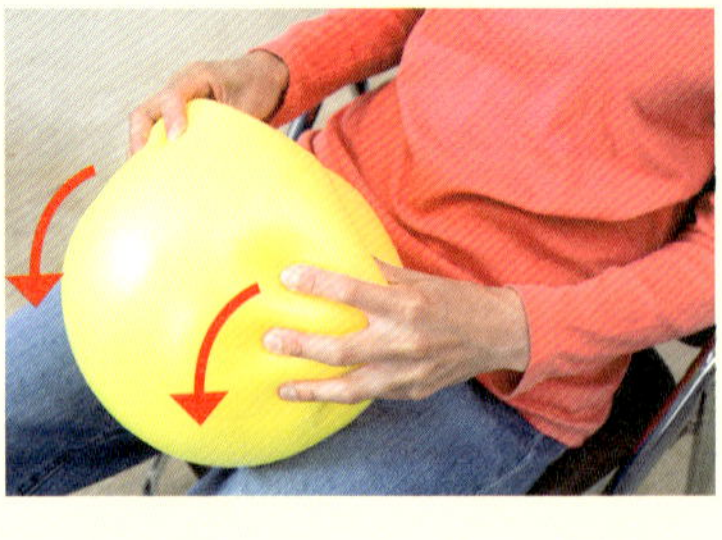

親指→人差し指→中指→薬指→小指の順番にボールを上からもむ。そのあと逆に下から上へもむ

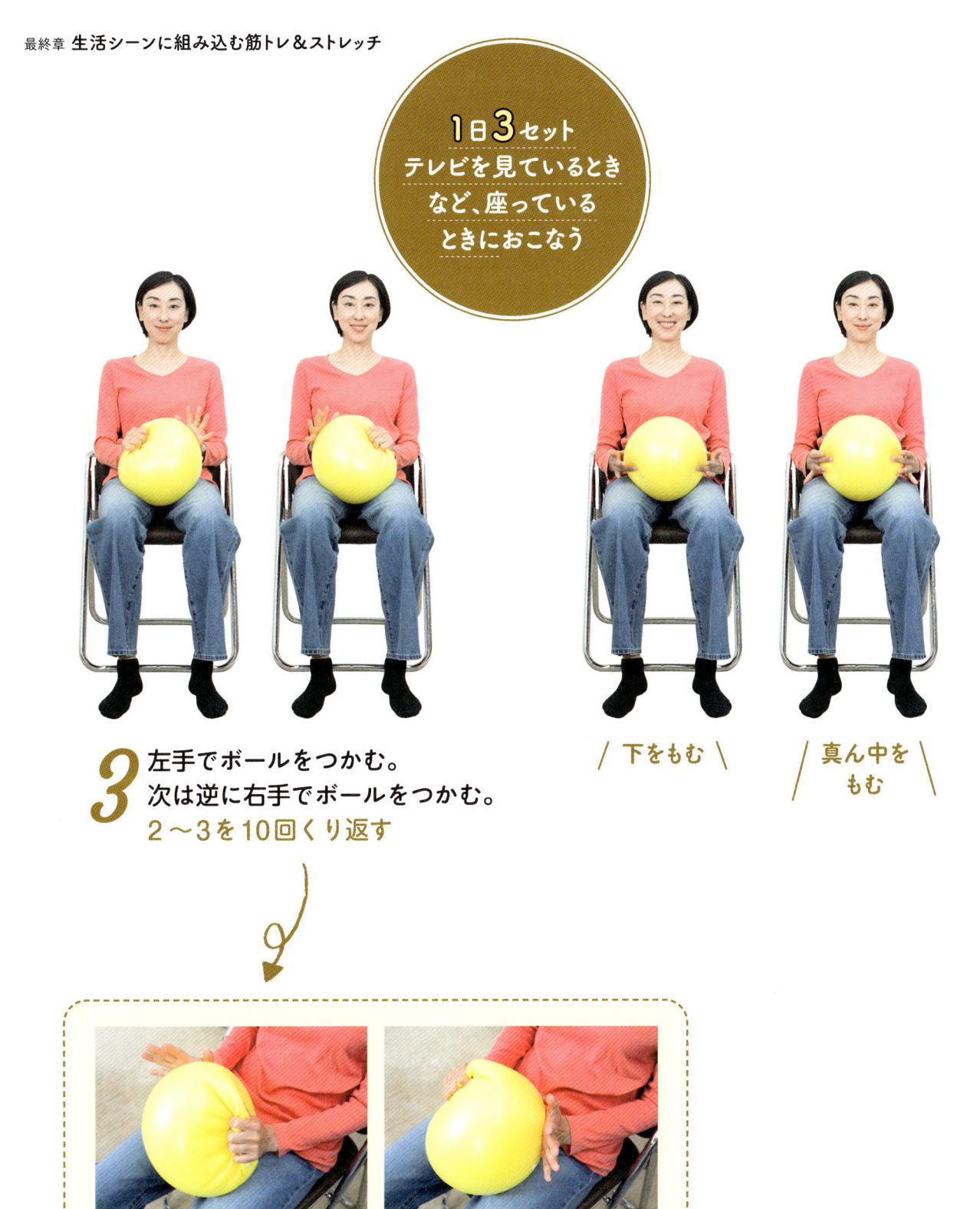

1日3セット
テレビを見ているとき
など、座っている
ときにおこなう

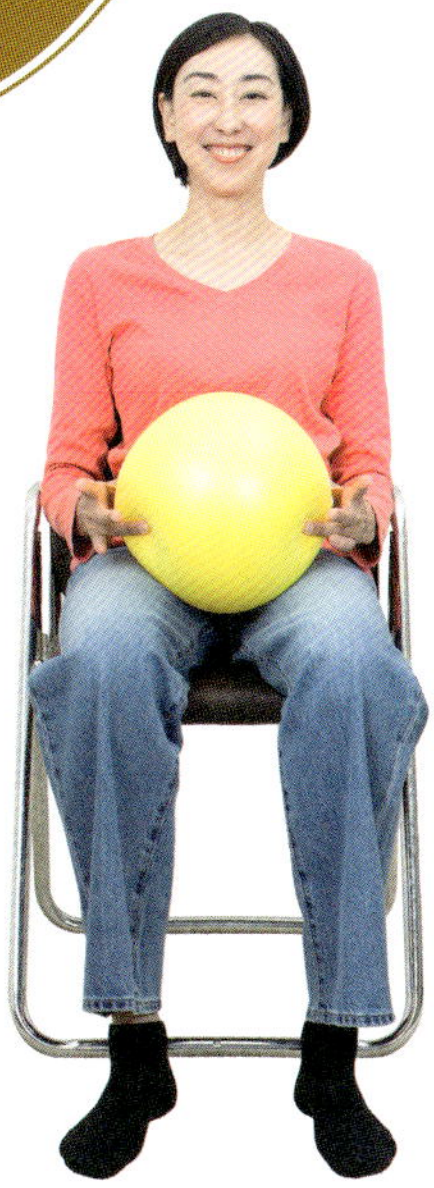

下をもむ

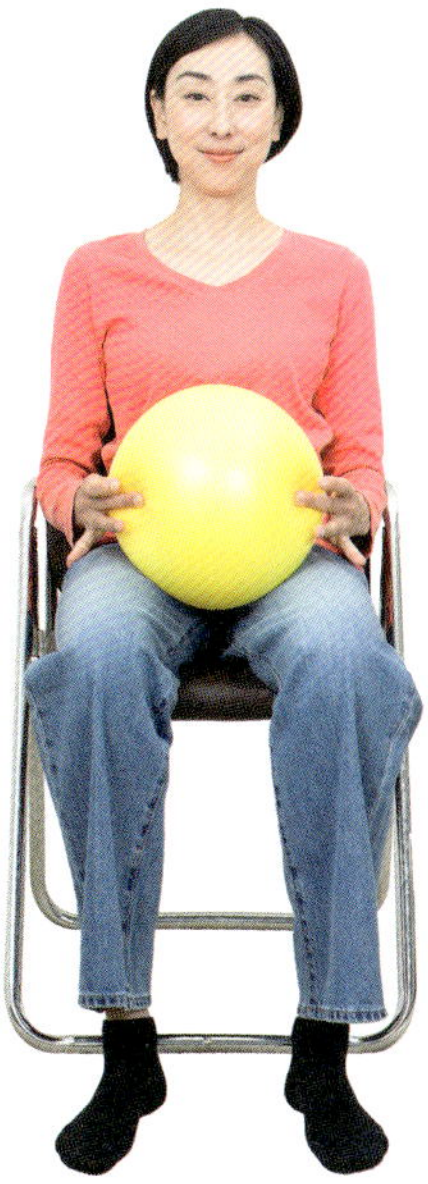

真ん中をもむ

3 左手でボールをつかむ。
次は逆に右手でボールをつかむ。
2～3を10回くり返す

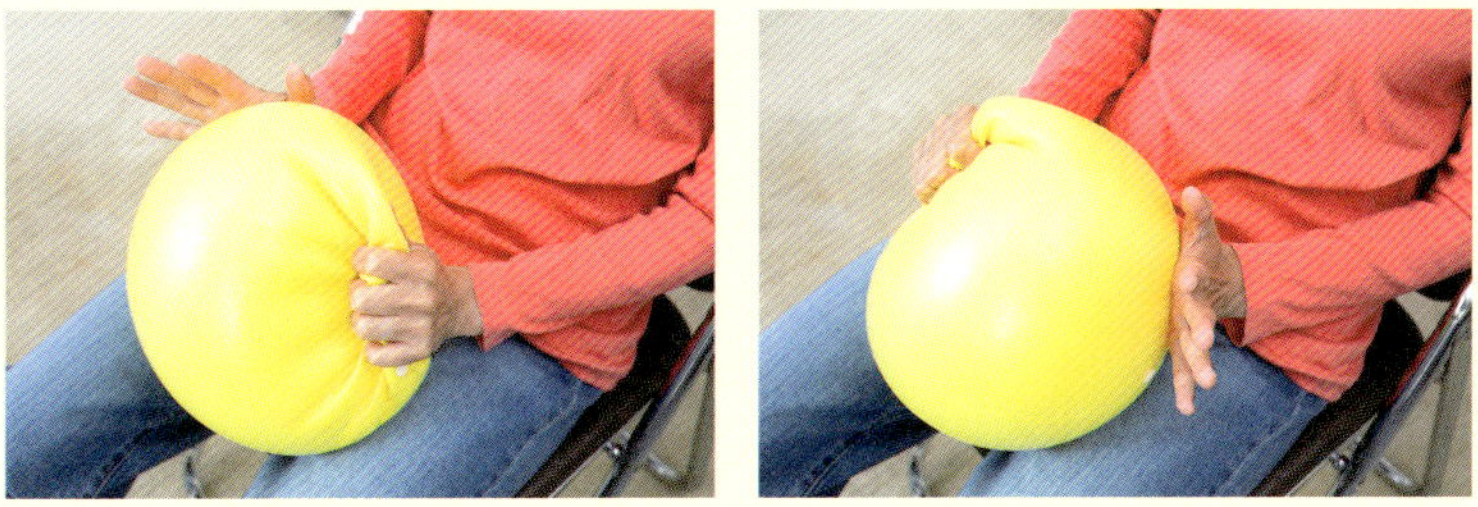

左手→右手→左手→右手と交互につかむ

ながらトレーニング④

足先の冷えと転倒防止に！

テレビを見ながらボールで「足指先つかみ」運動

体が不安定になって
難しい場合は、
壁やテーブルなどに
手をついて
おこなってもOK

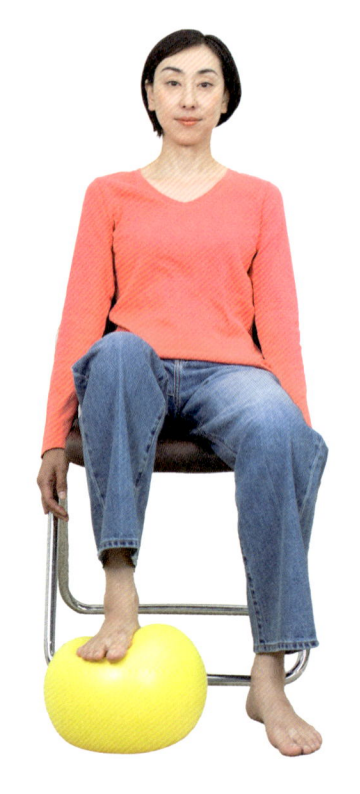

1 イスに座って、
右足をボールに
乗せる

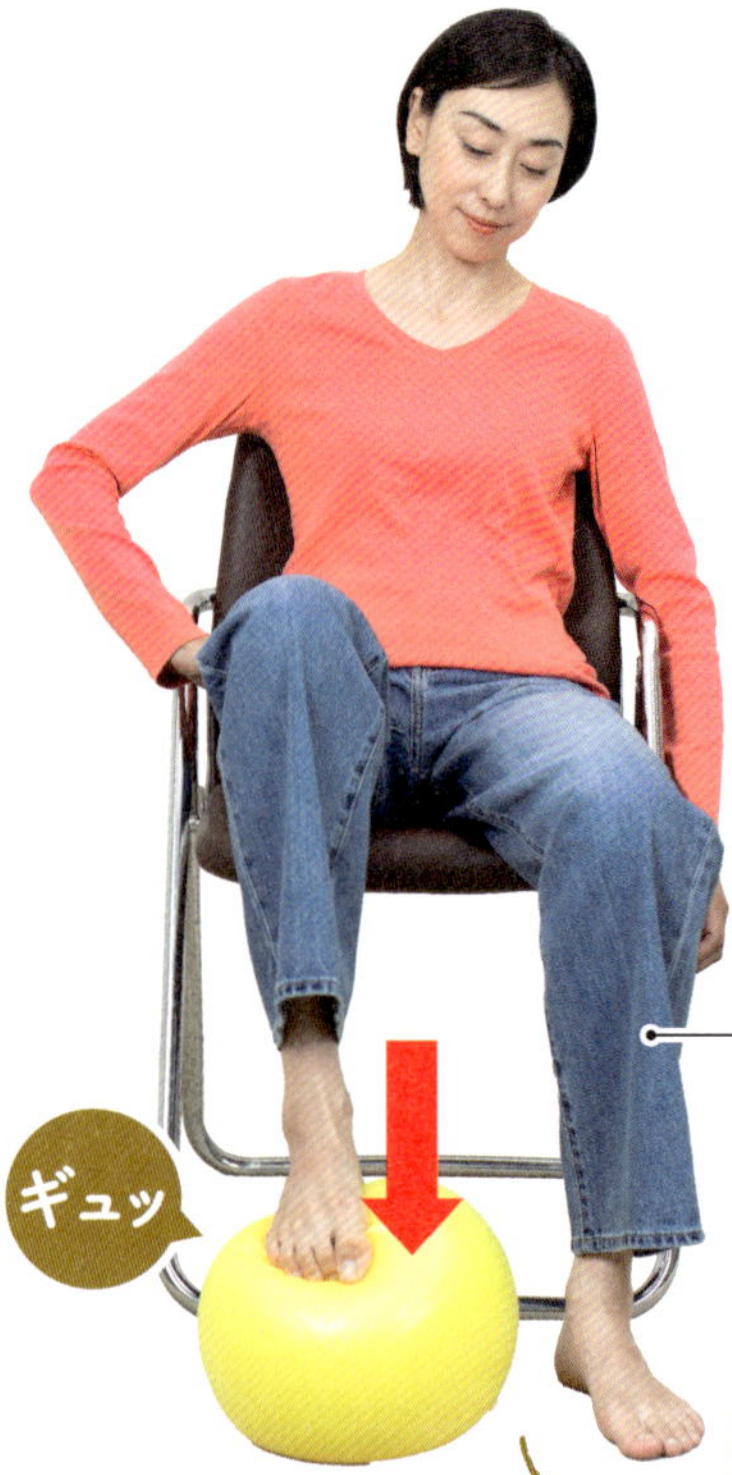

右足が不安定に
なるので、
左足をしっかり
踏んばる

2 足の指で
つかむように
ボールを
押しながらもむ

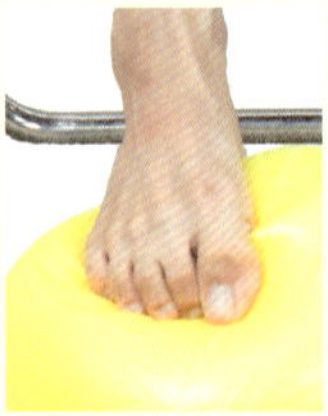

足の指で
ボールをつかみ、
押しもむ

1日3セット
テレビを見ているときなど、座っているときにおこなう

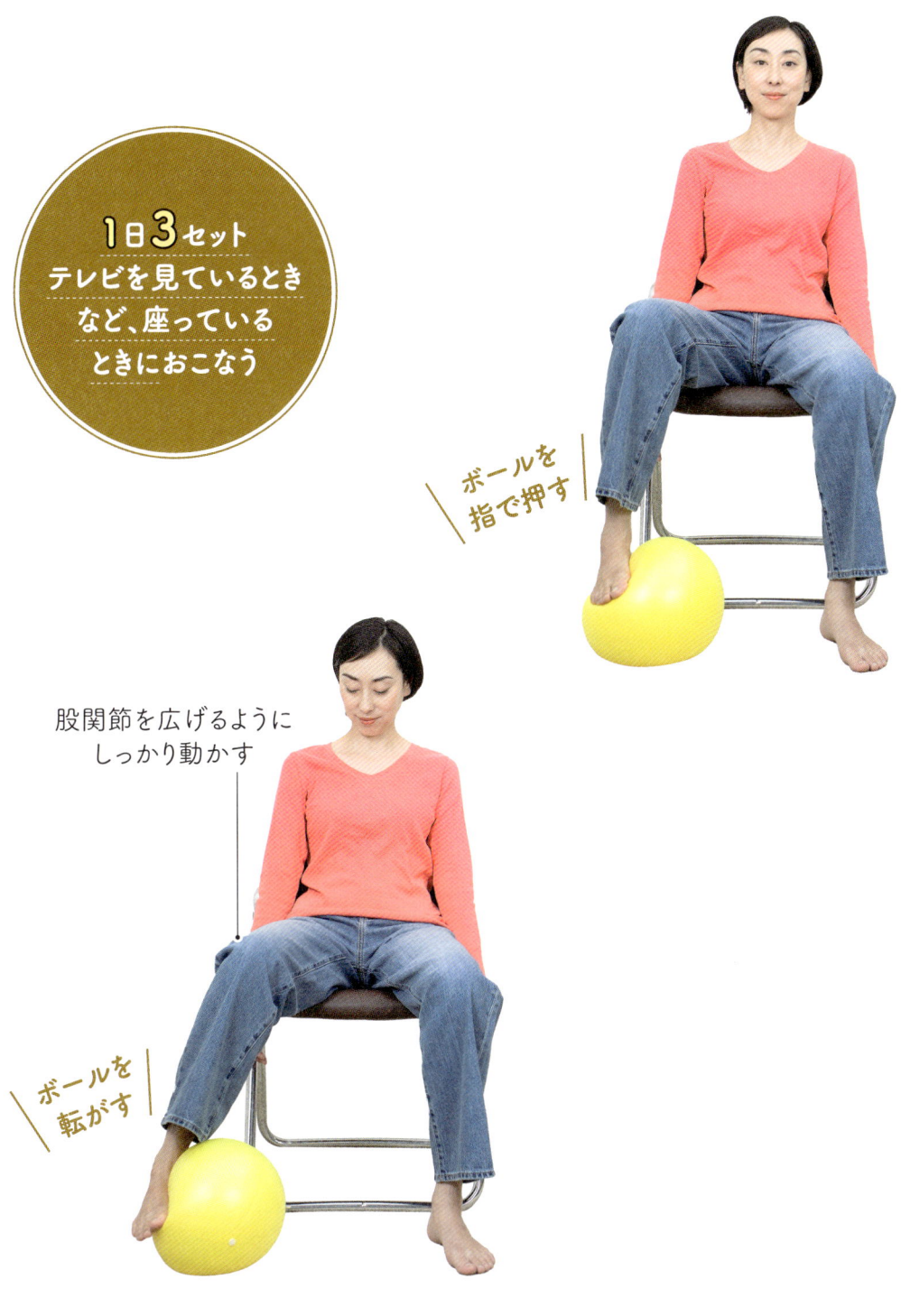

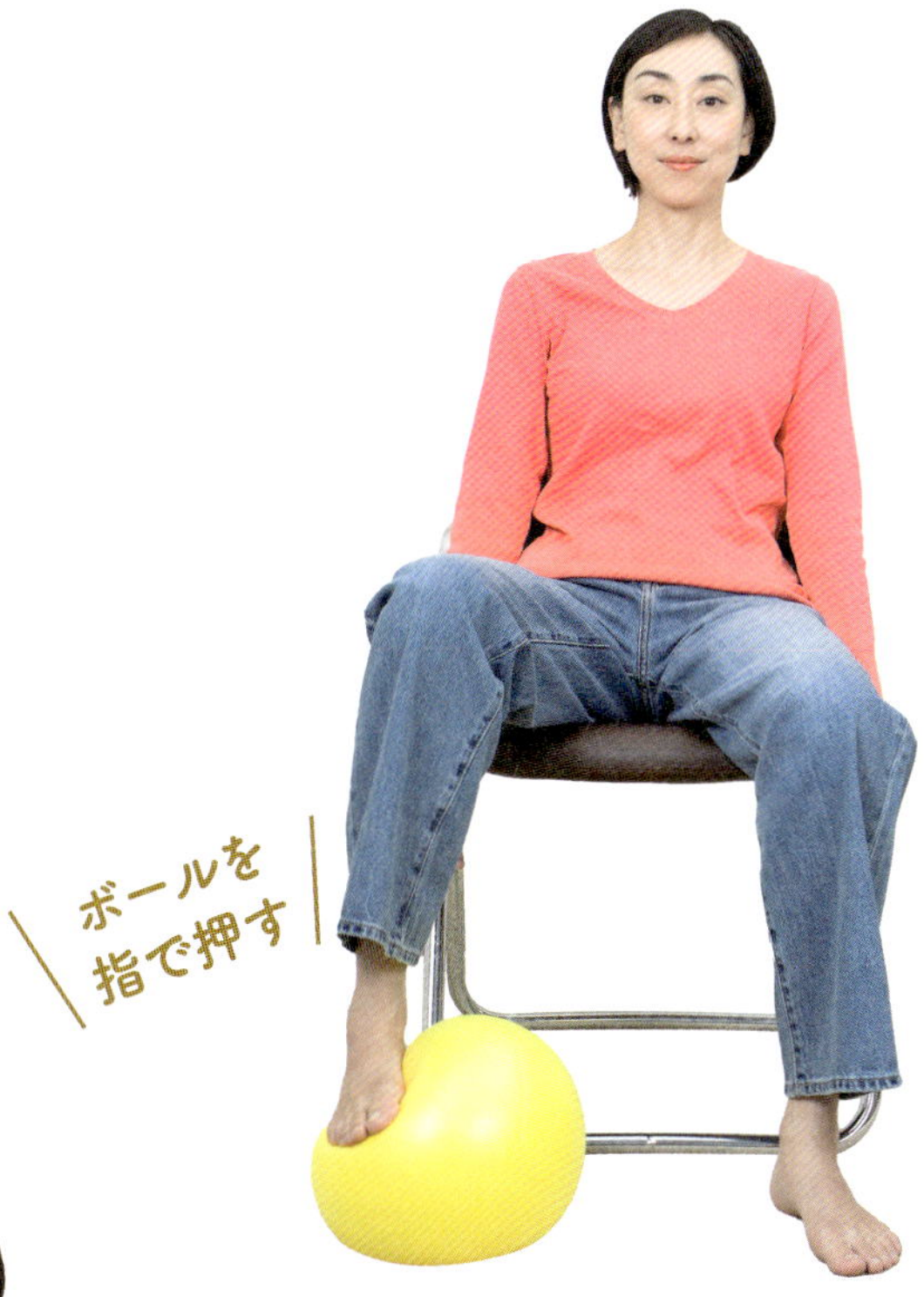
ボールを
指で押す

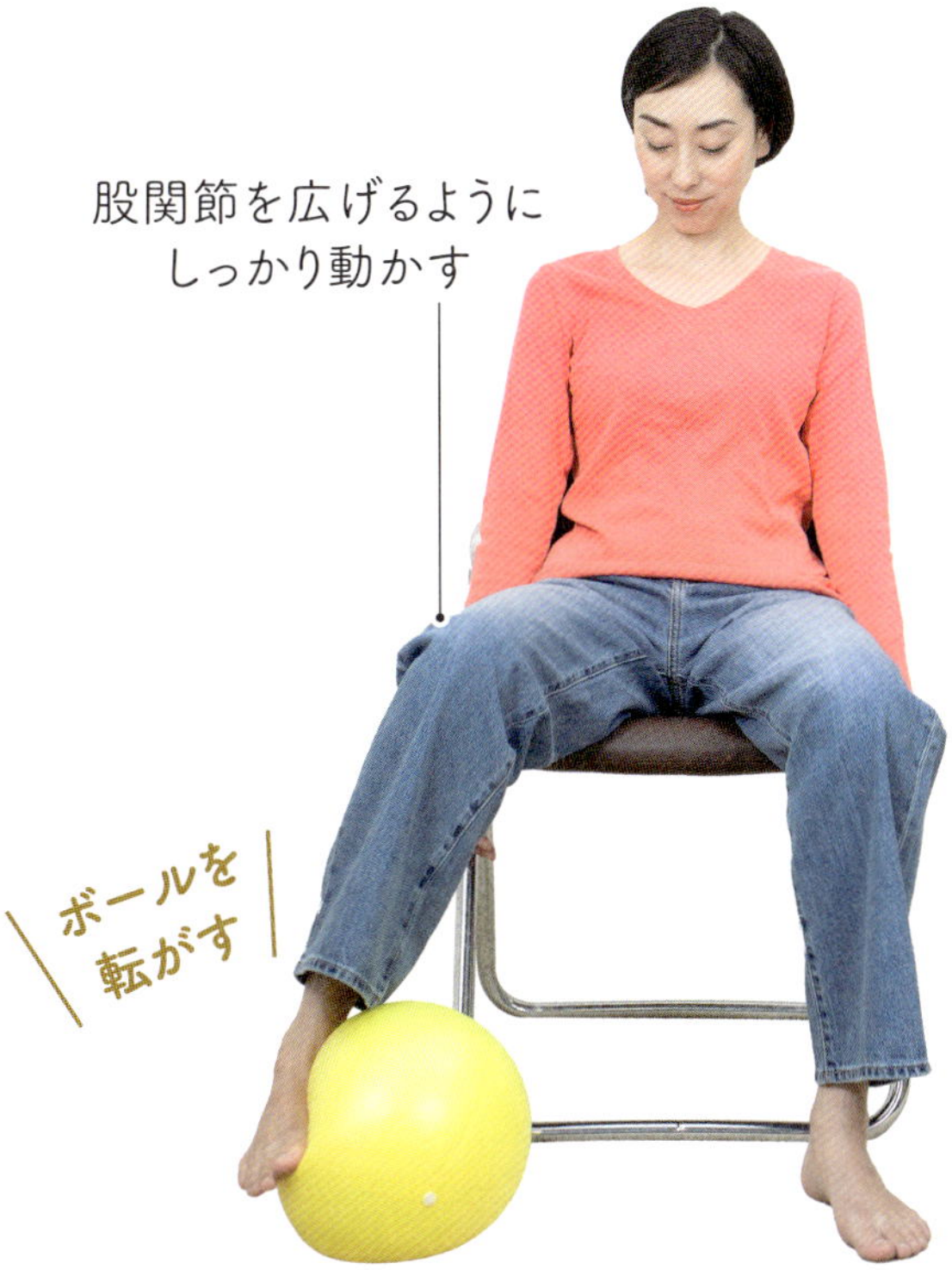
股関節を広げるように
しっかり動かす
ボールを
転がす

3 足の指でボールを押しながら、
股関節から足を動かしてもみ転がす。
2～3を10回くり返す。左足も同様におこなう

ながらトレーニング⑤

股関節を動かして転倒を防ぐ

テレビを見ながら「股関節ストレッチ」運動

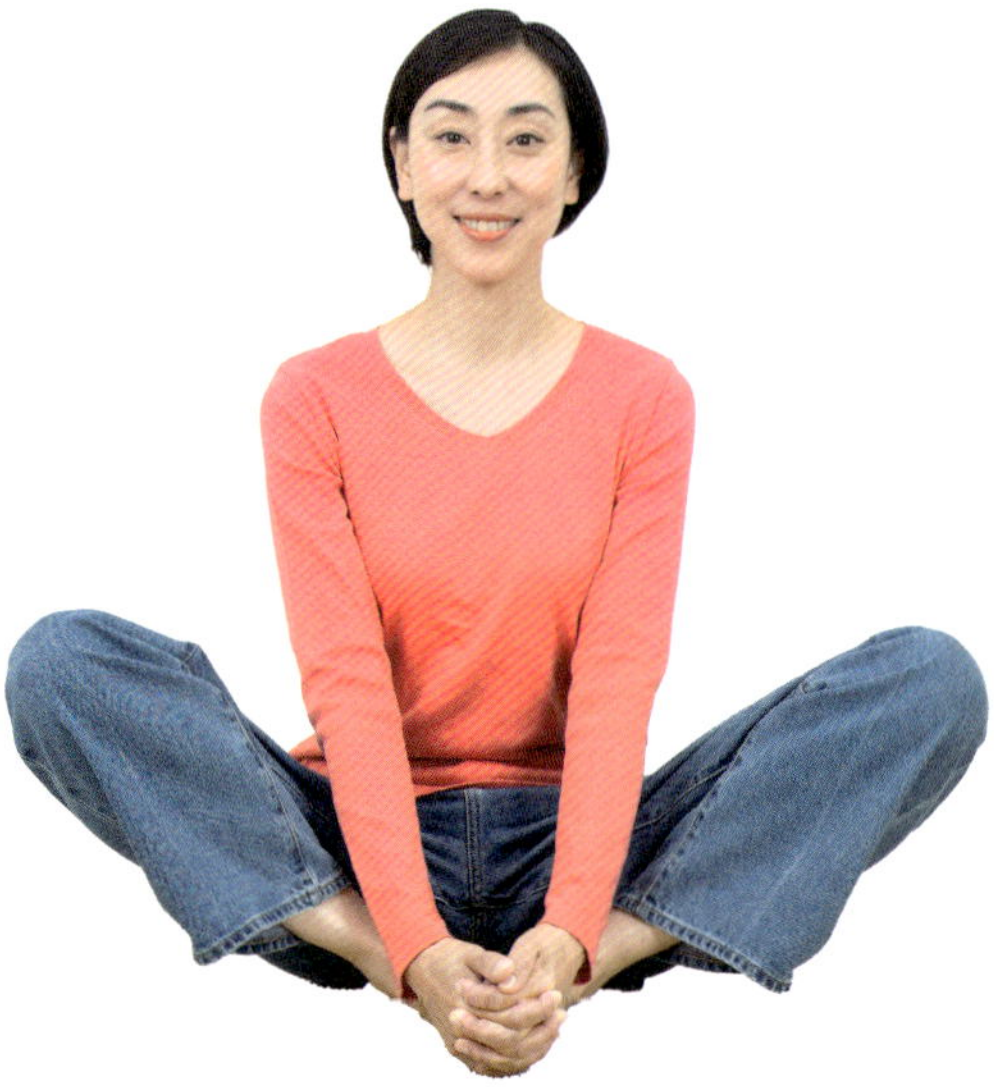

1 床にあぐらで座る。
両足の足の裏をくっつけて、
両手でつかむ

股関節の可動域が小さくなると高齢者は転倒しやすくなります。足の骨折は寝たきりになるリスクを高めるので、股関節を動かすトレーニングはとても重要です

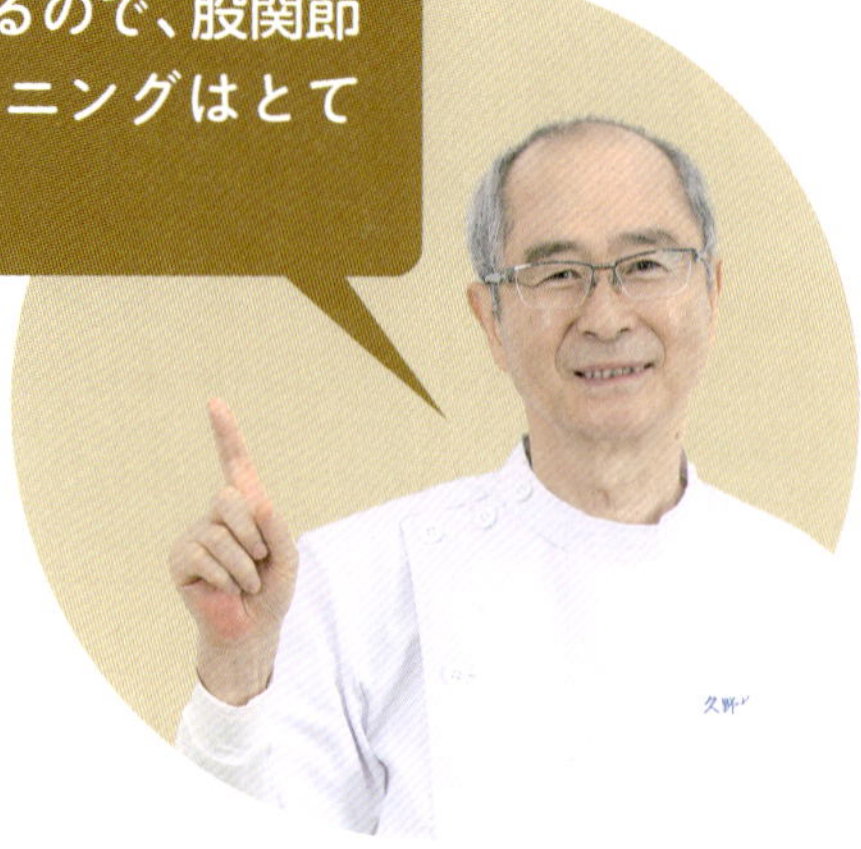

1日3セット
テレビを見ているとき
など、座っている
ときにおこなう

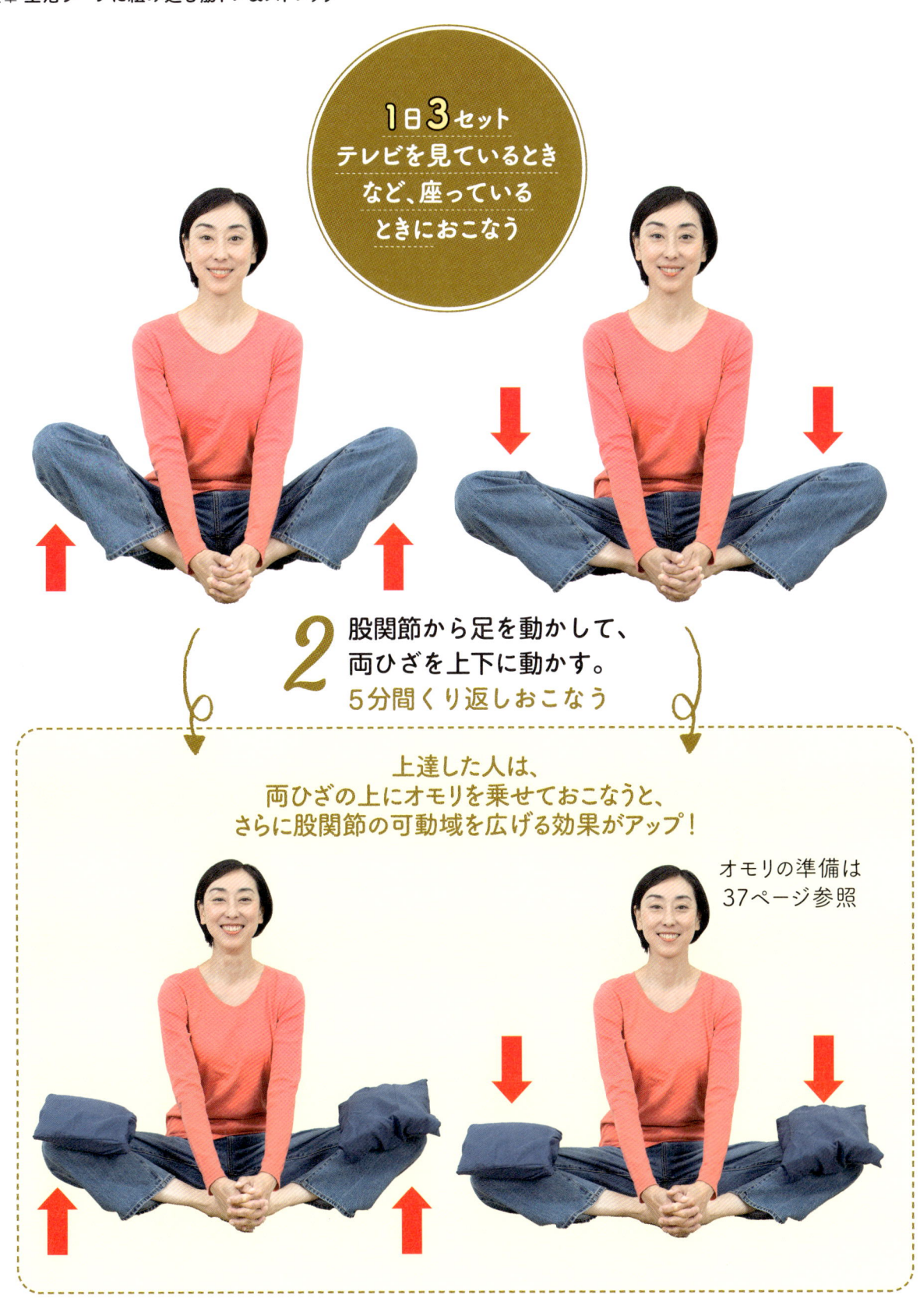

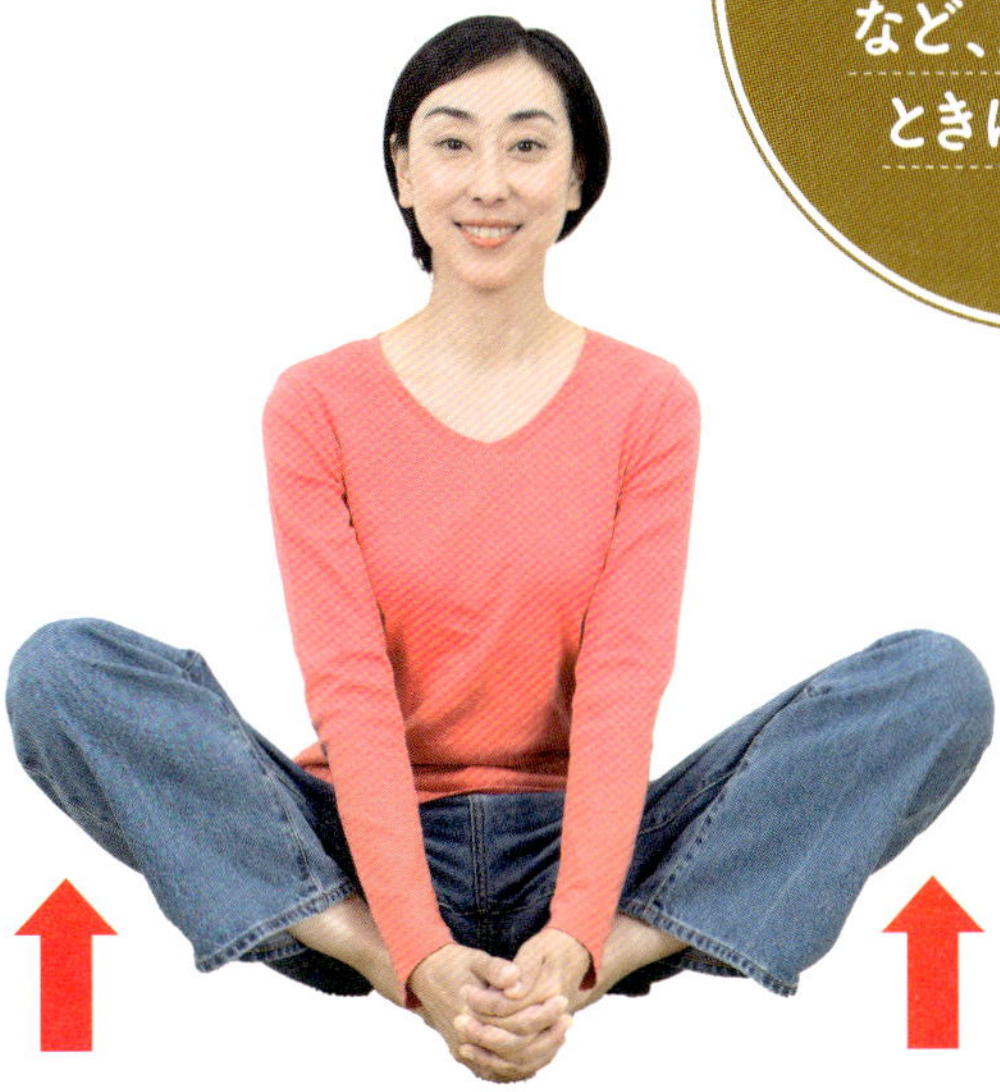

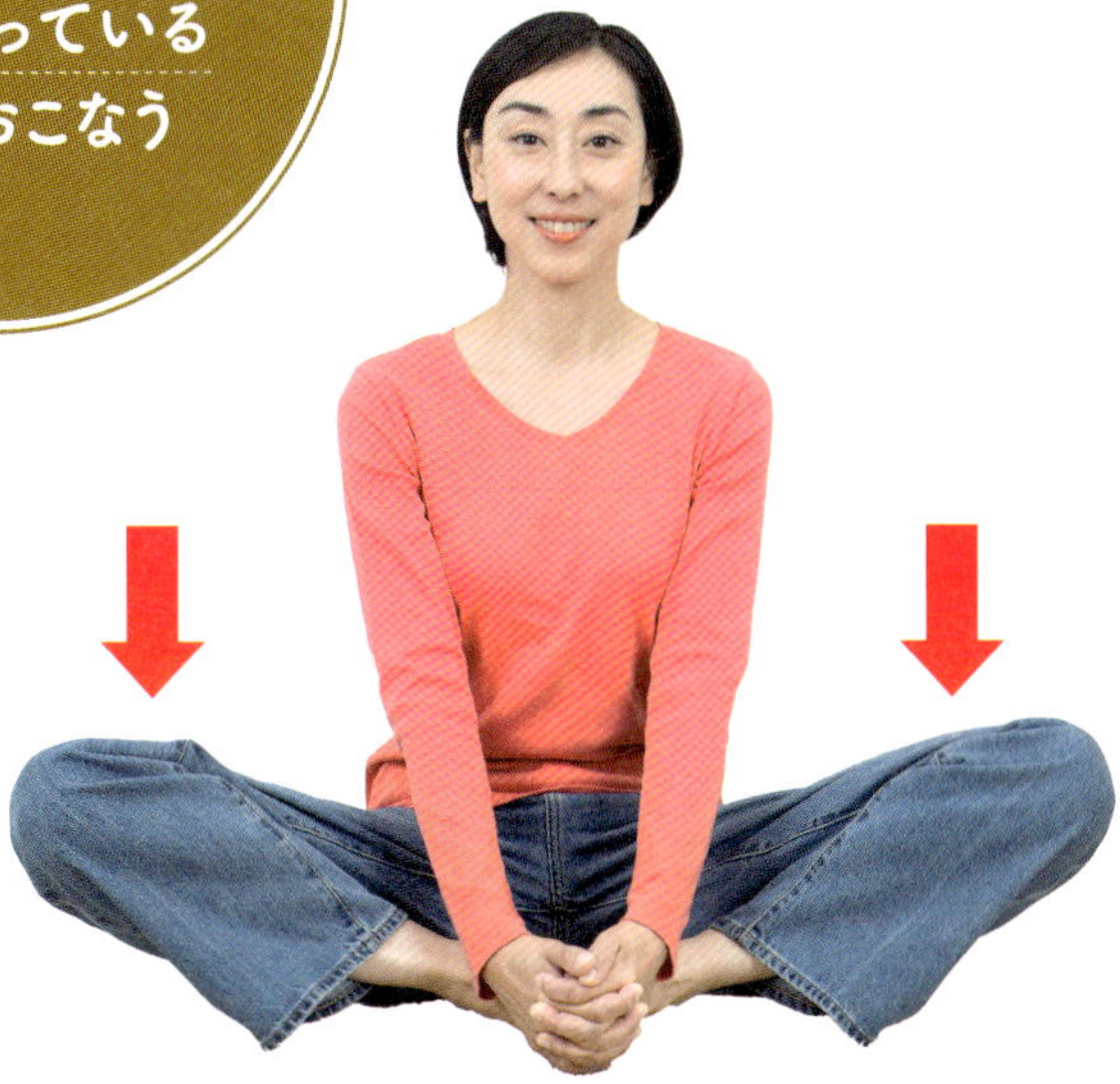

2 股関節から足を動かして、
両ひざを上下に動かす。
5分間くり返しおこなう

上達した人は、
両ひざの上にオモリを乗せておこなうと、
さらに股関節の可動域を広げる効果がアップ！

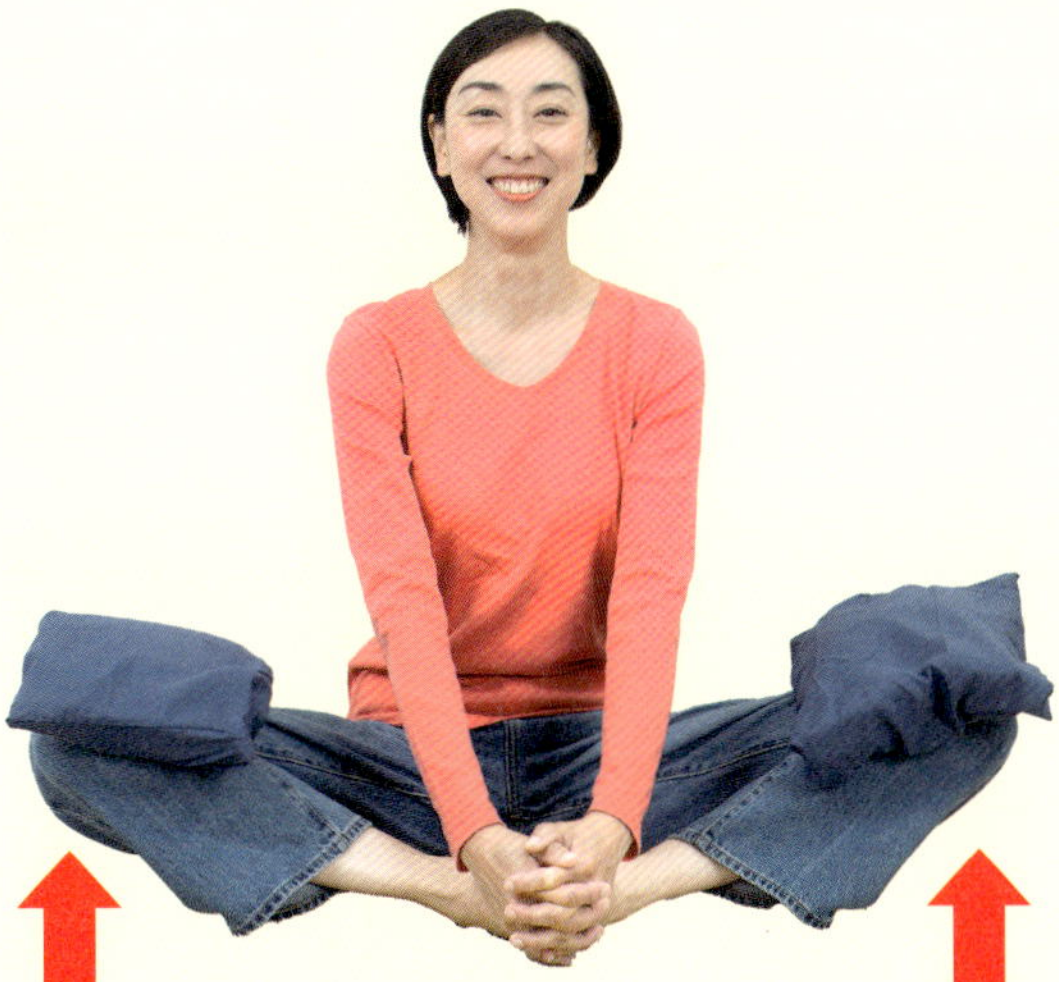

オモリの準備は
37ページ参照

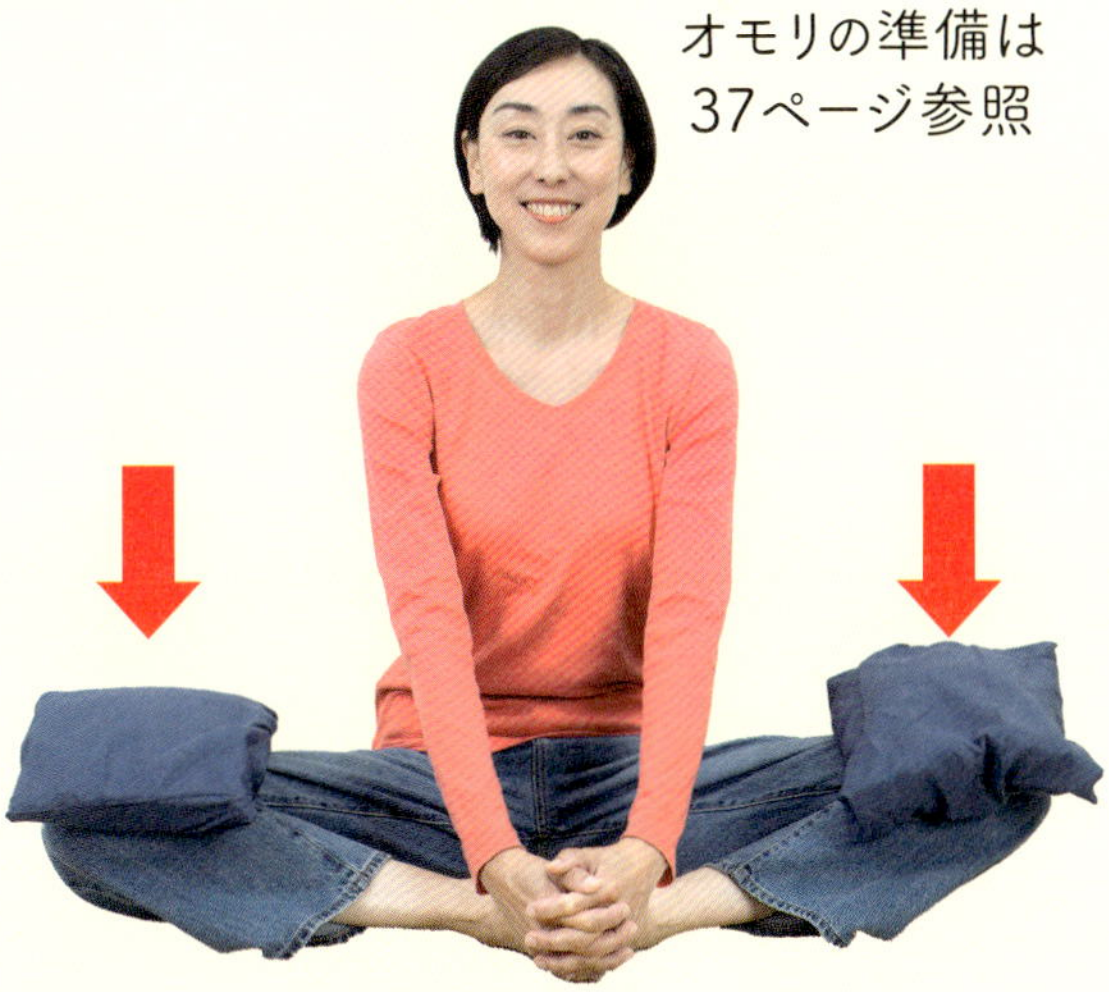

ながらトレーニング⑥

テレビを見ながら「足首回し」運動

足首をやわらかくして捻挫を防止

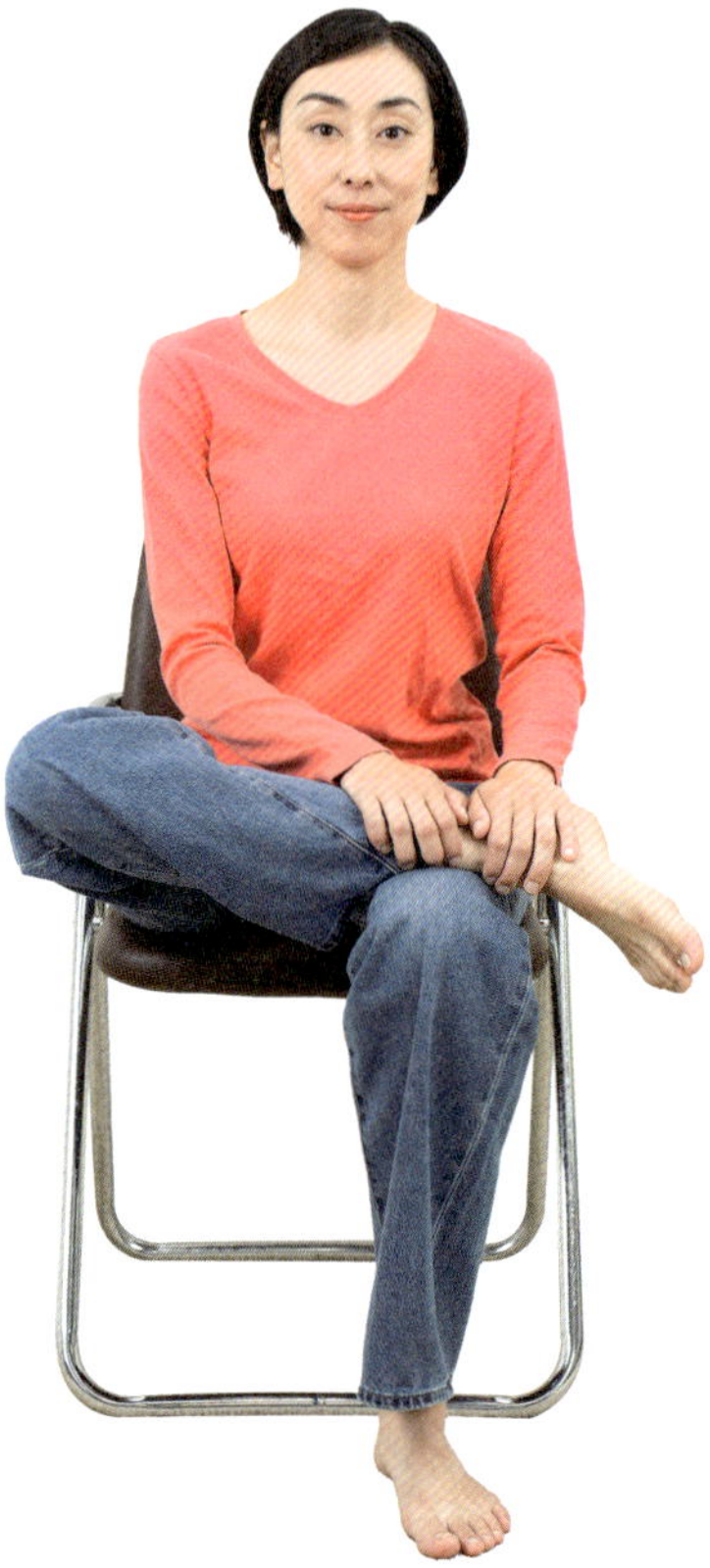

1 イスに座って、
右足を左足の上に
のせて組み、
両手で右足首を持つ

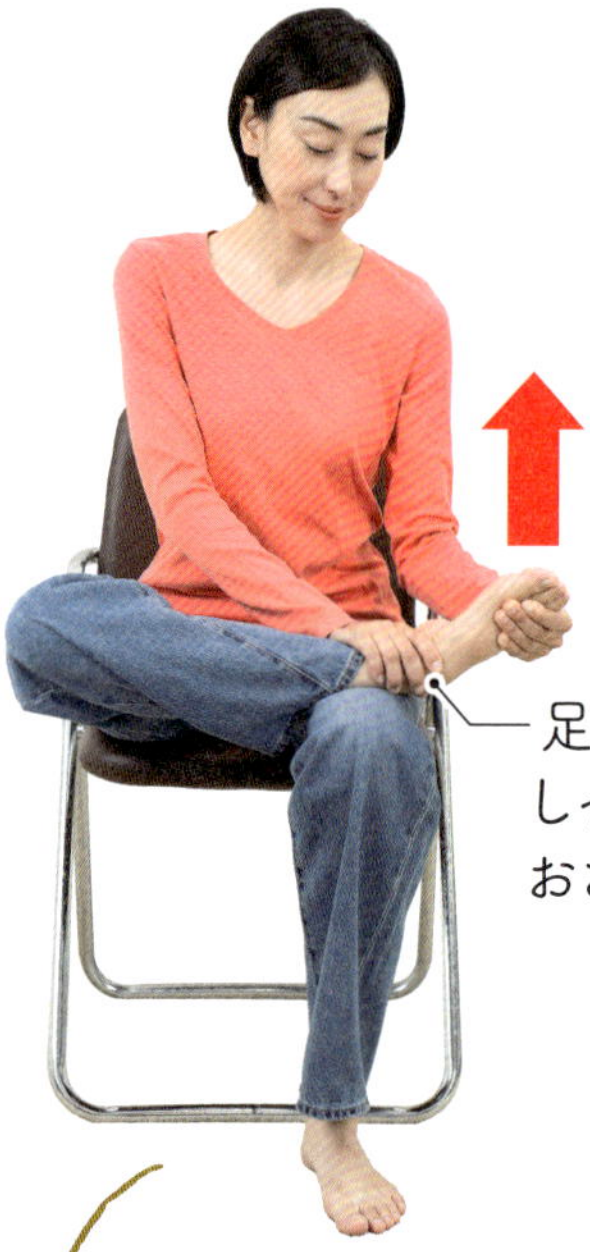

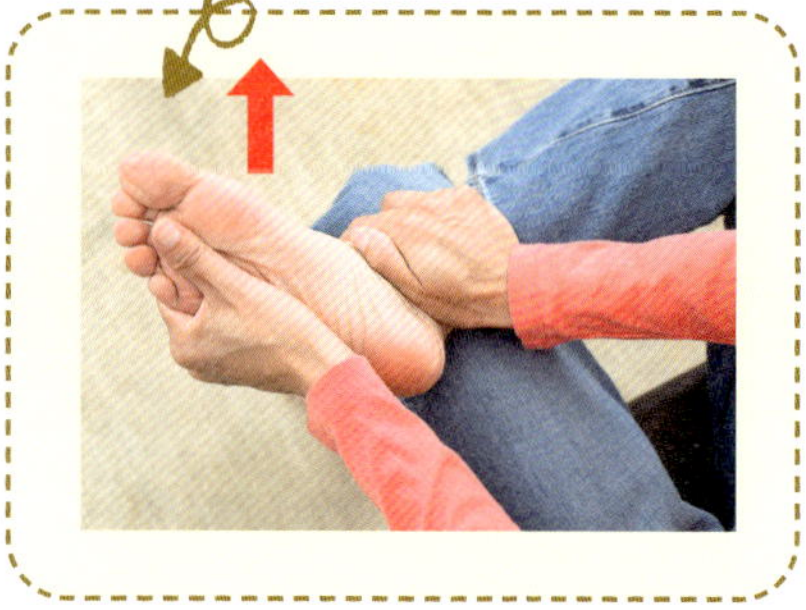

2 右手で右足首を
動かないように
しっかりおさえる。
左手で足先をつかみ、
引き上げて10秒保つ

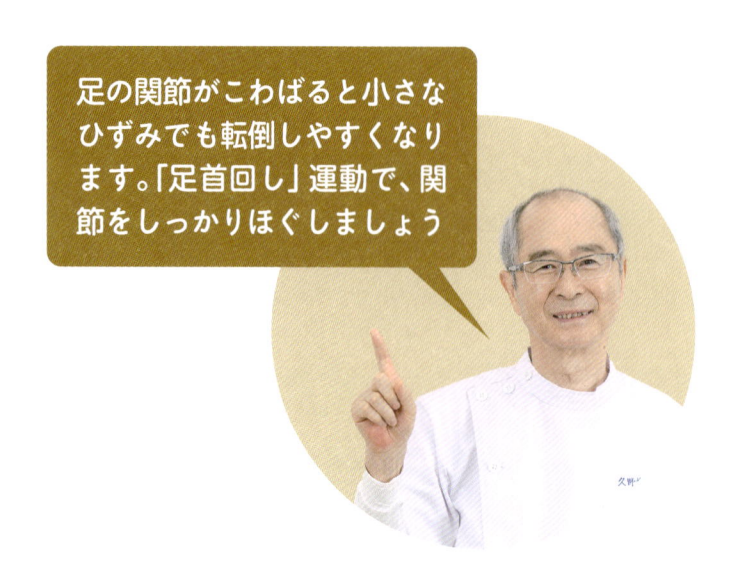

足の関節がこわばると小さなひずみでも転倒しやすくなります。「足首回し」運動で、関節をしっかりほぐしましょう

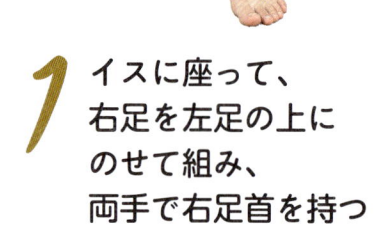

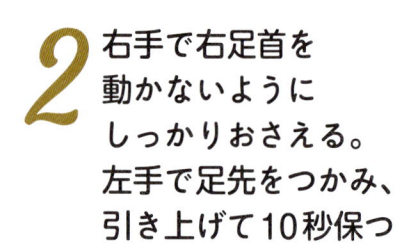

1日3セット
テレビを見ているとき
など、座っている
ときにおこなう

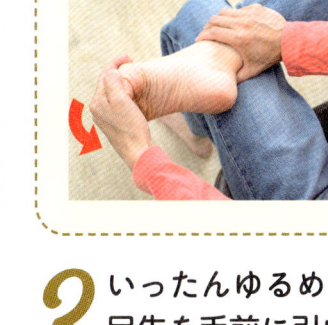

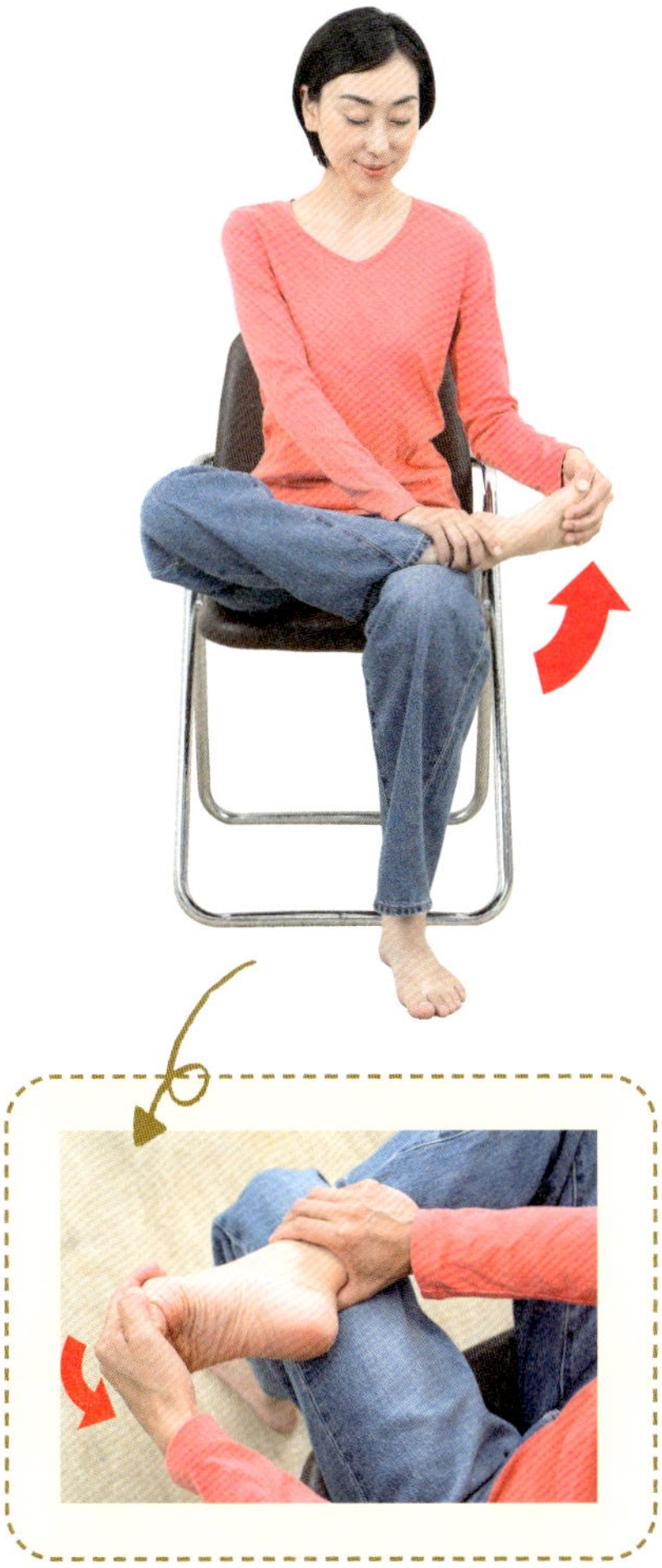

3 いったんゆるめてから、
足先を手前に引いて
10秒保つ

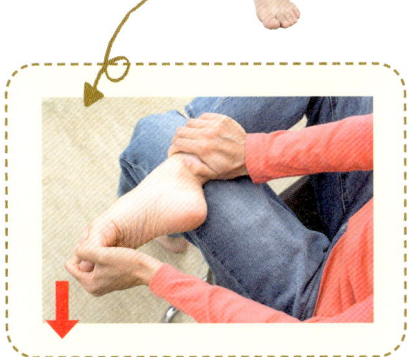

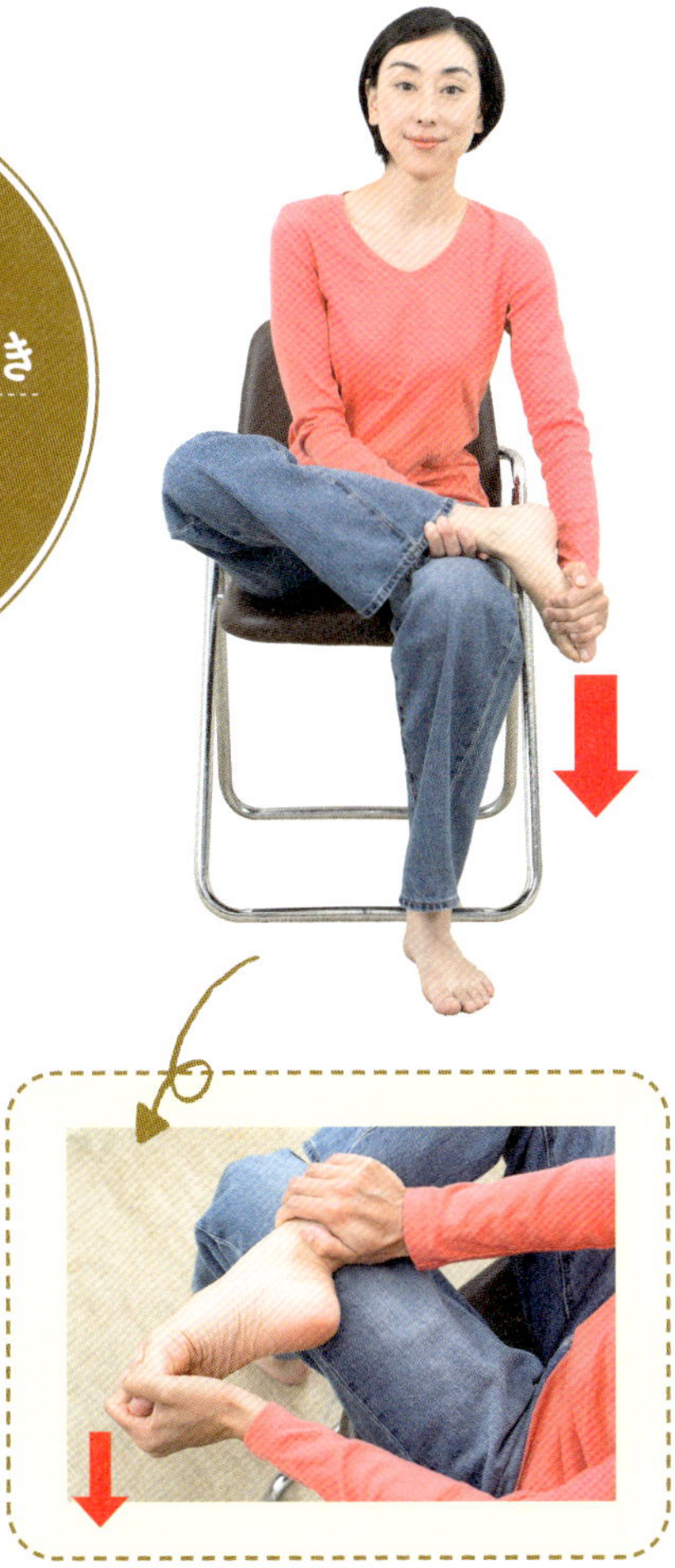

4 いったんゆるめてから、
足先を引き下げて
10秒保つ

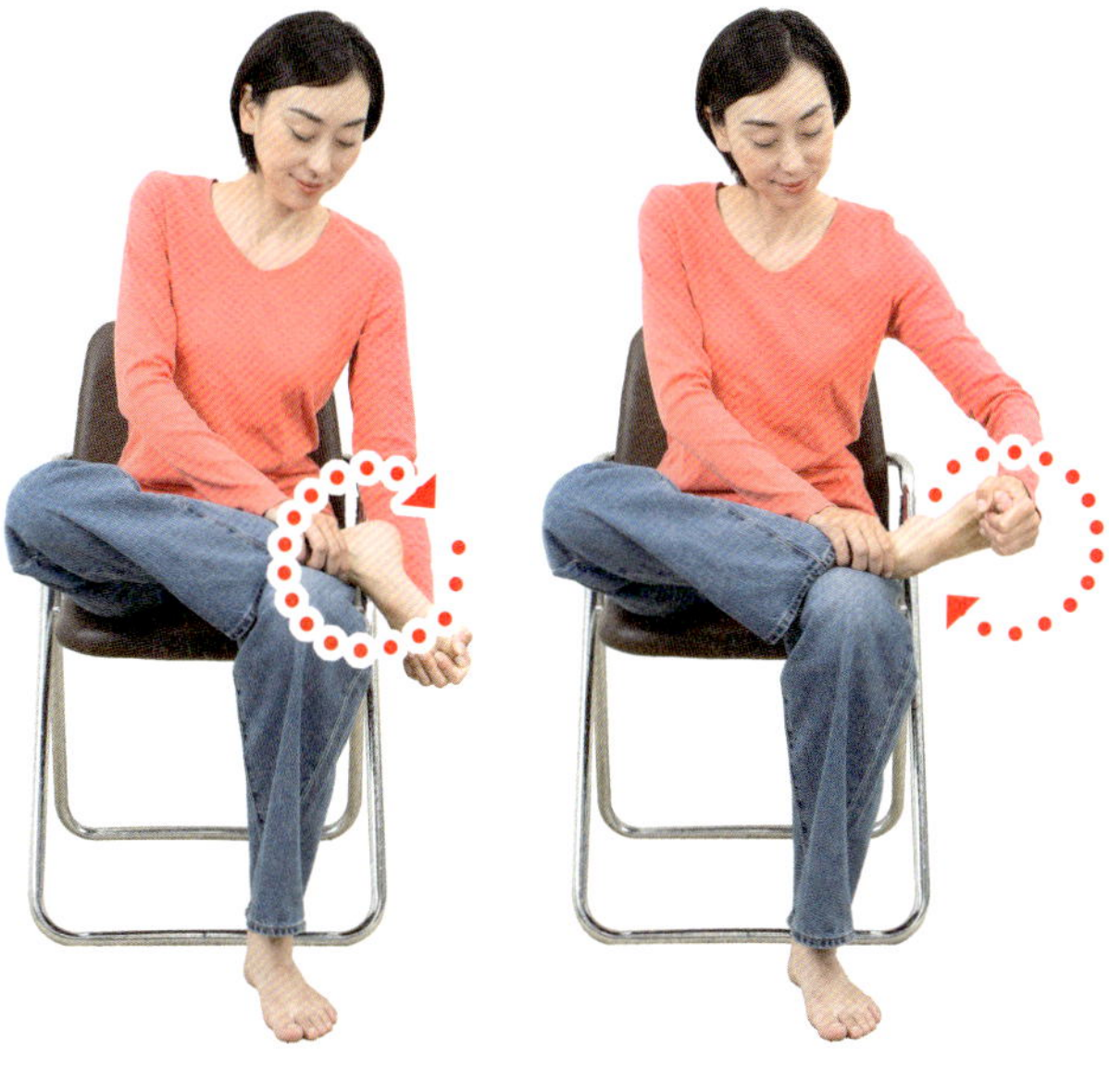

5
右足首を固定したまま、
足先をつかんで、
奥方向に10秒間グルグル回す。
次は手前方向に10秒間グルグル回す。
1～5を、左足も同様におこなう。
左右の足を交互に合計2回おこなう

おわりに

健康とは、何か？

そう問われたら、私はこう答えます。

「健康とは、自分の力で立ち、歩けるということです」

もちろん、歳を重ねれば、いずれ肉体は必ず衰えて、誰しも死を迎えます。

とはいえ、いつまで自分の力で歩けるのか？ということは非常に重要な問題です。

きんさんは、１０７歳という傑出した長寿でした。

しかし、きんさんは決して鉄人だったわけではありません。

まえがきでも記したとおり、自力歩行が困難となってから当院で筋力トレーニングに励まれ、「自分の力で立ち、歩ける」ことを再び獲得されました。

そして、彼岸へとお渡りになるその日まで、寝たきりになることはありませんでした。

高齢になっても、また長期入院や寝たきりの生活になったとしても、そのときにできる筋力トレーニングを地道に続けることはとても重要です。
１００歳を過ぎても筋肉は裏切らないことを、きんさんは証明してくれました。
本書がひとりでも多くの方のお役に立てることを祈っています。

久野接骨院・院長　**久野信彦**

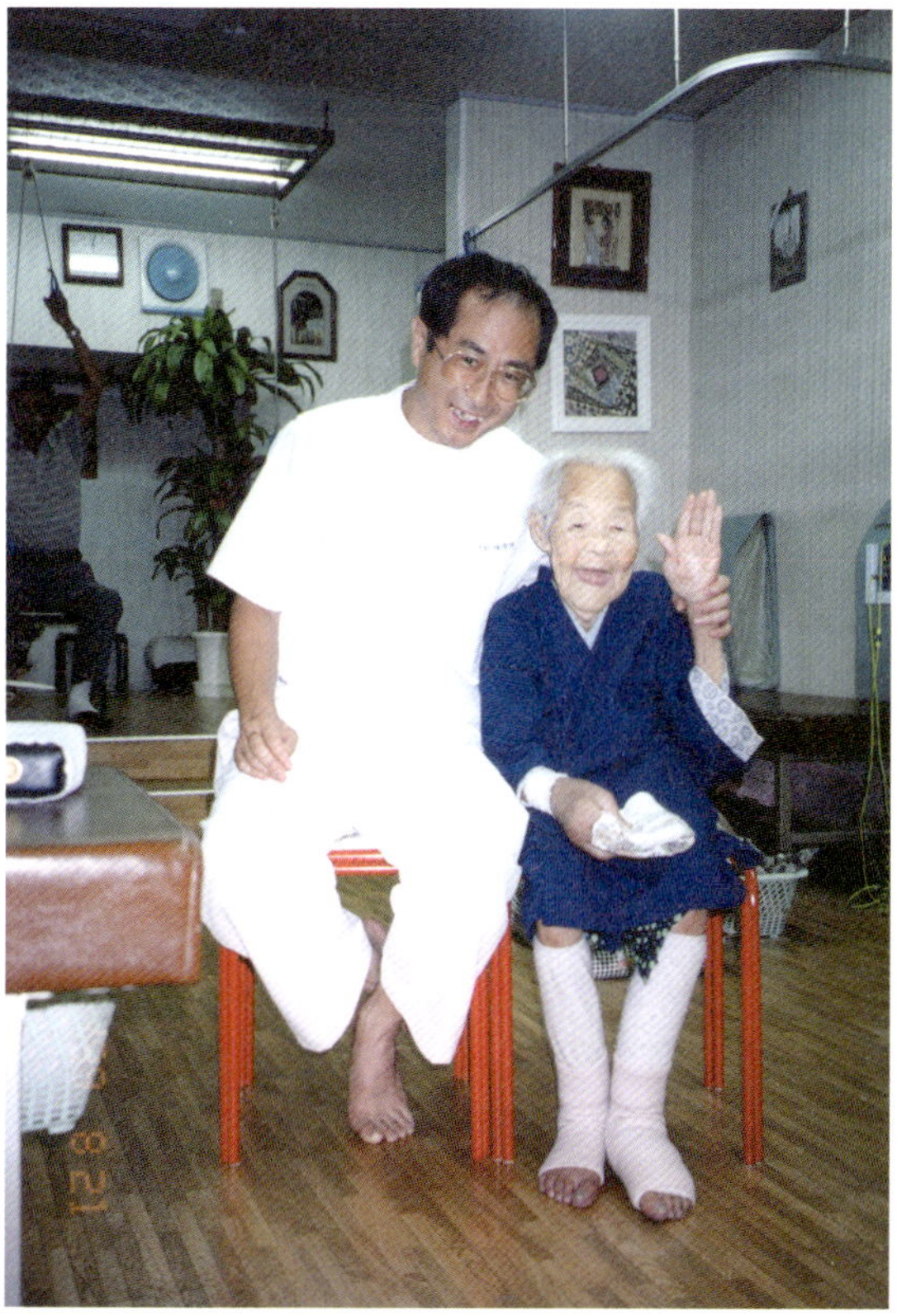
1994年頃の成田きんさんと著者

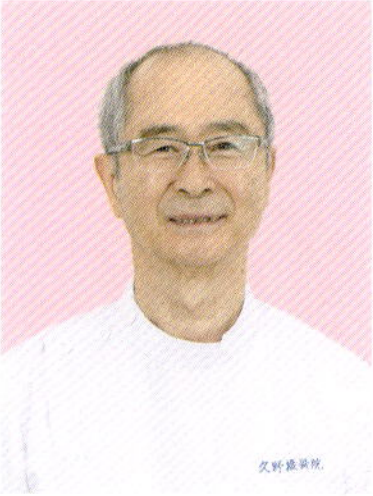

久野信彦（くの・のぶひこ）

1945年、愛知県生まれ。名城大学薬学部卒。柔道整復師。薬剤師。久野接骨院院長。1968年、杏林製薬株式会社に入社する。開発部在籍中に、去痰剤「ムコダイン®（S-CMC）」の開発を担当する。1982年、杏林製薬株式会社を退社する。1986年、久野接骨院を開業する。『老筋力』（祥伝社）、『100歳まで歩ける！ クノンボールエクササイズ』（自由国民社）など著書多数。

企画・プロデュース・編集　**西田貴史**（manic）

撮影　**中島聡美**

モデル　**桜乃まゆこ**

ヘアメイク　**細谷知代**

イラスト　**MICANO**

校正　**川股理絵**

デザイン　**松田剛、前田師秀**（東京100ミリバールスタジオ）

カバーデザイン　**ユニオンワークス**

協力　**成田幸男　久野日惠**

企画・編集　**尾形和華**（成美堂出版）

100歳超えをめざす！ 筋力トレーニング&ストレッチ

著　者　久《く》野《の》信《のぶ》彦《ひこ》

発行者　深見公子

発行所　成美堂出版

〒162-8445　東京都新宿区新小川町1-7

電話(03)5206-8151 FAX(03)5206-8159

印　刷　広研印刷株式会社

ISBN978-4-415-33492-9

落丁・乱丁などの不良本はお取り替えします

定価はカバーに表示してあります